Maaßen · Stauber

Der andere Weg zum eigenen Kind

Barbara Maaßen · Manfred Stauber

Der andere Weg zum eigenen Kind

Zeugung im Reagenzglas

Walter de Gruyter
Berlin · New York 1988

Barbara Maaßen
Frankenstr. 2
D-1000 Berlin 30

Prof. Dr. Manfred Stauber
I. Frauenklinik der
Universität München
Maistr. 11
D-8000 München 2

Dieses Buch enthält 21 Abbildungen und 2 Tabellen
Umschlagbild: „Retorte" Maina-Miriam Munsky

CIP-Titelaufnahme der Deutschen Bibliothek

Maaßen, Barbara:
Der andere Weg zum eigenen Kind : Zeugung im Reagenzglas / Barbara Maassen ; Manfred Stauber. – Berlin ; New York : de Gruyter, 1988
ISBN 3-11-010193-9
NE: Stauber, Manfred:

Satz und Druck: Arthur Collignon GmbH, Berlin. – Bindung: Dieter Mikolai, Berlin. – Umschlagentwurf: Rudolf Hübler, Berlin.

Vorwort

Am 25. Juli 1978 wurde in England ein Mädchen geboren, das, kaum hatte es den ersten Schrei getan, schon ein Weltstar war: Louisa Brown war das erste „Retortenbaby" der Welt, das erste Kind, das außerhalb des Mutterleibes durch die sogenannte „In-vitro-Fertilisation" gezeugt worden war.

Die Reaktion der Öffentlichkeit war geteilt. Auf der einen Seite gab es Bewunderung über den medizinischen Fortschritt, auf der anderen Seite aber auch Skepsis bis hin zur Ablehnung dieser Methode.

Inzwischen gibt es mehrere 1000 Kinder auf der Welt, die ihr Dasein dieser Möglichkeit der ärztlichen Kunst verdanken. Weltweit dürften es Millionen von Paaren sein, deren Kinderwunsch nur mit dieser Methode erfüllt werden kann.

Angesichts der rapiden Entwicklung in der Fortpflanzungsmedizin ist Skepsis und Angst allzu verständlich: So gibt es Kinder, die nicht nur im Reagenzglas gezeugt und als Embryonen in den Mutterleib zurückversetzt wurden, sondern vor diesem „Transfer" monatelang in der Tiefkühltruhe lagen. Leihmütter tragen gegen Honorar für fremde Frauen Kinder aus und Manipulationen an befruchteten Eizellen rücken bedenklich nahe in den Bereich des Möglichen. Die Frage, ob das, was wissenschaftlich machbar ist, auch tatsächlich gemacht werden darf, stellt sich hier, wo es um Eingriffe in die menschliche Fortpflanzung geht, dringlicher denn je zuvor.

Jahrtausende lang waren alle Vorgänge im menschlichen Körper, die zur Zeugung und Geburt eines Kindes führen, voller Geheimnisse; Kinder zu bekommen oder auch nicht zu bekommen war ein Geschehen, dem sich der Mensch unterordnen mußte. Es war aber auch ein Geschehen, das – gerade weil es sich so verborgen im Innern des menschlichen Körpers abspielt – die Ärzte und Wissenschaftler aller Zeiten dazu angeregt hat, es zu erforschen und zu erklären. Stets aber haben Kirche,

Staat und Gesellschaft auch Bedenken gegen dieses Gebiet einer „unbotmäßigen" menschlichen Neugierde geäußert. Nun ist die praktische Umsetzung wissenschaftlicher Erkenntnisse immer auch abhängig von den jeweiligen gesellschaftlichen, politischen und wirtschaftlichen Forderungen der Epoche, in der sie gemacht werden. So gesehen, scheint die außerkörperliche Befruchtung unserer Tage nur der vorläufige Endpunkt einer wissenschaftlichen Entwicklung zu sein, die schon vor Jahrhunderten begonnen hat und die durch eben solche Forderungen in den letzten Jahrzehnten mit ungeheurem Elan vorangetrieben worden ist.

In diesen medizin-historischen Zusammenhang gestellt, verliert die Möglichkeit der „In-vitro-Fertilisation" ein wenig von ihrem Schrecken und ihrer negativ-sensationellen Bewertung. Immerhin handelt es sich dabei ja nicht um eine Methode die um ihrer selbst Willen angewandt wird, sondern um eine medizinische Hilfestellung, Paaren den Wunsch nach einem Kind unter Umständen auch dann erfüllen zu können, wenn organische Defekte eine natürliche Befruchtung unmöglich machen.

Wir wissen auch, daß der unerfüllte Kinderwunsch zu ernsthaften psychischen und physischen Schäden führen kann. Je länger sich die Erfüllung dieses Wunsches hinauszögert, desto deutlicher werden oft die Probleme der betroffenen Paare sichtbar. Dazu trägt nicht selten auch die Umwelt bei, die in privaten wie öffentlichen Auseinandersetzungen dazu neigt, den Kinderwunsch als schlichtweg egoistisch abzutun mit dem Hinweis, es gäbe genug Kinder auf der Welt, denen geholfen werden müsse und man dürfe nicht auch noch „mit Gewalt" eigene Kinder haben wollen. Selbstverständlich sollten die Paare, die sich einer Kinderwunschbehandlung unterziehen, sich der Verantwortung sehr bewußt sein, die eine Entscheidung für ein Kind bedeutet.

Ein Kind um *jeden* Preis zu wollen, ist sicher fragwürdig: z. B. sich für ein Honorar eine Frau zu mieten, die das Kind austrägt. Dies ist doch ein recht bedenklicher und mit vielen Problemen behafteter Weg, sich seinen Kinderwunsch zu erfüllen.

Die Möglichkeiten, die die „In-vitro-Fertilisation“ in der Sterilitätsbehandlung bieten, sind im Prinzip positiv zu bewerten. Voraussetzung allerdings ist, daß diese Behandlungsmethode – ebenso wie es bei anderen Krankheiten der Fall ist – bestimmten medizinischen Indikationen unterliegt. Sowohl die Ärzte als auch die Patienten müssen sich darüber im klaren sein, daß die außerkörperliche Zeugung eines Menschen keine Angelegenheit ist, mit der man leichtfertig umgehen kann.

Die Betreuung kinderloser Paare, erfordert von ärztlicher Seite die Berücksichtigung gynäkologischer, andrologischer und psychosomatischer Untersuchungsschritte. Durch häufige funktionelle Störungen bei kinderlosen Paaren, sowie durch die emotionelle Belastung der Kinderwunschbehandlung selbst, ist die Einbeziehung psychosomatischer Aspekte besonders wichtig.

Dies gilt vor allem für die neue Dimension, die durch die außerkörperliche Befruchtung in die Reproduktionsmedizin gekommen ist. Eine Grenzziehung, wie sie in dem „Berliner Modell“ in diesem Buch beschrieben ist, hilft dabei, eine sinnvolle Schranke gegen einen möglichen Mißbrauch zu finden. Außerdem wird eine Denkpause ermöglicht.

Im vorliegenden Buch wird ein umfangreicher, sehr fachkundiger und trotzdem gut verständlicher Überblick zur Kinderwunschproblematik gegeben, der besonders hilfreich für die Betroffenen selbst ist. Wir wissen, je umfangreicher die Informationen auch der Kinderwunschpaare selbst über alle Vorgänge der natürlichen Befruchtung ebenso wie die der Reagenzglaszeugung sind, desto eher sind sie auch in der Lage, ihre persönliche verantwortungsbewußte Entscheidung zu treffen.

München, Sommer 1987 Prof. Dr. *Manfred Stauber*

Inhalt

Einleitung

Ex ovo omnia – alles Leben entspringt dem Ei

Eine medizinisch-historische Einführung

„Ex ovo omnia – alles Leben entspringt dem Ei." Diese These stellte der englische Arzt und Anatom *William Harvey* im Jahre 1651 auf. Es war eine kühne Aussage in einer Zeit, in der man von den biologischen und physiologischen Vorgängen der menschlichen Befruchtung noch sehr vage Vorstellungen hatte. *Harvey* wußte aus seinen eigenen anatomischen Studien sowie aus denen seiner Vorgänger und Zeitgenossen, daß sich am weiblichen Ovar Eibläschen befinden, die für die Befruchtung eine wichtige Rolle spielen. Welche Bedeutung ihnen konkret zukommt und ob die Eizellen, die er darin vermutete, tatsächlich vorhanden sind, konnte erst rund 150 Jahre später bewiesen werden. Es war der Naturforscher *Karl Ernst von Baer,* der im Jahre 1827 als erster die Eizelle eines Säugetieres unter dem Mikroskop erkannte. Er hatte einer Hündin ein Ovar entnommen und den reifen Follikel untersucht.

Wiederum etwa 150 Jahre nach der Entdeckung *von Baer*s wurde das erste „Retortenbaby" der Welt geboren. Das erste Kind, das außerhalb des Mutterleibes in einem Reagenzglas gezeugt worden war.

Die Erkenntnis, daß menschliches Leben tatsächlich einer am Eierstock befindlichen Eizelle entspringt, beendete zu Beginn des 19. Jahrhunderts alle Spekulationen über den Ursprung des Lebens. Seit den Tagen des *Aristoteles* hatte diese Frage die Forscher beschäftigt.

Gleichzeitig war die Entdeckung der Eizelle der Auftakt zu einer intensiven und vergleichsweise rasanten Erforschung der

Entwicklungsgeschichte des Menschen. Dabei kamen der Medizin seit der Mitte des vergangenen Jahrhunderts die Forschungen auf den Gebieten der Biologie, der Chemie, der Physik und der Technik zu Hilfe. Mit der Geburt des ersten Reagenzglasbabies ist dieser Abschnitt der Medizingeschichte vorläufig beendet. Vorläufig deshalb, weil wir heute nur ahnen können, welche Konsequenzen sich für den Fortbestand der Menschheit aus den Möglichkeiten der außerkörperlichen Befruchtung ergeben werden.

In einer Zeit, in der naturwissenschaftliche und technische Sensationen an der Tagesordnung sind, ist es verständlich, daß der normale Mensch diese „Wunder" mit der Zeit gelassen und selbstverständlich hinnimmt. Er ist auch gar nicht mehr in der Lage im Detail zu *verstehen,* wie beispielsweise ein Computer oder ein Raumschiff funktioniert.

Ähnlich hilflos steht er auch gewissen Bereichen der Medizin gegenüber. Im Fall der „Retortenbabies" sorgt der Begriff für zusätzliche Verwirrung. Diese Kinder entwickeln sich nicht in einer Retorte, sondern ganz normal im Mutterleib. Nur der Akt der Zeugung findet im Labor in einem Reagenzglas statt. Für den medizinischen Laien ist das schwer vorstellbar und viele Menschen können sich eines unguten Gefühls dabei nicht erwehren. Der Zeugungsvorgang und der Beginn des Lebens ist mit der Verlegung ins Reagenzglas alles Verborgenen, alles Mystischen beraubt, das die Menschen seit jeher in diesen Akt gelegt hatten.

Die genaue Kenntnis von den Funktionen der weiblichen und männlichen Fortpflanzungsorgane ist sehr viel jüngeren Datums, als man gemeinhin glaubt. So haben beispielsweise die Forschungen des Japaners *Ogino* und des Österreichers *Knaus* über den weiblichen Menstruationszyklus erst Mitte der 30er Jahre unseres Jahrhunderts entscheidende Hinweise für den Befruchtungsvorgang erbracht. Die beiden Ärzte haben erkannt, daß eine Befruchtung nur rund um die Ovulation möglich ist und nicht, wie man bis dahin annahm, zu jedem beliebigen Zeitpunkt oder gar während der Menstruation.

Zu Beginn unseres Jahrhunderts schrieb der Berliner Professor für Anatomie und Entwicklungsgeschichte, *Oscar Hertwig:*

> „Bis jetzt hat noch keines Menschen Auge gesehen, wie das menschliche Ei befruchtet wird, wie es sich theilt, wie sich die Keimblätter bilden, wie sich die erste Anlage der wichtigsten Organe vollzieht. Gerade über den Zeitraum der ersten zwei Wochen, in welchen sich die grundlegenden Entwicklungsprocesse abspielen, wissen wir noch recht wenig; auch ist nur geringe Aussicht vorhanden, daß in dieser Richtung eine Aenderung so bald eintreten wird. Für eine vollständige Entwicklungsgeschichte des Menschen im strengen Sinne des Wortes wird daher vielleicht niemals die Zeit gekommen sein" [1].

Das 19. Jahrhundert hatte auf allen naturwissenschaftlichen Gebieten explosionsartig neue Erkenntnisse erbracht, die bis heute die Basis von Wissenschaft und Forschung bilden. Die Entwicklungen gingen schneller, als die Vorstellungskraft des Menschen folgen konnte. Selbst einem Anatom und Biologen wie *Hertwig* kam die Vorstellung, daß man die im Inneren des Körpers sich abspielenden Befruchtungsvorgänge sichtbar machen könnte, utopisch vor. Die Idee, sie gar außerhalb des Körpers nachzuvollziehen, dürfte ihm gar nicht gekommen sein.

Den Ärzten früherer Epochen stand für ihre Studien des menschlichen Körpers und seiner Funktionen vornehmlich die Sektion zur Verfügung, die Öffnung von Leichen. Darüber hinaus waren sie auf Vermutungen angewiesen, die sie allerdings schon im klassischen Altertum an Tierversuchen nachzuweisen versuchten.

Von Aristoteles bis Galenus

Aristoteles (384–322 v. Ch.) befaßte sich nicht nur mit philosophischen, mathematischen und astrologischen Studien. Er untersuchte auch die Anatomie des menschlichen Körpers und die Entwicklungsgeschichte verschiedener Tierarten. Er lieferte unter anderem eine recht genaue Beschreibung des weiblichen Beckens und seines Hauptorgans, der Gebärmutter. Anatomische Untersuchungen am toten menschlichen Körper konnten zwar beweisen, daß das Wachstum neuen Lebens im Uterus vor sich geht. Aber sie konnten nicht zeigen, wie ein Embryo entsteht und auf welchem Weg er in die Gebärmutter gelangt. Hier war man auf die Interpretation dessen angewiesen, was auch beim lebenden Menschen sichtbar war: die Samenflüssigkeit des Mannes und das Menstruationsblut der Frau. *Aristoteles* und mit ihm Generationen von Wissenschaftlern gingen in ihren Forschungen davon aus, daß das Menstruationsblut den „Nährboden" bildet, auf dem sich der männliche Samen zu einem Lebewesen entwickelt. Bei dieser Vorstellung vom Befruchtungsvorgang schrieb man dem weiblichen Körper eine passive Rolle zu, das eigentlich befruchtende, das aktive Element vermutete man in der Samenflüssigkeit. Ohne die Hilfe eines Mikroskopes war es nicht möglich zu erkennen, daß diese Flüssigkeit nur das Transportmittel für die darin enthaltenen Samenfäden darstellt. Auch die Bedeutung der Hoden und der Nebenhoden für die Entstehung und Aufbewahrung des Samens kannte man zu jener Zeit noch nicht. Man hielt die Samenflüssigkeit für ein Sekret des Penis und meinte, die Aufgabe der Hoden bestünde nur darin, als Gegengewicht das erigierte Glied straff zu halten. Darüber hinaus vermutete man, daß in den Hoden der Geschlechtstrieb angesiedelt sei. Das Verhalten männlicher Säugetiere, denen man diese Organe entfernt hatte, schien diese Annahme zu bestätigen, denn ihr sexueller Trieb wandelte sich in Desinteresse an ihren weiblichen Artgenossen.

Aristoteles hatte bei seiner Untersuchung des weiblichen Bekkens auch die Eierstöcke und die Eileiter entdeckt, ohne diesen Organen allerdings eine Bedeutung für den Befruchtungsvorgang beizumessen. Er sah sie als weibliche Entsprechung der männlichen Hoden und damit als Sitz des weiblichen Geschlechtstriebes an.

In seiner „Historia Animalia" berichtete er, wie man in den verschiedenen Regionen der damals bekannten Welt weibliche Säugetiere zu kastrieren pflegte. Man hängte sie an den Hinterläufen auf und schnitt die Bauchdecke an der Stelle, an der sich beim männlichen Tier die Hoden befinden auf. Dann entfernte man die Eierstöcke, die man als weibliche Testes (Hoden) bezeichnete.

Vielleicht war es diese genaue Beschreibung des *Aristoteles*, die den griechischen Arzt *Hierophilos* um 300 v. Chr. auf die Idee brachte, genauere anatomische Studien des weiblichen Beckens vorzunehmen. Er jedenfalls war es, der als erster die genaue Lage der Eierstöcke beschrieb, ohne jedoch ihre Funktion zu erkennen. Dieser Schritt gelang erst rund 350 Jahre später dem Anatom *Soranus von Ephesus*. Er beschrieb die Ovarien als paarig außen am Uterus angebrachte Organe, deren Struktur und Gewebe dem von Drüsen gleicht. Das war an sich eine fundamentale Erkenntnis. Aber solange man nicht wußte, daß Drüsen aus Zellen bestehen und daß diese Zellen Substanzen bilden, die entweder nach außen auf die Haut und die Schleimhaut wirken oder – wie im Fall der Ovarien, ihre Sekrete in Form von Hormonen direkt an das Gefäßsystem des Körpers abgeben, mußte diese Erkenntnis ohne Konsequenzen bleiben.

Die Erforschung und Darstellung des menschlichen Körpers, seiner Organe und ihrer anatomischen wie physiologischen Bedeutung ist vergleichbar mit einem riesigen Puzzlespiel, an dessen Zusammensetzung die Menschen mehr als 2000 Jahre gearbeitet haben. Dabei gelang es immer wieder dem einen oder anderen, einen wesentlichen Stein zu finden und ihn auch an die richtige Stelle zu setzen. Aber solange die Anschlußbilder fehlten, konnte man die tatsächliche Bedeutung dieser Einzelerkenntnisse nicht begreifen. So geriet die Entdeckung des *Soranus*, daß die Ovarien aus Drüsengewebe bestehen, erst einmal für lange Zeit in Vergessenheit.

Der römische Arzt und Anatom *Claudius Galenus* (129–199 n. Ch.) hatte in seinen Schriften das gesammelte medizinische Wissen des Altertums zusammengefaßt und durch eigene anatomische Untersuchungen ergänzt. Auf dem Gebiet der Befruchtungslehre aber konnte er nichts wesentlich Neues beitragen. Statt dessen verwirrte er die Möglichkeiten der Wahrheitsfindung durch seine These, daß die weiblichen „Testes" nicht nur Sitz des Geschlechtstriebes seien, sondern ihrerseits eine

Art Samen produzierten, der für den Befruchtungsvorgang eine wesentliche Rolle spiele.

Mit *Galenus* endet zunächst für mehr als tausend Jahre weitgehend alle naturwissenschaftliche und medizinische Forschung:

> „In der Wissenschaft des Mittelalters findet sich kein freies Denken, kein eigenes Forschen. Alles Wissen ist in den drückenden Rahmen traditioneller Überlieferung und starren Autoritätsglaubens gefaßt. Ein Drang über diese engen Grenzen hinaus macht sich kaum bemerkbar" [2].

Die katholische Kirche war während des ganzen Mittelalters die maßgebliche Instanz, die das Denken und Tun der Menschen reglementierte. Es galt ihr als frevelhafter und ketzerischer Zweifel an der Allmacht Gottes, die Erscheinungen dieser Welt – sei es der Himmel und die Sterne, sei es der menschliche Körper und seine Funktionen – zu erforschen. Die Mittel, derer sie sich bediente, um „Ketzer" zu bestrafen, waren, wie wir wissen, nicht eben christlich, aber sie waren wirkungsvoll.

Diejenigen aber, die sich mit den medizinisch-wissenschaftlichen Problemen befaßten, stützten sich bis ins 16. Jahrhundert auf die Schriften *Galenus*.

Von Paracelsus bis zum Ende des 17. Jahrhunderts

> „Paracelsus ist eine der originellsten Figuren des ganzen Zeitalters: Humanist und Physiker, Alchimist und Astrolog, Chiromant und Totenbeschwörer, Chirurg und Theurg, Entdecker des Wasserstoffs und Erneuerer der wissenschaftlichen Medizin; auf seinem steten Wanderleben als Arzt, Lehrer und Goldmacher von aller Welt umworben und von einem lärmenden Hofstaat umschwärmt, in dem wahre Jünger der Wissenschaft mit Abenteurern und Müßiggängern, die nach dem Stein der Weisen begehrten, bunt durcheinander gemischt waren...; überall sensationelle Kuren vollbringend, Kenntnisse sammelnd und ausbreitend, Skandal und Bewunderung erregend, um schließlich auf Anstiften einiger graduierter Kollegen, die in seiner Genialität eine Geschäftsstörung erblickten, hinterlistig ermordet zu werden" [3].

Theophrastus Bombastus von Hohenheim – so der volle Name dieser schillernden Gestalt –, der um die Wende des 15. zum 16. Jahrhundert lebte (1493–1541), galt in der Medizin als der Mann, der diese Wissenschaft von den nebulösen und verworrenen Vorstellungen des Mittelalters befreit hatte. Er hatte erkannt, daß alles Leben – gleichgültig, ob es sich um pflanzliches, tierisches oder menschliches Leben handelt – unter anderem auch auf chemischen und physikalischen Reaktionen beruht. Was er lehrte, war eine Art pantheistische Medizin, die auf der Vorstellung basierte, in der gesamten Natur gäbe es weder Stillstand noch Tod, alles hänge miteinander zusammen, und die Welt sei ein einziger großer Organismus, der sich durch organische Veränderungen ständig fortentwickle.

Das war eine äußerst gewagte These in einer Zeit, die gerade erst angefangen hatte, sich von den engen Dogmen der Kirche zu lösen. Ein Jahrhundert früher wäre *Paracelsus* unweigerlich auf einem Scheiterhaufen verbrannt worden. So aber scheiterte er nicht an der Engstirnigkeit des Klerus, sondern an der Mißgunst seiner Kollegen.

Die Anatomie war mit Beginn des 14. Jahrhunderts an den großen Universitäten wieder als eigenständiges Studienfach aufgenommen worden. Sie galt in der Folgezeit als Grundlage für alle medizinischen Studien, gleich welcher Fachrichtung. Auch alle erfolgreichen Gynäkologen waren bis in unser Jahrhundert hinein gleichzeitig auch Anatome.

Der erste Arzt, der wahrscheinlich die strukturellen Unterschiede zwischen den „weiblichen Hoden“ aus der Zeit des *Galenus* und den eigentlichen Ovarien herausfand, dürfte *Andreas Vesalius* aus Brüssel gewesen. *Vesalius* lebte von 1514 bis 1564 und war Lehrer für Anatomie an der Universität von Padua. 1555 erschien sein Hauptwerk, die „Fabrica“. Dort beschreibt er, daß er in den weiblichen „Testes“ – diese Bezeichnung behalten er und seine Zeitgenossen noch bei – eine Art kleiner Höhlen (lat.: folliculus = kleiner Sack, kleiner Schlauch) gefunden habe, die bei der gesunden Frau mit einer dünnen, wäßrigen Flüssigkeit gefüllt sind. *Vesalius'* Schüler, *Fallopius* (1534–1562), bestätigt die Beobachtungen seines

Lehrers und erklärt in seinen „Anatomischen Beobachtungen" 1562:

> „Obwohl alle anatomischen Forscher einstimmig behaupten, daß ein Samen in den weiblichen Hoden hergestellt wird, ... habe ich doch trotz intensiver Studien nichts davon gefunden. Vielmehr habe ich darin einige Bläschen gesehen, angeschwollen mit Wasser oder einer wäßrigen Flüssigkeit, teils trübe, teils klar ..." [4].

Die These, daß in den „weiblichen Hoden" so etwas wie Samen produziert wird, hatte einst *Galenus* aufgestellt. *Vesalius* und sein Schüler hatten mit ihrer Entdeckung der Follikel – denn um diese handelte es sich bei den „Bläschen" – nicht nur die Annahme *Galenus'* widerlegt, sondern dem großen Puzzle, der schrittweisen Entdeckung des menschlichen Fortpflanzungsmechanismus einen der wesentlichsten Bausteine eingefügt. *Fallopius* entdeckte darüber hinaus auch die Eileiter, jene etwa 15 cm langen Verbindungsstücke zwischen Ovar und Uterus, deren Aufgabe der Transport des befruchteten Eies ist. Wenngleich *Fallopius* über die Funktion dieser „Röhre" noch keine exakten Angaben machen konnte, ging sein Name doch durch diese Entdeckung in der englischen Bezeichnung „fallopian tube" = Eileiter in die Medizingeschichte ein.

Schon *Aristoteles* hatte gemeint, daß bei der menschlichen Befruchtung das Ei eine gewisse Rolle spiele: allerdings glaubte er, das Ei sei ein *Produkt* der Befruchtung und nicht deren Voraussetzung. Von dieser Vorstellung ging auch der englische Arzt und Anatom *William Harvey* (1578–1657) aus, als er seinem Werk „De Generatione Animalium", das im Jahre 1651 erschien, die These voranstellte: „ex ovo omnium".

William Harvey hatte, wie alle großen Anatome jener Zeit, an der Universität Padua studiert. 1628 entdeckte er den Blutkreislauf, besser, er entdeckte ihn in einer Zeit wieder, die naturwissenschaftlichen Erkenntnissen gegenüber aufgeschlossen war. Rund 100 Jahre vor ihm nämlich war bereits der Spanier *Michael Servet* auf dieses Phänomen gestoßen. Aber damals war die Zeit noch nicht reif dafür. Er wurde 1553 in Genf als Ketzer verbrannt und mit ihm wahrscheinlich all seine Schriften. *Harvey* dürfte von diesem Vorgänger nichts gewußt haben, so daß er mit Recht als Entdecker des Blutkreislaufes in die Medizingeschichte eingegangen ist.

Im Jahre 1630 wurde *Harvey* Leibarzt des englischen Königs Charles I. Dieser war ein begeisterter Jäger und *Harvey* begleitete ihn, teils aus Freude an diesem Sport, aber mehr noch, weil er ihm Gelegenheit gab, seine Studien über die Befruchtungsvorgänge zu betreiben. Er untersuchte nämlich die erlegten weiblichen Rotwildtiere nach der Paarung in der Hoffnung, endlich das Ei als Produkt dieser Befruchtung zu finden. Abgesehen davon, daß er ohnehin von einer falschen Voraussetzung ausging, hatte er sich auch im Reh ein absolut ungeeignetes Objekt für seine Studien ausgesucht. Er konnte freilich nicht wissen, daß bei diesen Tieren das Phänomen der „Eiruhe" wirksam ist. Es handelt sich dabei um eine Verzögerung der embryonalen Entwicklungsphase, die sich den Umweltbedingungen dieser Tiere anpaßt: die Befruchtung findet in der Zeit zwischen Ende Juli und Anfang September statt, zu einer Jahreszeit, in der die Rehe noch genügend Äsung finden und kräftig sind. Die Gestation – das Wachstum des Embryos – dauert bei diesen Tieren etwa 120 Tage. Setzte sie direkt nach der Befruchtung ein, kämen die Kitze im Januar auf die Welt, also mitten im Winter. Das Muttertier ist um diese Zeit durch Nahrungsmangel geschwächt und die Kälte täte ein übriges, die Überlebenschancen der Jungen zu verringern. Die Eiruhe verhindert die Geburt der Jungen um diese Jahreszeit. Das befruchtete Ei bleibt bis Ende Januar im Uterus, ohne sich weiterzuentwickeln. Erst dann beginnt die Gestation und die Kitze kommen Ende April unter klimatisch günstigeren Bedingungen auf die Welt.

Somit konnte *Harvey* also bei seinen Untersuchungen gar keine Beweise für seine These finden. Dennoch hatte er entscheidend die Richtung aufgezeigt, in der es weiter zu forschen galt: die Suche nach dem Ei fortzusetzen und die Frage zu klären, ob das Ei Produkt oder Voraussetzung für die Befruchtung beim Säugetier – und damit auch beim Menschen – ist.

Erstaunlicherweise war es ein Mann der Kirche, der wenig später – vor allem für die Klärung der letzten Frage – einen entscheidenden Hinweis brachte. Der dänische Bischof *Niels Stensen* (1638–1686) veröffentlichte 1667 ein mehrbändiges Werk mit dem Titel „Myologiae Specimen". Darin beschrieb er auch die Sektion eines dogfish (kleine Haifischart), bei dem er in den weiblichen „Testes" Eier fand. Er folgerte daraus, daß diese sogenannten „weiblichen Hoden" eigentlich Ovarien sein müssen, ähnlich denen der eierlegenden Tierspecies. Damit erfuhr die alte These des *Aristoteles* ihre erste Erschütterung.

Weitaus berühmter als *Stensen* wurde sein Zeitgenosse, der Niederländer *Regnier de Graaf* (1641–1673). *De Graaf* bezieht sich in seinen Schriften über die Befruchtungsorgane im weiblichen Körper ausdrücklich auf die Existenz der Follikel, die *Vesalius* und *Fallopius* rund 100 Jahre zuvor gefunden hatten. Er ist also nicht, wie vielfach angenommen, der eigentliche Entdecker der Follikel. Aber er ist derjenige, der als erster in den Eierstöcken einer weiblichen Leiche einen sogenannten „Tertiärfollikel", einen sprungbereiten Follikel kurz vor der Ovulation, gefunden hat. Wie *Stensen* und andere meinte auch *de Graaf,* daß der gesamte Follikel das Ei darstelle, wobei er ebenfalls auf die Ähnlichkeit zwischen den Eiern im Ovar von Hühnern und Vögeln und dem Follikel von Säugetieren und Menschen verwies. Er ging sogar soweit, diese Ähnlichkeit durch einen „biochemischen" Versuch zu beweisen, der aus unserer Sicht heute etwas befremdlich erscheint:

> „Daß tatsächlich Eiweiß in den Eiern von Frauen enthalten ist, kann man sehr schön beweisen, indem man sie kocht; denn die Flüssigkeit, die in den Eiern der testikel enthalten ist, bekommt beim Kochen dieselbe Farbe, denselben Geschmack und dieselbe Konsistenz wie das Eiweiß, das in den Eiern von Vögeln enthalten ist" [5].

Das Hauptverdienst *de Graafs* liegt jedoch nicht in der Entdeckung des seither nach ihm benannten Tertiärfollikels, sondern darin, als erster das Corpus luteum gefunden zu haben, den Gelbkörper.

Der Gelbkörper ist eine Drüse, die sich erst nach dem Eisprung aus dem Follikel bildet und die das Progesteron, das Schwangerschaftsschutzhormon bildet. *De Graaf* hatte seine Beobachtungen der Fortpflanzungsvorgänge nicht nur mittels anatomischer Untersuchungen durchgeführt, sondern auch Tierversuche angestellt. Dabei hatte er herausgefunden, daß auch Kaninchen eine sogenannte „induzierte Ovulation" haben, daß bei dieser Tierart der Eisprung nicht von sich aus stattfindet, sondern durch den Paarungsakt ausgelöst wird. Ein Vergleich zwischen dem Ovar eines weiblichen Kaninchens vor und nach der Paarung ergab, daß sich im zweiten Fall statt der „Eier" kugelförmige Körper gebildet hatten, deren Anzahl der der Embryonen entsprach. Er überprüfte diese Beobachtung an anderen Säugetieren und stellte fest, daß sich diese „Kugeln" überall zeigten, wenn auch in unterschiedlicher Größe und Farbe. Entfernte man jedoch bei einem Muttertier die Embryonen, dann verkümmerten auch diese „Kugeln". Mit diesen Versuchen konnte *de Graaf* zwar noch nicht im Detail nachweisen, welche Aufgabe das Corpus luteum hat, er erkannte aber, daß zwischen der Entwicklung eines Embryos und dem Corpus luteum eine enge Verbindung besteht.

Hatte man sich bisher in der Erforschung und Darstellung der Befruchtungsvorgänge beim Menschen in erster Linie mit dem weiblichen Organismus beschäftigt, kam nun ein Mann auf die Idee, auch den männlichen Samen einer genaueren Untersuchung zu unterziehen. Die Voraussetzung dafür bot das Mikroskop, das im Jahre 1590 erfunden worden war. 1677 entdeckte ein Medizinstudent namens *Hamm* aus Leyden mit Hilfe dieses optischen Gerätes die Samenfädchen in der männlichen Samenflüssigkeit. Den Ruhm der Nachwelt allerdings erntete nicht der niederländische Student, sondern sein Landsmann *Antoni van Leeuwenhoek*. Von Beruf eigentlich Textilkaufmann, betrieb *van Leeuwenhoek* nebenbei und – wie wir heute sagen würden – als Hobby naturwissenschaftliche Studien. Dabei faszinierte ihn, der sich auch auf das Schleifen von Linsen verstand, vor allem das Mikroskop, mit dessen Hilfe Dinge erkennbar wurden, die dem bloßen menschlichen Auge bis dahin verborgen waren. *Van Leeuwenhoek* arbeitete sein Leben lang daran, das Mikroskop zu verbessern und schließlich konstruierte er ein Gerät, das die 300fache Vergrößerung eines Gegenstandes möglich machte.

Diesem Mann erzählte *Hamm* von seiner Entdeckung der Samenfädchen und *Leeuwenhoek* erkannte sofort den wissenschaftlichen Wert dieser Aussage. Eigene Untersuchungen der Samenflüssigkeit von Säugetieren und Menschen bestätigten den Bericht des Studenten. Darüber hinaus stellte *van Leeuwenhoek* fest, daß es sich bei diesen „Samentierchen" um äußerst bewegliche Erscheinungen handelte, von denen auch in einer geringen Menge von Samenflüssigkeit noch eine beträchtliche Anzahl zu finden war. Es war in der Tat eine sensationelle Entdeckung, die der wissenschaftliche Laie *Antoni van Leeuwenhoek* im November 1677 veröffentlichen konnte, denn sie erschütterte die seit Jahrtausenden gültige Vorstellung, nach der die Samenflüssigkeit das eigentlich befruchtende Element sei.

Nach der Entdeckung des Follikels und des Corpus luteum war der Nachweis der Spermatozoen das noch fehlende Glied in der Kette der tiefgreifenden Erkenntnisse, die dieses Jahrhundert auf dem Gebiet der Befruchtungslehre hervorbrachten. Nun galt es, diese Bausteine auch richtig einzuordnen. Doch das erwies sich als ausgesprochen schwierig. Schon damals pflegten die Wissenschaftler ihre Neuentdeckungen in bereits vorhandene Arbeitshypothesen einzubauen und solange daran festzuhalten, bis sie endgültig wissenschaftlich exakt widerlegt werden konnten. So entspann sich gegen Ende des 17. Jahrhunderts eine heftige Auseinandersetzung darüber, ob nun wirklich – wie *Harvey* gemeint hatte – alles Leben dem Ei entspränge oder ob die neu entdeckten Spermatozoen für den Beginn neuen Lebens verantwortlich seien oder beide zusammen. Die „wissenschaftliche" Kontroverse wurde in der Hauptsache von zwei Schulen getragen: den „Ovisten" und den „Animalculisten", und sie dauerte bis in die Mitte des 19. Jahrhunderts.

Die Präformationstheorie und die Auseinandersetzung zwischen Ovisten und Animalculisten

Mit der Darstellung des Follikels, des Corpus luteum und der Samenfäden war es den Wissenschaftlern des 17. Jahrhunderts gelungen, den bisherigen Spekulationen über die Voraussetzungen für den Beginn neuen Lebens einige wesentliche und exakte Erkenntnisse gegenüberzustellen. Allerdings handelte es sich dabei um die Darstellung von Organen, deren Existenznachweis allein noch nicht ausreichte, um auch den *Vorgang* der Befruchtung zu erklären. Gerade in der historischen Betrachtung der Entwicklung der Naturwissenschaften zeigt sich immer wieder, daß an sich richtige Erkenntnisse zu Interpretationen führten, die uns aus unserer heutigen Sicht beinahe skurril erscheinen. Der Grund hierfür liegt darin, daß die exakten Erkenntnisse nicht für sich gewertet wurden, sondern in das jeweils herrschende „wissenschaftliche Weltbild" eingebaut wurden.

Eine solche wissenschaftlich-philosophische Anschauung war auch die sogenannte „Evolutions- oder Präformationstheorie", deren Grundgedanke besagte, daß es im Prinzip in der Natur nichts wirklich Neues gäbe. Alles Leben und Werden sei nichts anderes, als das Produkt eines ständig fortschreitenden Entwicklungsprozesses. Das hatte in ähnlicher Form bereits *Paracelsus* verkündet, und diese Anschauung sollte auch die Grundlage bilden, auf der im 19. Jahrhundert *Darwin* seine *Deszendenztheorie,* seine Abstammungslehre, aufbaute.

Aus dieser Lehre zogen die „Reproduktionsforscher" jener Zeit die Schlußfolgerung, daß auch im menschlichen Keim bereits der fertige Mensch „präformiert" – vorgeformt – sei. Zur Illustration bediente man sich eines Vergleichs aus der Botanik: so wie in einer fest geschlossenen Knospe bereits im Miniaturformat die fertige Blüte eingeschlossen sei, müsse man sich auch die Existenz des menschlichen Körpers im Keim vorstellen. (Die Geschichte von den Bienen und ihrer Aufgabe bei der Befruchtung, die für Generationen von Kindern als Erklärung für diesen Vorgang beim Menschen herhalten mußte, wurde erst im Jahre 1793 von dem Botaniker *Christian Konrad Sprengel* veröffentlicht).

Nachdem jedoch bei Mensch und Tier nachgewiesenermaßen das Zusammenkommen zweier Geschlechter notwendig war, ergab sich nunmehr die grundsätzliche Frage, ob das fertige Lebewesen im weiblichen oder im männlichen „Keim" präformiert sei. Die „Ovisten", zu denen auch *de Graaf, Stensen* u. a. gehörten, verlegten diese Vorform in das weibliche „ovum", für das sie den Follikel hielten. Die Tatsache, daß auch unter dem Mikroskop in diesem „ovum" keine konkreten Konturen zu erkennen waren, erklärten sie damit, daß dieser früheste Zustand einer Existenz als eine gallertartige Masse zu verstehen sei, die erst im Laufe ihrer Entwicklung feste, sichtbare Formen annähme. Die Voraussetzung dafür, daß diese Entwicklung überhaupt stattfinden könne, sei allerdings die Zugabe der männlichen Samenflüssigkeit, die den notwendigen Nährstoff mitbringe.

Nachdem *van Leeuwenhoek* die sensationelle Feststellung gemacht hatte, daß in dieser Samenflüssigkeit Samenfäden schwimmen, vergleichbar mit winzig kleinen Lebewesen, bekamen die Ovisten Konkurrenz: die sogenannten „Animalculisten" (lat.: animalculis = kleines Lebewesen). Sie hatten auch das bessere Argument für ihre These, denn diese Samenfäden waren unter dem Mikroskop ganz eindeutig als sich eigenständig bewegende Lebewesen erkennbar. Sie machten außerdem durch ihre Gestalt – Kopf, Hals, Mittelstück, Schwanz – die Vorstellung von einem „Miniaturmenschen" glaubhaft.

Abenteuerliche Vorstellungen, gewiß, aber so abwegig auch wieder nicht, wenn man berücksichtigt, daß ja tatsächlich in den weiblichen Eiern ebenso wie in den männlichen Spermatozoen zwar nicht der fertige Mensch vorgebildet, wohl aber das genetische Material des neuen Menschen gespeichert ist. Ohne die Kenntnis von Genen und Chromosomen jedoch war der Nachweis der Samenfäden in der Samenflüssigkeit nur ein weiteres Mosaiksteinchen für das Verständnis des Befruchtungsvorgangs. Noch gab es viele weiße Flächen in diesem Bild, die eine logische Verknüpfung der Einzelerkenntnisse verhinderten.

Die Forscher jener Zeiten ließen sich jedoch durch solche Lücken nicht entmutigen. Auch *van Leeuwenhoek* ließ es nicht dabei bewenden, die Samenfäden gefunden zu haben. Er ging der Frage nach, warum die Natur so verschwenderisch ist, bei jedem Samenerguß nicht nur einige wenige sondern Milliarden davon auszuschütten. Er vermutete durchaus richtig, daß es diese winzigen, sich so zielstrebig fortbewegenden Lebewesen sein müßten, die die Befruchtung bewerkstelligen. So kam er zu dem Schluß, daß wenigstens eines von ihnen den von *de Graaf* beschriebenen Tertiärfollikel an einer ganz bestimmten Stelle seiner äußeren Umhüllung durchstoßen müsse, um eine Schwangerschaft auszulösen. Die Chance, daß dies wenigstens einem Samenfaden gelänge sei um so größer, je mehr von ihnen sich auf den Weg machten. Wenn man einmal davon absieht, daß es nicht das Eibläschen ist, daß das Spermium treffen muß, sondern die daraus gesprungene Eizelle, war *van Leeuwenhoeks* Vermutung absolut korrekt.

Die Ovisten jedoch schien diese Schlußfolgerung nicht zu überzeugen. Sie gingen nach wie vor davon aus, daß die Befruchtung noch am Eierstock durch eine Vermischung der männlichen Samenflüssigkeit mit dem in den weiblichen „Testes" produzierten Samen stattfinden. Erst wenn dieser Vorgang abgeschlossen sei, entstehe das „Ovum", das Ei, das dann seinen Weg in die Gebärmutter anträte.

Während sich Ovisten und Animalculisten so durch die Vorstellungen der Präfomationstheoretiker zunächst weiter in die Irre führen ließen, forschten andere Wissenschaftler zielstrebig weiter. 1697 erschienen posthum die Veröffentlichungen des berühmten Arztes *Malphigi* (1628–1694). Auf der Suche nach der wahren Bedeutung der Eierstöcke hatte *Malphigi* eine Reihe von Untersuchungen an Säugetieren – vornehmlich an Kühen – durchgeführt und analysiert. Er war es, der den von *de Graaf* noch als „Kugeln" bezeichneten Gelbkörpern die seither gebräuchliche wissenschaftliche Bezeichnung „Corpus luteum" (lat.: corpus = Körper, luteus = gelb) gab. Diese Drüse ist bei Säugern tatsächlich von gelblicher Farbe. Auch begnügte sich *Malphigi* nicht mit der Behauptung, der Follikel sei jenes ominöse Ei, von dem *Harvey* einst behauptet hatte, daß ihm alles Leben entspränge, sondern er untersuchte auch diese Follikel näher. Dabei fand er heraus, daß diese Bläschen nicht nur die bekannte und beschriebene Flüssigkeit enthalten, sondern darüber hinaus noch etwas anderes. Zwar konnte auch

Malphigi dieses „andere“ nicht exakt beschreiben aber er vermutete, daß es sich dabei um das Ei handeln müsse und daß der Follikel nur die das Ei umgebende Schutzhülle sei.

Wie recht *Malphigi* mit seiner Annahme hatte, zeigte sich rund 125 Jahre später, als *Karl Ernst von Baer* am Eierstock einer Hündin endlich das langgesuchte Ei fand. Mit dieser Entdekkung wurde der Streit zwischen Animalculisten und Ovisten endgültig beendet.

Die Gebrüder Hunter und die erste künstliche Befruchtung beim Menschen

Bei den Anatomen und Naturforschern des 18. und 19. Jahrhunderts fand die Erforschung der Pathologie des Ovars und der Eierstockfunktionen für den Befruchtungsablauf immer stärkeres Interesse.

Der schottische Anatom *William Hunter* dürfte die bisher wohl umfangreichste Untersuchung der schwangeren Gebärmutter angestellt haben. Im Jahre 1774 veröffentlichte er einen reich bebilderten Folioband mit dem Titel: „The Anatomy of the Human Gravid Uterus Exhibited in Figures“ [6]. Dieses Werk basierte auf der anatomisch-pathologischen Untersuchung von 400 menschlichen Gebärmüttern in allen Stadien der Schwangerschaft. Dabei machte er auch einige wesentliche Beobachtungen zur Funktion des Gelbkörpers während der Schwangerschaft und stellte fest, daß die Anzahl der vorhandenen Gelbkörper mit der Anzahl der Fruchtanlagen übereinstimmt.

> „Wenn nur ein Kind da ist, ist auch nur ein Corpus luteum vorhanden; und zwei im Fall von Zwillingen. Ich hatte das Glück, das Ovar in einigen Fällen von Zwillingsanlagen sorgfältig zu untersuchen und ich fand immer zwei Corpora lutea. In einigen dieser Fälle fanden sich zwei unterscheidbare Corpora lutea an einem Eierstock“ [7].

William Hunters jüngerer Bruder John befaßte sich ebenfalls mit den noch ungeklärten Funktionen der Eierstöcke bei der Befruchtung von Säugetieren und Menschen. Unter anderem versuchte er herauszufinden, ob weibliche Säugetiere, denen man einen der beiden Eierstöcke entfernt hatte, ebenso viele Junge bekommen, wie ein nicht operiertes Vergleichstier. Diese Untersuchung führte er an zwei Säuen aus demselben Wurf durch, die er über einen Zeitraum von 6 Jahren beobachtete. Unglücklicherweise bekam jedoch das halb-kastrierte Schwein eine Eierstockzyste und wurde vorzeitig unfruchtbar. Das Geschwistertier dagegen produzierte noch zwei weitere Jahre Nachkommen. *Hunter* schloß daraus fälschlicherweise, daß die Anzahl der möglichen Nachkommenschaft in der Anlage der Eierstöcke festgelegt sei, und daß jedes weibliche Säugetier pro Eierstock nur eine bestimmte Zahl von Befruchtungen erreichen könne.

Neben seinen wissenschaftlichen Studien soll *John Hunter* der erste Arzt gewesen sein, der eine künstliche Befruchtung beim Menschen erfolgreich durchgeführt hat. Es soll sich dabei um die Gattin eines Londoner Tuchhändlers gehandelt haben, deren Mann wegen einer Mißbildung des Harn- und Ejakulationsganges unfruchtbar war. Es ist nicht überliefert, ob *Hunter* die künstliche Befruchtung selber vorgenommen hat, indem er den Samen des Ehemannes mit einer Spritze vor den Gebärmuttermund plazierte oder ob er dem Ehemann die Anweisung gab, seinen Samen mit einem Schwamm aufzufangen und diesen in die Scheide seiner Frau einzuführen. Der Versuch soll jedenfalls gelungen sein [8].

In der Tierzucht war diese Methode der künstlichen Befruchtung bereits seit dem 14. Jahrhundert vor allem im arabischen Raum bekannt und üblich. Einem Bericht aus dem Jahr 1322 zufolge soll ein Pferdezüchter an dem berühmten Zuchthengst eines feindlichen Stammes heimlich einen Samenerguß provoziert haben, indem er ihm ein mit dem Sekret einer brünstigen Stute getränktes Baumwolltuch unter die Nüstern hielt. Den Samen des Hengstes fing er in einem Baumwollknäuel auf und führte es in die Scheide seiner Stute ein, die daraufhin trächtig geworden sein soll. Diese Methode schien bei den Arabern besonders beliebt zu sein, wenn es darum ging, die Konkurrenz in der Pferdezucht zu sabotieren, denn der Diebstahl von

Samen war – sofern man nicht auf frischer Tat ertappt wurde – im fertigen Produkt nicht mehr nachweisbar [9].

Den ersten wissenschaftlichen Nachweis einer künstlichen Befruchtung beim Säugetier erbrachte der italienische Arzt *Lazaro Spallanzini* 1780. Mit einer Spritze injizierte er einer läufigen Hündin das Sperma eines gleichrassigen Rüden in die Gebärmutter und sperrte die Hündin dann ein. Nach der üblichen Tragezeit von 62 Tagen warf die Hündin drei Welpen.

Dieser Erfolg dürfte dafür ausschlaggebend gewesen sein, daß sich nun neben der Erforschung der natürlichen Befruchtungsvorgänge bei Säugetier und Mensch auch immer mehr Ärzte mit Versuchen zur künstlichen Befruchtung befaßten. Gegen Ende des 19. Jahrhunderts war diese Praxis bereits so verbreitet, daß in Frankreich eine Gesellschaft gegründet wurde, die sich mit dem Pro und Contra der künstlichen menschlichen Befruchtung befaßte. Als offizielle Instanz hatte die Medizinische Fakultät Paris 1880 die künstliche Insemination beim Menschen als „unnatürlich" und „unmoralisch" abgelehnt [10]. Auch aus Amerika wurden seit der Mitte des 19. Jahrhunderts Versuche zur künstlichen Befruchtung des Menschen berichtet.

In der deutschen Fachliteratur erschienen die ersten Veröffentlichungen zu diesem Thema zu Beginn des 20. Jahrhunderts und das Oberlandesgericht Köln befaßt sich 1905 zum ersten Mal mit der juristischen Konsequenz einer künstlichen Befruchtung [11]. Bei all diesen Versuchen hatte sich jedoch gezeigt, daß die Erfolgsaussichten beim Menschen recht gering waren. Erst nachdem die beiden Gynäkologen *Knaus* und *Ogino* zu Beginn der 30er Jahre unseres Jahrhunderts ihre Beobachtungen von den fruchtbaren und unfruchtbaren Tagen im weiblichen Zyklusablauf veröffentlichten, wurden die Versuche zur künstlichen Befruchtung beim Menschen erfolgreicher fortgeführt.

Das 19. Jahrhundert

Das Puzzle, mit dem wir die schrittweise Erforschung der menschlichen Befruchtungsabläufe verglichen hatten, war zu Beginn des 19. Jahrhunderts zu einem recht vollständigen Bild geworden. Es spiegelte die Kenntnisse der für die Befruchtung wesentlichen Organe wider und zeigte zumindest im Ansatz auch Einblicke in die inneren Zusammenhänge des Zeugungsgeschehens.

So hatte *William Hunter* die Vermutung *de Graaf*s bestätigt, daß zwischen dem Follikel, dem Gelbkörper und den Fruchtanlagen ein enger Zusammenhang besteht. Aber er konnte diesen Zusammenhang nicht ohne die Erkenntnis definieren, daß diese Drüse ein Hormon produziert, das die beginnende Schwangerschaft schützt.

Ähnlich erging es auch seinem Zeitenossen, dem Chirurgen *Percival Pott* vom St. Bartholomäus-Krankenhaus in London. *Pott* entfernte einer 23jährigen Patientin, die mit einem beidseitigen Bruch der Eierstöcke zu ihm gekommen war, beide Ovarien. In seinem Bericht beschrieb er diese Patientin als gesund, kräftig, mit gut entwickelter Brust und regelmäßiger Menstruation. Die Frau überstand die Operation ohne Komplikationen. Aber *Pott* stellte fest, daß sie im Anschluß an die Operation dünner wurde, die Brust sich zurückbildete, ihr Körper insgesamt maskuliner wurde und sie vor allem niemals mehr menstruierte [12].

Diese Beobachtung *Pott*s gilt als der erste klinische Nachweis dafür, daß die Menstruation unter der Kontrolle der Eierstöcke stattfindet. Auf welchem Wege dies geschieht konnte ebenso wie die Aufgabe des Corpus luteum für die Schwangerschaft erst nachgewiesen werden, nachdem sich mit Beginn des 20. Jahrhunderts die Endokrinologie als neuer Wissenschaftszweig etablierte, die Lehre von der inneren Hormonsekretion der Drüsen.

Die wichtigsten Entdeckungen des 19. Jahrhunderts aber waren die des Säugetiereies und die Feststellung, daß es sich dabei um eine Zelle handelt. 1827 fand *Karl Ernst von Baer* im Eierstock einer Hündin endlich das langgesuchte Ei. In einer Reihe von Handzeichnungen stellte er das weibliche Ei im *Graaf*schen Follikel sowie die frühen Entwicklungsstadien eines Hundeembyros dar. *Von Baer*s Schlußfolgerung:

„Omne animal quod coitu maris et feminae gignitur, ex ovo evolvitur“ [13].
(Jedes Tier, das aus dem Koitus von Mann und Frau entsteht, entwickelt sich aus einem Ei).

Damit wurde schließlich *William Harvey*s These „Ex ovo omnia“ rund 200 Jahre später fast wörtlich bestätigt.

Wenige Jahre später erklärt der Botaniker *Bernhard Schleiden* als Ergebnis seiner Forschungen, daß „jede nur etwas höher ausgebildete Pflanze ... ein Aggregat vom völlig individualisierten, in sich abgeschlossenen Einzelwesen, eben den Zellen“ sei und 1839 veröffentlichte der Anatom *Theodor Schwann* eine Arbeit mit dem Titel: „Über die Übereinstimmung in der Struktur und im Wachstum der Tiere und Pflanzen“, in der er die Zelle als den gemeinsamen „Elementarorganismus“ dieser beiden Spezies beschrieb.

1851 definiert *Max Schulze* die Zelle als „ein mit den Eigenschaften des Lebens begabtes Klümpchen von Protoplasma, in welchem ein Kern liegt.“ Als „Protoplasma“ bezeichnete er das „zuerst Geschaffene“, aus dem die übrigen Teile der Zelle und neue Zellen hervorgehen [14].

In der zweiten Hälfte des 19. Jahrhunderts wird die Erforschung der Zelle Gegenstand intensiver Forschungen. *Rudolf Virchow* war es schließlich, der den Grundsatz formulierte: „Omnis cellula e cellula“ – jede Zelle entsteht aus einer Zelle [15]. Von dieser Erkenntnis war es nur noch ein vergleichsweise kleiner Schritt bis zum Nachweis der Teilungsvorgänge von Körper- und Keimzellen.

Mit dem Beginn unseres Jahrhunderts war das Bild von den Befruchtungsvorgängen bei Säugetieren und Menschen im großen und ganzen vollständig. Unterstützt von der Entwicklung spezieller Techniken und Geräte setzte nun in allen Bereichen der Biologie und der Medizin ein enormer Entwicklungsschub ein.

Rund 2000 Jahre hatte es gedauert, bis der Mensch die inneren Vorgänge des Körpers erforscht hatte, die zur Befruchtung und zur Zeugung neuen Lebens führen. Nur knapp 80 Jahre brauchten die Wissenschaften, um die Zeugung menschlichen Lebens ins Labor zu verlegen und unter dem Mikroskop zu beobachten.

Wie lange wird es dauern, bis der Mensch Menschen schafft, ohne dabei auf den Menschen angewiesen zu sein?

Literatur zur Einleitung

[1] Hertwig, O.: Lehrbuch der Entwicklungsgeschichte des Menschen und der Wirbelthiere, S. 2. Gustav Fischer, Jena 1902
[2] Ottow, B.: Die geschichtliche Entwicklung der Geburtshilfe. In: Lehrbuch der Geburtshilfe (Hrsg. W. Stoeckel), S. 938. VEB Gustav Fischer, Jena 1961
[3] Friedell, E.: Kulturgeschichte der Neuzeit, S. 342. Beck, München 1962
[4] Short, R. V.: The Discovery of the Ovaries. In: The Ovary (Hrsg. S. Zuckerman, J. B. Weir), S. 10. Academic Press, New York – San Francisco – London 1977
[5] Short, a. a. O., S. 16
[6] Short, a. a. O., S. 21 ff.
[7] Short, a. a. O., S. 22
[8] Heiss, H.: Die künstliche Insemination der Frau, S. 7/8. Urban & Schwarzenberg, München – Berlin – Wien 1972
[9] Heiss, a. a. O., S. 6
[10] Heiss, a. a. O., S. 8
[11] ebda, S. 8
[12] Short, a. a. O., S. 25
[13] Short, a. a. O., S. 28
[14] Leonhardt, H.: Histologische Zytologie des Menschen, S. 13. Georg Thieme, Stuttgart 1974
[15] ebda, S. 13

Kapitel 1

Die Zeugung – „Wunder" der Natur oder „Wunder" der Technik?

Seit Bestehen der Menschheit geschehen die Vorgänge von Empfängnis und Befruchtung – die Zeugung neuen menschlichen Lebens – tief verborgen im Inneren des weiblichen Körpers. Niemand kannte die wirklichen Vorgänge, niemand die wahren Zusammenhänge und Voraussetzungen, die zur Entstehung eines Menschen führen. Zeugung, Schwangerschaft und Geburt waren natürliche Ereignisse im Leben der Menschen, vergleichbar mit dem Wechsel der Jahreszeiten, mit Mißernten, Hungersnöten und Krankheiten. Die weitaus längste Zeit ihrer Geschichte war die Menschheit diesen Ereignissen schicksalhaft ausgeliefert, sie mußte anerkennen, daß die Natur ihre eigenen Gesetze hat, die sich dem menschlichen Begreifen weitgehend entzogen.

Von diesem geheimnisvoll Unbegreiflichen – mag man es nun Natur oder Schöpfung Gottes nennen – ging für den Menschen von jeher eine ungeheure Faszination aus, den Geschehnissen auf die Spur zu kommen. Zug um Zug gelang es dem neugierigen und ehrgeizigen Forscherdrang des Menschen, das scheinbar Unerforschliche in der Natur zu ergründen. Nicht um der Natur Willen, sondern zu seinem eigenen Nutzen erforschte der Mensch die Welt in der er lebt, zu seinem eigenen Nutzen suchte er sich selbst zu erforschen. So lernte er, die Funktionen seines Körpers und seiner Organe zu verstehen, sich gegen Krankheiten zu wehren und sich immer mehr dem schicksalhaften Ausgeliefertsein an die „Natur" zu entziehen. Doch das Geschehen, dem seine größte Neugierde galt, blieb ihm am längsten verborgen: die Zeugung neuen menschlichen Lebens. Seit Jahrtausenden wird der Mensch geboren, pflanzt sich fort, lebt eine Zeit lang und stirbt. Daß er nicht ausgestorben ist verdankt er seiner Intelligenz, seiner Anpassungsfähigkeit und vielleicht seiner Unkenntnis der Zeugungsvorgänge.

Seit einem knappen Jahrzehnt in dieser langen Geschichte ist der Mensch am Ziel seines Forscherdrangs angelangt: er kann seinesgleichen „machen“. Nicht aus einer Mixtur chemischer Substanzen, wie etwa in Goethes „Faust“, sondern er kann ihn aus den von der Natur vorgegebenen Bausteinen im Labor entstehen lassen. Auch wenn er dem letzten Akt der Entstehung menschlichen Lebens – dem Verschmelzen von Ei und Samenzelle – vorläufig noch passiv gegenübersteht, hat der Mensch mit der Reagenzglaszeugung eine bisher nie dagewesene Macht über sich selbst in der Hand. Erst die Zukunft wird zeigen, ob er mit dieser Macht auch umzugehen weiß, ob er in der Lage sein wird, sich verantwortungsbewußt in seinen Forschungen zu beschränken, oder ob er seiner Neugierde unterliegt, ohne deren Folgen für die Menschheit zu bedenken. Die Frage, ob der Mensch wirklich alles das tun darf was er tun kann, stellt sich angesichts der neuen Möglichkeiten in der Fortpflanzungsmedizin und der Gentechnologie ernsthafter als je zuvor.

Dabei soll nicht geleugnet werden, daß die In-vitro-Fertilisation und der Embryo-Transfer das Leid unzähliger Paare heilen kann, für die es bisher keine Möglichkeit gab, sich den Wunsch nach einem eigenen Kind zu erfüllen. Es wäre auch Ausdruck einer falsch verstandenen Sentimentalität, wollte man auf die Möglichkeiten von Wissenschaft und Technik verzichten nur weil sie dabei sind, das einstige Tabu vom Ursprung der menschlichen Existenz zu entmystifizieren. Die Zeiten, in denen Naturforscher als Frevler an Gottes Schöpfung auf dem Scheiterhaufen endeten, sind endgültig vorbei. Die Naturwissenschaften kennen keine übergeordnete Instanz mehr, der sie sich unterordnen müßten. Für sie gibt es auch den Begriff „Wunder“ nicht, denn alles ist erklärbar – wenn nicht heute, dann morgen oder übermorgen.

Auch für den wissenschaftlichen Laien verliert dieser Begriff an Bedeutung, je genauer er über die Zusammenhänge und

Voraussetzungen gewisser Geschehnisse informiert ist. Denn ein „Wunder" ist ein Ereignis, das man nicht begreift oder:

> „Ein Wunder ist ein Ereignis, welches den gewöhnlichen Lauf der Dinge durchkreuzt, aufhebt, suspendiert und daher auf das außerordentliche Eingreifen einer über die Natur erhabenen Gottheit zurückgeführt werden muß" [1].

Nach dieser Interpretation ist die menschliche Zeugung und Fortpflanzung niemals ein Wunder gewesen, denn sie durchkreuzte nicht den Lauf der Dinge, sie erhielt ihn. Wer die neuen Reproduktionstechnologien als ein „Wunder der Technik" anerkennt, schafft sich damit eine neue Gottheit, der zu huldigen sehr gefährlich werden kann.

Literatur zu Kapitel 1

[1] Meyer (Hrsg.): Konversationslexikon, Bd. 16. Bibliographisches Institut, Leipzig und Wien 1890

Kapitel 2

Die Befruchtung und die Geschlechtsentwicklung vom Embryo zur Pubertät und den Wechseljahren der Frau

1. Die Befruchtung

In dem Augenblick, in dem eine männliche Samenzelle im Eileiter der Frau auf eine reife weibliche Eizelle trifft und beide Zellen miteinander verschmelzen, sind die wesentlichen Voraussetzungen für die Existenz eines neuen Menschen geschaffen. Die elterlichen Chromosomen als Träger der genetischen Information sorgen bei der Vereinigung der beiden Zellen dafür, daß die unverwechselbare Individualität des neuen Lebewesens bereits bei der Befruchtung festgelegt ist. Nur für die Geschlechtsbestimmung ist allein die männliche Samenzelle zuständig.

Der Samenerguß (Ejakulation) des Mannes enthält pro Milliliter Samenflüssigkeit zwischen 40 und 200 Millionen Spermien. Ein Teil von ihnen trägt ein X-Chromosom der andere ein Y-Chromosom. Die Eizellen dagegen sind nur mit dem weiblichen X-Chromosom ausgestattet. Trifft nun eine Samenzelle mit der X-Information auf die Eizelle, wird aus dem Embryo ein Mädchen. Ist es eine mit dem Y-Chromosom versehene Samenzelle entsteht ein Junge. Diese Entscheidung ist rein zufällig und nicht von außen steuerbar. Es kommt darauf an, welcher Samenfaden als erster bei der Eizelle anlangt und von ihr aufgenommen wird. Die Spermien machen sich – kaum daß sie im tiefen Teil der weiblichen Scheide angelangt sind – auf, diesen wieder zu verlassen, da das saure Milieu innerhalb dieses Organs sie in kürzester Zeit abtöten würde. Sie wandern durch den Muttermund und den Gebärmutterhalskanal in die Gebärmutter. Von dort gelangen sie in die Eileiter. Vorausgesetzt, bei der Frau hat zu diesem Zeitpunkt ein Eisprung stattgefunden, treffen die Spermien in einem der beiden Eileiter auf eine befruchtungsfähige Eizelle. Nur ca. 100 Spermien eines Samenergusses gelangen bis zur Eizelle [1], und belagern diese wie eine Festung. Nur ein einziger Samenfaden dringt in die Eizelle ein. Danach verschließt sich die Hülle, die sie umgibt, sofort wieder und die übrigen Spermien sterben ab. Man weiß bis heute nicht genau, nach welchen Kriterien die Eizelle ein bestimmtes Spermium einläßt und die anderen abweist. Vermutlich ist es das erste, das die Eizelle erreicht.

2. Der Embryo

Die befruchtete Eizelle beginnt nun, sich zu teilen und in die Gebärmutter zu wandern, wo sie sich einnistet und zum Embryo entwickelt. Während der ersten drei Schwangerschaftsmonate findet die kindliche Organentwicklung (Organogenese) statt. In dieser Phase ist zwischen einem weiblichen und einem männlichen Embryo noch kein Unterschied erkennbar. Erst gegen Ende des dritten Schwangerschaftsmonats nimmt die Gewebeleiste, aus der sich die äußeren Geschlechtsorgane entwickeln, unterschiedliche Formen an. Beim Mädchen bilden sich die Klitoris, die Schamlippen und die Scheide, beim Jungen der Penis und der Hodensack (Abb. 1). Die Hoden entwickeln sich in der Bauchhöhle des Jungen und wandern erst gegen Ende der Schwangerschaft in die beiden Hodensäcke. Zum Zeitpunkt der Geburt tragen gesunde und normal entwickelte Jungen und Mächen bereits alle Anlagen in sich, die sie später zur Fortpflanzung brauchen.

3. Die Pubertät

Bis sie allerdings von der Fähigkeit der Fortpflanzung Gebrauch machen können, vergehen noch einmal rund 13–16 Jahre. In dieser Zeit ruht die weitere Ausprägung der Geschlechtsorgane bis sich der Körper insgesamt entwickelt hat.

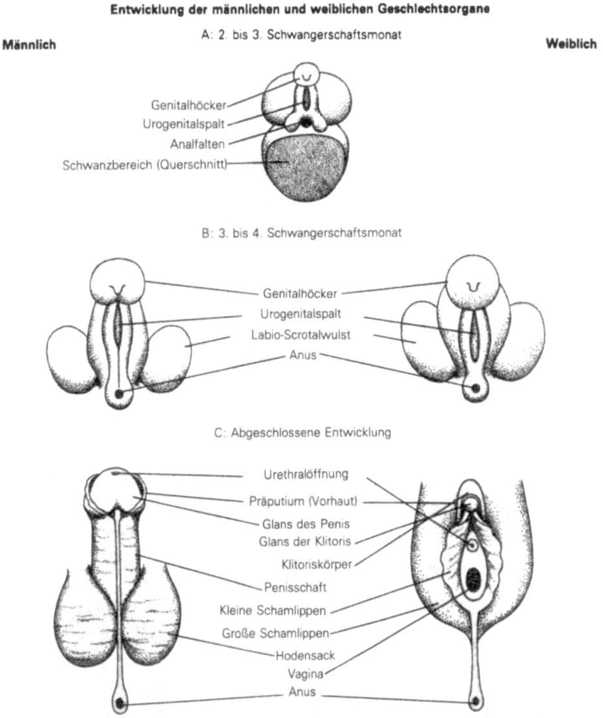

Abb. 1 Entwicklung der weiblichen und männlichen Geschlechtsorgane (aus: E. J. Haeberle, Die Sexualität des Menschen, 2. Aufl. Walter de Gruyter, Berlin – New York 1985).

Erst mit dem Beginn der Geschlechtsreife, der Pubertät, stellt sich auch die Fortpflanzungsfähigkeit der Geschlechter ein. Dies geschieht unter dem Einfluß verschiedener Hormone, die in den Keimdrüsen gebildet werden und vom Zwischenhirn und der Hirnanhangsdrüse reguliert werden (s. S. 37). Beim Mann ist es vor allem das Hormon Testosteron, das die geschlechtliche Entwicklung ausreifen läßt, bei der Frau sind es die Östrogene. Das hormonelle Zusammenspiel zwischen der

Hirnanhangsdrüse (Hypophyse) und den Keimdrüsen führt dazu, daß in den Hoden des Mannes die Produktion von Samenzellen einsetzt und am weiblichen Eierstock (Ovar) in zyklischen Abständen Eizellen heranreifen. Im Alter von durchschnittlich 13–16 Jahren ist bei Mädchen und Jungen der Prozeß der Geschlechtsreifung abgeschlossen. Sie sind fortpflanzungsfähig.

Ein gesunder Mann produziert von nun an bis ans Ende seines Lebens Milliarden befruchtungsfähiger Spermien, von denen bei jeder Ejakulation ca. 200 Millionen ausgestoßen werden. Bei der Frau ist das ein wenig komplizierter; ihre fruchtbarste Lebensphase liegt zwischen dem 18. und 25. Lebensjahr, wobei die optimale Empfängnismöglichkeit um das 20. Lebensjahr herum liegt. Zu diesem Zeitpunkt liegt die Chance schwanger zu werden bei ca. 70%. Mit 30 Jahren beträgt diese Chance nur noch ca. 30%, mit 35 Jahren 11% und mit 40 Jahren sind es nur noch 3% [2]. Die Empfängnisbereitschaft des weiblichen Organismus nimmt also mit zunehmendem Lebensalter stark ab und ist weitgehend beendet, bevor die Menstruationsblutungen aufhören und die Wechseljahre (Menopause) beginnen.

Auch während der fruchtbaren Lebensphase der Frau sind es in jedem Zyklus immer nur wenige Tage, an denen der Geschlechtsverkehr auch zu einer Befruchtung führen kann. In jedem Zyklus reifen an einem der beiden Eierstöcke mehrere Eizellen (Oozyten) heran, die in Eibläschen (Follikel) eingehüllt sind. Nur eine davon entwickelt sich zum sogenannten Tertiärfollikel (= Follikel 3. Grades, sprungbereiter Follikel), der um die Zyklusmitte herum zerspringt und eine befruchtungsfähige Eizelle freigibt. Diese Eizelle wird von dem trichterförmigen Ende des Eileiters, der sich über das Ovar stülpt, aufgefangen und tritt dann ihren Weg in die Gebärmutter an. Eine Befruchtung kann nur während dieser kurzen Zeitspanne stattfinden.

Es gibt Frauen, die den Eisprung (Ovulation) spüren. Sie sind nervöser als sonst, reizbarer und spüren mitunter auch krampfartige Unterleibsschmerzen, den sogenannten Mittelschmerz. Für diese Frauen ist es einfacher, den optimalen Empfängnistermin zu bestimmen, wenn sie Kinder haben wollen. Meist aber geht die Ovulation unbemerkt vor sich. Paare, die ein Kind haben möchten, müssen diesen Termin genauer bestimmen. Die einfachste Methode dafür ist die tägliche Messung der Aufwachtemperatur (Basaltemperatur). Die Ovulation löst im Körper der Frau einen leichten Temperaturanstieg von etwa 0,5 °C aus, der durch das Hormon Progesteron bewirkt wird. Führt man diese Basaltemperaturmessung über mehrere Monate regelmäßig morgens zur gleichen Zeit vor dem Aufstehen durch, erhält man eine Kurve, aus der sich der individuelle Zyklusablauf mit dem Ovulationstermin berechnen läßt (Abb. 2).

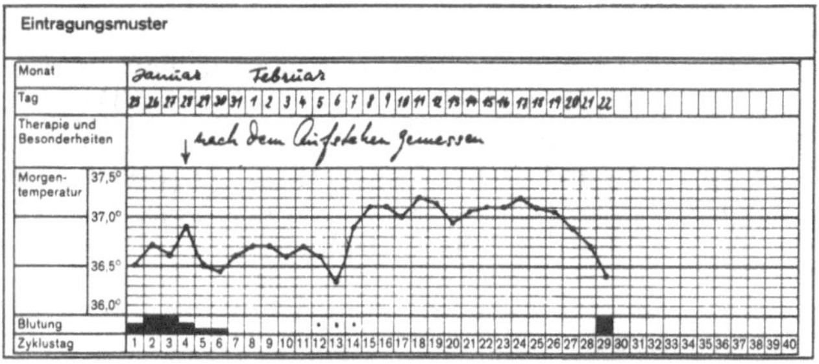

Abb. 2 Normale Basaltemperaturkurve.

4. Die Wechseljahre

Die regelmäßige Produktion von Eizellen an den weiblichen Eierstöcken hört gewöhnlich zwischen dem 45. und 50. Lebensjahr auf. Dann ist das ursprünglich angelegte Reservoir von Oozyten erschöpft. Reifen keine Eizellen mehr heran, verringern die Eierstöcke ihre Produktion von Östrogenen. Die Signale, die bisher die Gehirnanhangsdrüse zur Hormonausschüttung angeregt haben, nehmen ab und die monatliche Blutung hört auf. Während dieser Phase spielen sich im Körper der Frau nachhaltige Veränderungen ab. Vor allem die Abnahme der Östrogenproduktion bereitet vielen Frauen während der Wechseljahre Schwierigkeiten. Sie leiden unter Schweißausbrüchen, Hitzewallungen, Kopfschmerzen und Nervosität. Die Intensität dieser Beschwerden ist individuell verschieden und bis zu einem gewissen Grad davon abhängig, wie die Frau die Veränderungen ihres Körpers psychisch erlebt. Empfindet sie das Ende ihrer Fruchbarkeitsphase als körperlichen Verlust – etwa wie eine Amputation – wird sich die daraus resultierende seelische Belastung auch in den körperlichen Beschwerden bemerkbar machen. Frauen dagegen, die mit den Reaktionen ihres Körpers vertraut sind und über seine natürlichen Veränderungen informiert sind, haben es im allgemeinen leichter, mit den Begleiterscheinungen der Wechseljahre umzugehen. Dazu gehört auch das Wissen, daß die hormonelle Umstellung nur das Ende der Empfängnisbereitschaft signalisiert, physiologisch jedoch keinen Abbau der sexuellen Erlebnisfähigkeit bedeutet. Viele Frauen stellen sogar fest, daß sie nach den Wechseljahren ein intensiveres Lustgefühl in der sexuellen Begegnung empfinden können, weil sie von der Angst einer ungewollten Schwangerschaft befreit sind.

Literatur zu Kapitel 2

[1] Wood, C., A. Westmore: Test-tube conception, S. 51. Hill of Content, Melbourne 1983

[2] Bickenbach, W., G. Döring: Die Sterilität der Frau. Ein Leitfaden der Diagnostik und Therapie für die Praxis, S. 2. Georg Thieme, Stuttgart 1969

Kapitel 3

Körperzellen und Keimzellen des Menschen

Körperzellen

Die Zellen sind die kleinsten Einheiten jedes lebenden Organismus. Des menschlichen ebenso wie des tierischen und pflanzlichen Organismus. Sie bestehen im wesentlichen aus der Zellwand und dem Zellkern (Abb. 3).

In den Zellkernen befinden sich alle genetischen Informationen, die die individuelle Ausprägung eines Lebewesens ausmachen. Die Gesamtheit dieses genetischen Materials hat die für den Laien nur schwer aussprechbare Bezeichnung „Desoxyribo-

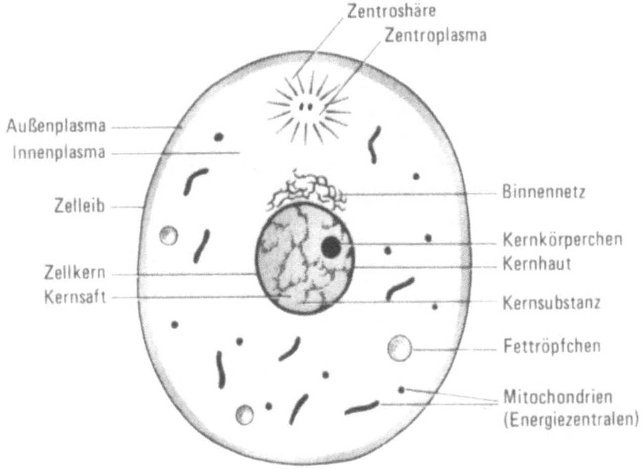

Abb. 3 Lichtmikroskopisches Zellschema (vergrößert) (nach: J. Wallraff, Leitfaden der Histologie des Menschen, 6. Aufl. Urban & Schwarzenberg, München – Berlin 1963).

nukleinsäure“, in der Abkürzung DNS genannt*. Träger der DNS sind die Chromosomen, die sich ebenfalls im Zellkern befinden. Jede Körperzelle des Menschen verfügt über 22 Chromosomen, die paarweise angeordnet sind. Dazu kommen die geschlechtsbestimmenden Chromosomen X und Y, in denen sich Männer und Frauen unterscheiden. Die Zellen eines weiblichen Organismus führen als 23. Paar die Kombination XX, Männer das Paar XY. Insgesamt befinden sich somit in jeder menschlichen Körperzelle 46 Chromosomen.

Die Körperzellen vermehren sich durch Verdoppelungsteilungen; eine Zelle teilt sich, es entwickeln sich zwei Zellen, die sich erneut teilen und so fort. Bei jedem dieser Teilungsvorgänge entstehen völlig identische Zellen, die alle wieder über den vollständigen Satz von 46 Chromosomen verfügen.

Keimzellen

Die menschlichen Keimzellen sind im Prinzip genauso gebaut wie die Körperzellen, aber sie machen – ihrem speziellen Auftrag gemäß – eine gegenläufige Teilungsform durch. Da für die Entstehung eines neuen Lebenwesens die Verschmelzung der weiblichen *und* männlichen Keimzelle erforderlich ist, vermindert sich im Laufe der Entwicklung und Reifung von der Urkeimzelle zur befruchtungsfähigen Ei- und Samenzelle die Zahl der Erbkörperchen. Zum Zeitpunkt der Befruchtung verfügen weibliche und männliche Keimzellen jeweils nur noch über den halben Chromosomensatz, der sich erst durch die Vereinigung beider Zellen auf die normale Zahl von 46 Chromosomen vervollständigt. Man nennt diese Form der Zellteilung „Reduktionsteilung“, bei der keine identischen Tochterzellen entstehen sondern solche mit reduziertem = verringerten genetischen Material.

---

* Der Begriff setzt sich zusammen aus der Bezeichnung der biochemischen Struktur dieser Substanz und dem lat. Wort nucleus = Kern. DNS auch DNA genannt.

Zum Zeitpunkt ihrer Befruchtungsfähigkeit tragen Ei- und Samenzelle jeweils 11 Chromosomenpaare. Während die weibliche Èizelle grundsätzlich nur die Geschlechtsinformation X = weiblich mitbringt, haben die männlichen Samenzellen ihre entsprechende Information auf zwei Gruppen verteilt: eine Gruppe, die als 23. Information ein X trägt und eine andere, die mit einem Y = männlich ausgestattet ist.

Die männlichen Reduktionsteilungen sind beendet, bevor die Samenzelle auf die Eizelle trifft. Die Eizelle dagegen muß zur Vervollständigung ihres XX- oder XY-Paares abwarten, welches Geschlechtschromosom die Samenzelle mitbringt. Sie macht daher ihre letzte Reifeteilung erst nach der Befruchtung durch. Der Embyro, der aus der Verschmelzung der beiden Keimzellen entsteht, ist zunächst nichts anderes als eine menschliche Zelle. Durch die eingangs beschriebenen Verdopelungsteilungen entsteht daraus ein Mensch. Alle seine Körperzellen stammen von der befruchteten Eizelle ab, sie haben alle dieselbe genetische Information. Wenn dieser Mensch eines Tages wieder Kinder haben wird, gibt er die Hälfte dieser Informationen wieder ab und der Kreislauf beginnt von neuem.

1. Die weiblichen Keimdrüsen und die Eizellentwicklung

Die inneren Geschlechtsorgane der Frau bestehen aus der Gebärmutter (Uterus), den Eileitern (Tubae uterinae) und den Keimdrüsen oder Eierstöcken (Ovarien) (Abb. 4).

Im Gegensatz zu den Eileitern und dem Uterus haben die Eierstöcke eine doppelte Funktion zu erfüllen. Sie produzieren und beherbergen die Eizellen (lat.: ova, daher Ovarien = Eierstöcke), und sie erzeugen Hormone, die in einem sehr komplizierten Zusammenspiel mit der Hirnanhangsdrüse und den Eibläschen (Follikeln) den Eireifungsprozeß, den Eisprung und schließlich die Einnistung der befruchteten Eizelle in den Uterus bewirken (s. a. S. 37).

Die Entwicklung der Eizellen (Oozyten) vollzieht sich in zwei Phasen. In den Ovarien eines weiblichen Embryos bilden sich die Ureier (Oogonien), die später zu Oozyten heranreifen. Diese erste Entwicklungsstufe ist zum Zeitpunkt der Geburt abgeschlossen. In den Ovarien eines neugeborenen Mädchens ist damit ein Eizelreservoir angelegt, das für ein ganzes Leben ausreicht. Im Gegensatz zum Mann produziert der weibliche Körper keine neuen Eizellen mehr, sondern die vorhandenen Oozyten werden in der zweiten Phase der Eizellreifung weiter-

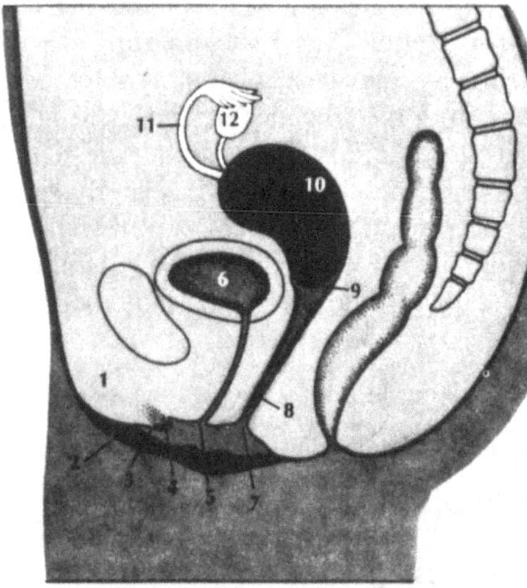

Abb. 4 Die inneren weiblichen Geschlechtsorgane: 1 = Venushügel (Mons veneris), 2 = große Schamlippe (ein Paar), 3 = kleine Schamlippe (ein Paar), 4 = Klitoris, 5 = Öffnung der Harnröhre (Urethra), 6 = Harnblase, 7 = Scheideneingang, 8 = Scheide (Vagina), 9 = Gebärmutterhals (Zervix), 10 = Gebärmutter (Uterus), 11 = Eileiter (ein Paar), 12 = Eierstock (Ovar; ein Paar) (aus: E. J. Haeberle, Die Sexualität des Menschen, 2. Aufl. Walter de Gruyter, Berlin—New York 1985).

entwickelt. Rund 400 000 solcher Erst- oder Primäroozyten befinden sich in den Eierstöcken eines neugeborenen Mädchens. Das ist eine riesige Anzahl wenn man bedenkt, daß eine Frau durchschnittlich (in der Bundesrepublik Deutschland) etwa zwei Schwangerschaften erlebt, die auch mit der Geburt eines Kindes enden. Ginge es nur darum, die menschliche Fortpflanzung zu sichern, käme die Frau mit einer weitaus geringeren Eizellreserve aus. Bei dem großen Angebot an Primäroozyten handelt es sich jedoch keineswegs um einen verschwenderischen Akt der Natur. Nicht alle Oozyten, die in den weiblichen Ovarien angelegt sind, sind gesund genug um sich weiterentwickeln zu können. Ohne daß das junge Mädchen es spürt, stirbt eine große Anzahl dieser Primäroozyten ab, bevor die zweite Phase der Eizellreifung beginnt. Wenn die Pubertät einsetzt hat sich das ursprünglich angelegte Reservoir bereits auf ca. 30 000 Oozyten verringert.

Etwa um das 12. Lebensjahr herum setzt in unseren Breitengraden bei einem Mädchen die Geschlechtsreife ein. Unter dem Einfluß verschiedener Hormone (s. a. S. 37) bilden sich die sekundären Geschlechtsmerkmale heraus, die Schambehaarung und das Wachstum der Brüste. Parallel dazu beginnen auch die Ovarien zu arbeiten. In zyklischen Abständen reift eine größere Zahl von Eibläschen (Primärfollikeln) heran. Auch bei diesem Reifeprozeß gibt es eine strenge Auslese. Normalerweise schaffen es von den 50–100 Primärfollikeln nur ganz wenige, sich bis zum Stadium eines Sekundär- und Tertiärfollikels (Eibläschen 2. und 3. Grades) zu entwickeln. In der Regel kommt nur ein einziges Eibläschen zur Ovulation und gibt eine befruchtungsfähige Eizelle frei. Alle übrigen sind im Laufe dieses Reifungsprozesses abgestorben. Darüber hinaus geht aber auch die Degeneration von Primäroozyten, die bereits zwischen der Geburt und dem Beginn der Pubertät stattfand, kontinuierlich weiter. Im Alter von 30 Jahren hat sich die ursprüngliche Eizellreserve auf ca. 10 000 verringert, und wenn schließlich die Wechseljahre einsetzen, ist tatsächlich die gesamte Anzahl von einst 400 000 Primäroozyten verbraucht oder zugrunde gegangen.

2. Die Ovarien und die hormonelle Steuerung der weiblichen Geschlechtsorgane

Die Eierstöcke spielen im weiblichen Fortpflanzungsmechanismus eine entscheidende Rolle. Sie sind zuständig für die Produktion und Bereitstellung der Eizellen und sie bilden außerdem die weiblichen Geschlechtshormone Progesteron und Östrogen. Man unterscheidet diese Doppelfunktion in den generativen und in den vegetativen Funktionsbereich*. Beide Ovarialfunktionen stehen in einer engen Wechselbeziehung zueinander. Außerdem werden sie von dem Zwischenhirn und den Hormonausschüttungen der Hirnanhangsdrüse reguliert und gesteuert. Dieser äußerst komplizierte Kreislauf zwischen Eierstöcken, Zwischenhirn und Hirnanhangsdrüse sorgt dafür, daß im weiblichen Organismus in regelmäßigen Zyklen eine Eizelle heranreift, befruchtet werden kann und sich eine Schwangerschaft entwickeln kann. Abbildung 5 zeigt vereinfacht diese hormonellen Abläufe.

Die Sexualhormone des Menschen lenken die Ausbildung der inneren und äußeren Geschlechtsentwicklung und die Fortpflanzungsfähigkeit. Bei der Frau handelt es sich dabei um die bereits genannten Hormone Östrogen und Progesteron, beim Mann um die Androgene, deren wichtigstes das Testosteron ist. Beide Hormongruppen sind sowohl im weiblichen als auch im männlichen Körper vorhanden, allerdings wirken sie mit Beginn der Geschlechtsreife in unterschiedlicher Konzentration. Die verstärkte Ausschüttung von Testosteron bestimmt die männliche Entwicklung und ist für die Produktion der Spermien zuständig. Bei der Frau regelt hauptsächlich das Östrogen den gesamten Fortpflanzungsapparat.

Mit dem Beginn der Pubertät bekommen die Ovarien von der Hirnanhangsdrüse – der Hypophyse – das Signal, mit der verstärkten Produktion von Östrogenen zu beginnen. Damit

---

* generativ, lat.: generare = erzeugen, hervorbringen.
vegetativ, lat.: vegetare = beleben (das Nervensystem belebend).

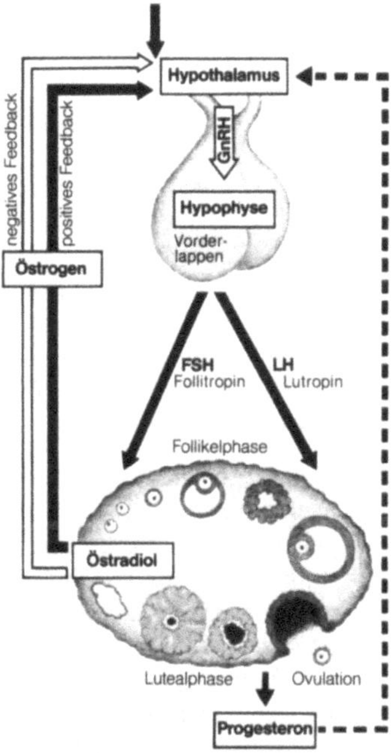

Abb. 5 Hypophysen-Hypothalmus-System mit Ovarien und Follikelreifung (Veröffentlichung mit freundlicher Genehmigung der Serono Pharma GmbH, Freiburg).

setzt auch der zyklische Ablauf der Follikelreifung, der Ovulation und der Wanderung der Eizelle durch einen der beiden Eileiter ein. Das Ende dieses Vorgangs zeigt sich in der monatlichen Menstruationsblutung oder, wenn eine Befruchtung stattgefunden hat, in einer Schwangerschaft. Im einzelnen läuft dieses Geschehen folgendermaßen ab: Die Östrogenproduktion in den Ovarien bewirkt, daß eine bestimmte Anzahl von Eibläschen an einem der beiden Eierstöcke zu reifen beginnt.

Gleichzeitig treten nun die Hypophyse und das Zwischenhirn, der Hypothalamus, in Aktion. Im Hypothalamus werden sogenannte „Releasing-Hormone" (engl.: to release = freisetzen) gebildet. Es handelt sich dabei um Sekrete, die an den Hypophysenvorderlappen das Signal geben, nunmehr die dort gespeicherten Hormone *FSH* und *LH* auszuschütten. FSH steht für *Follikel-stimulierendes Hormon,* LH für *Luteinisierendes Hormon,* auch *Gelbkörperhormon* genannt. In der ersten Zyklusphase sorgen die Ovarien gemeinsam mit dem Hypophysenvorderlappen dafür, daß der weibliche Körper alle Vorbereitungen für eine Befruchtung und Eieinnistung in die Gebärmutter trifft. Dabei wirkt zunächst einmal das Follikelstimulierende Hormon FSH. Es regt die Ovarien an, mehr Östrogene zu produzieren.

Gewöhnlich verhindert ein Schleimpfropf vor dem Muttermund das Eindringen der Spermien. Unter dem Einfluß einer vermehrten FSH-Ausschüttung wird dieser Schleimpfropf dünnflüssiger und für die Spermien passierbar. Auch die Gebärmutterschleimhaut beginnt sich unter dem Hormoneinfluß umzuwandeln, so daß sie zur Aufnahme einer befruchteten Eizelle bereit wird. Die Eibläschen schließlich nehmen das Follikel-stimulerende Hormon direkt auf und reifen zu Sekundär- und Tertiärfollikeln heran. Als Tertiärfollikel, nach seinem Entdecker auch *Graaf*scher Follikel genannt, bezeichnet man ein Eibläschen kurz vor dem Sprung. Nicht alle Follikel, die zu Beginn des Zyklus zu reifen begonnen haben, nehmen das Follikel-Hormon gleich stark auf. Man kann während dieser Phase der Follikelreifung im Ultraschallbild am Eierstock Eibläschen in den unterschiedlichsten Reifestadien beobachten. Der Follikel, der am meisten FSH gespeichert hat, wird zum Leitfollikel. Er zieht zunächst andere mit, erlangt aber schließlich so viel Entwicklungsvorsprung, daß er allein zur Ovulation kommt. Die im Follikel gereifte Eizelle ist nun soweit, daß sie ihre Hülle sprengen will. Dazu braucht sie noch einmal einen Hormonanstoß. Der sprungbereite Follikel gibt dem Hypophysenvorderlappen in diesem Moment das Signal, eine größere Portion Gelbkörperhormon auszuschütten, das dann die

Ovulation auslöst. Man bezeichnet diesen Vorgang, mit dem die zweite Phase des Zyklus beginnt, auch als *LH-peak*. Nachdem die Eizelle ihre Hülle gesprengt hat, wird sie von einem der beiden Eileiterenden aufgenommen und zur Gebärmutter transportiert.

Das Gelbkörperhormon LH hat nicht nur die Aufgabe den Eisprung auszulösen. Es sorgt auch dafür, daß der leere Follikel nicht einfach zerfällt, sondern sich in den Gelbkörper, das Corpus luteum, umwandelt. Aus dem Eibläschen wird auf diese Weise eine Drüse am Eierstock, die bis zum Ende des Zyklus die weitere Hormonversorgung der weiblichen Fortpflanzungsorgane übernimmt. Unter dem Einfluß des Corpus luteum finden die Befruchtung und die Einnistung eines Embryos in die Gebärmutterschleimhaut statt. Es übernimmt die Produktion von Östrogen, das sowohl den Transport der Eizelle innerhalb des Eileiters als auch die Umwandlung der Gebärmutterschleimhaut bewirkt. Darüber hinaus stellt der Gelbkörper auch das Schwangerschaftsschutzhormon Progesteron her. Hat tatsächlich eine Befruchtung stattgefunden, bleibt das Corpus luteum die ersten drei Schwangerschaftsmonate über aktiv und versorgt den Embryo mit Progesteron. Erst dann bildet es sich zurück und überläßt dem sich inzwischen gebildeten Mutterkuchen, der Plazenta, die Progesteronversorgung bis zum Ende der Schwangerschaft.

Wenn in diesem Zyklus keine Befruchtung erfolgt ist, stellt der Gelbkörper seine Östrogen- und Progesteronproduktion bereits nach 14 Tagen ein. Die Hormoninformation, die die Gebärmutterschleimhaut in Aufnahmebereitschaft gehalten hat, bleibt aus. Die Schleimhaut verblüht und wird in der monatlichen Blutung abgestoßen. Die Menstruationsblutung zeigt in der Regel das Ende eines Zyklus an, in dem es nicht zu einer Befruchtung gekommen ist. Der Hormonkreislauf wird durch diesen Vorgang nicht unterbrochen, denn bereits bevor die Blutung einsetzt, haben die Ovarien und die Hypophyse ihr Zusammenspiel schon wieder begonnen. Der nächste Zyklus ist eingeleitet, der weibliche Organismus bereitet sich erneut auf eine Befruchtung und die Einnistung eines Embryos vor.

3. Die Entwicklung der männlichen Geschlechtsorgane und die Samenzellreifung

Zum Zeitpunkt der Geburt sind bei einem Jungen die äußeren und inneren Geschlechtsorgane in der Anlage ebenso vorhanden wie bei einem Mädchen. Der entscheidende Unterschied liegt darin, daß die männlichen Keimdrüsen, die Hoden, noch keine fertigen Samenzellen beherbergen. Die Entwicklung der Spermien, die Spermiogenese, beginnt beim Mann erst mit der Pubertät. Allerdings bilden sich bereits während der Schwangerschaft der Mutter in den Hoden des männlichen Embryos zwei Arten von Zellen: eine, aus der später einmal die Ursamenzellen werden und eine zweite Gruppe, die dann eine Art Ammenfunktion übernimmt, das heißt, sie versorgt und ernährt die Spermien während ihrer Reifungsperiode. Die männlichen Keimdrüsen verfügen also nicht wie die weiblichen von Anfang an über ein Reservoir von Samenzellen, sondern sie produzieren vom Beginn der Pubertät bis zum Lebensende des Mannes ununterbrochen neue Spermien.

Die Spermiogenese wird, ebenso wie die Follikelreifung bei der Frau von einem Hormonkreislauf reguliert, der im wesentlichen dem des weiblichen Organismus entspricht. Auch beim Mann haben die Keimdrüsen eine doppelte Funktion. Sie sind einmal für die Bildung des männlichen Hormons Testosteron zuständig und zum anderen für die Spermienproduktion.

Die Ausbildung der Hoden findet auch bei einem männlichen Embryo zunächst innerhalb des Körpers statt. Erst gegen Ende der Schwangerschaft wandern sie abwärts in den Hodensack. Der Grund für diesen *Descensus* liegt darin, daß die Spermien für ihre Entwicklung eine Temperatur brauchen, die niedriger ist als die normale Körpertemperatur von 37°C. Im Hodensack, dieser Hauttasche, die zwischen den Schenkeln an der Peniswurzel hängt, finden sie die idealen Wärmebedingungen, denn der Hodensack, Skrotum, ist reichlich mit Muskeln und Schweißdrüsen ausgestattet und wirkt praktisch wie ein Thermostat. Nimmt die Außentemperatur ab, ziehen sich die Muskeln zusammen und das Skrotum legt sich dichter an den

Körper an. Steigt die Temperatur wieder, lockern sich die Muskeln und der Hodensack entfernt sich wieder vom Körper. Diese Temperaturregelung ist eine der wichtigsten Voraussetzungen dafür, daß die Spermienbildung später normal verlaufen kann.

Wenn die Hoden bei der Geburt eines Jungen noch nicht in das Skrotum abgestiegen sind und in den ersten Lebensmonaten keine Veränderung eintritt, muß der Arzt mit einem kleinen operativen Eingriff deren Lage korrigieren. Selbst in dieser frühen Entwicklungsphase der männlichen Geschlechtsorgane kann ein zu lange im Körperinneren verbleibender Hoden die Fruchtbarkeit des erwachsenen Mannes beeinträchtigen.

Das Innere des Hodensackes ist in zwei Kammern unterteilt, die jeweils einen Hoden und den Anfang der dazugehörenden Samenwege enthalten. Diese führen durch die Bauchhöhle weiter in den Penis. Jeder Hoden besteht aus rund 250 kleinen Läppchen, die durch Bindegewebsschichten voneinander getrennt sind. In jedem dieser Läppchen befinden sich bis zu vier Hodenkanälchen, die wiederum von kleinen Zellhaufen umgeben sind, den *Leydig*-Zwischenzellen. Sie sind die maßgeblichen Hormonproduzenten (Abb. 6).

Mit der Pubertät fangen die Leydig-Zellen an verstärkt Testosteron zu produzieren, um die Entwicklung der äußeren Geschlechtsmerkmale einzuleiten. Die äußerlich erkennbaren Anzeichen der männlichen Pubertät zeigen sich darin, daß die Haut des Hodensackes dunkler wird, der Penis wächst, die Schambehaarung einsetzt und der Junge in den Stimmbruch kommt. Parallel dazu setzt die Samenzellreifung ein. Das von den Leydig-Zellen produzierte männliche Geschlechtshormon Testosteron wirkt bei diesem Vorgang in erster Linie regulierend auf den Hormonkreislauf, der auch beim Mann von dem Zusammenspiel zwischen Keimdrüsen, Hirnanhangsdrüse und Zwischenhirn gesteuert wird. Die Reifung der Samenzellen geschieht – ebenso wie die Follikelreifung der Frau – unter dem direkten Einfluß der Hormone LH und FSH.

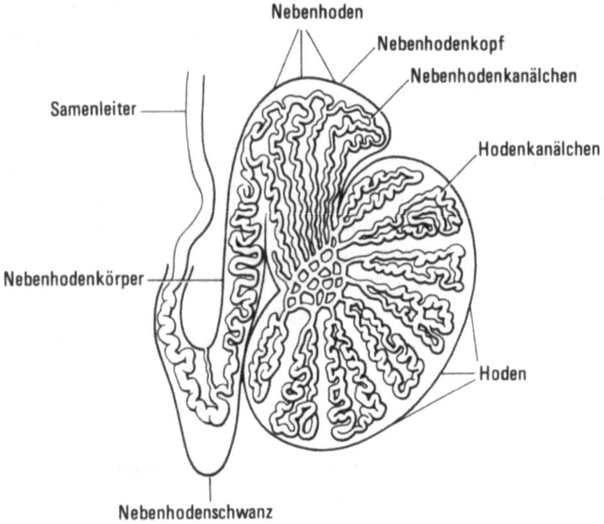

Abb. 6 Schematische Darstellung des Hodeninneren.

Das Gelbkörperhormon LH wird von der Hypophyse gebildet und wirkt als Auslöser für die Leydig-Zwischenzellen, die Produktion von Testosteron zu verstärken. Ist der Testosteronspiegel in diesen Zellen bis zu einem bestimmten Sättigungsgrad angewachsen, tritt wieder das Zwischenhirn in Aktion. Es gibt der Hirnanhangsdrüse das Zeichen, die LH-Produktion vorübergehend zu vermindern und statt dessen mehr Follikelstimulierendes FSH freizusetzen. Dieses wird auch beim Mann direkt von den Samenzellen aufgenommen und leitet ihren Reifeprozeß ein. Unter dem Einfluß des FSH wird in den Leydig-Zellen das dort gespeicherte Hormon Testosteron fortlaufend abgebaut, bis ein unterer Grenzwert erreicht ist. Droht der Hormonspiegel in diesen Zellen zu gering zu werden, meldet das Zwischenhirn der Hypophyse wieder, die LH-Produktion zu verstärken und weniger FSH abzugeben und der Kreislauf beginnt von neuem.

Unter dem Einfluß dieses Hormonkreislaufes vollzieht sich die Samenzellreifung in vier Phasen. Dabei reifen jedesmal mehrere Millionen von Spermien heran.

Vermehrungsphase

Die Innenwand der Hodenkanälchen ist mit zwei Arten von Zellen ausgekleidet. Aus der einen Gruppe entwickeln sich die Ursamenzellen, die Spermatogonien. Wie jede andere Körperzelle besitzen auch die Spermatogonien 46 Chromosomen, einschließlich des X- und Y-Chromosoms.

In der ersten Phase der Spermiogenese teilen sich die Ursamenzellen und bilden jeweils zwei völlig gleichgebaute Tochterzellen. Eine davon bleibt an der Wand des Hodenkanälchens und ersetzt die Mutterspermatogonie. Auf diese Weise bleibt die Anzahl der Ursamenzellen immer konstant. Die andere neu entstandene Zelle wandert in die Mitte des Hodenkanälchens und entwickelt sich zu einer Samenzelle erster Ordnung, einem Primärspermatozyten.

Wachstumsphase

Die Primärspermatozyten werden nun in die Obhut der zweiten Sorte von Zellen genommen, die an der Innenwand der Hodenkanälchen angesiedelt sind. Parallel zu den Ursamenzellen haben sie sich unter dem Hormoneinfluß zu Ammenzellen (nach ihrem Entdecker auch *Sertoli*-Zellen genannt) entwickelt. Sie ernähren und schützen die Primärspermatozyten bis diese ihre ursprüngliche Größe ungefähr verdoppelt haben. Dann erst setzt der nächste Entwicklungsschub ein, mit dem die eigentliche Spermienreifung beginnt.

Reifungsphase

In rascher Abfolge teilen sich die Samenzellen erster Ordnung und reifen zu Spermatozyten 2. Ordnung, den Sekundärspermatozyten heran. In dieser Phase ihrer Entwicklung beginnen die Reduktions- oder Reifeteilungen, während der die Samenzellen ihren Chromosomensatz halbieren. Am Ende ihrer Reifungsperiode verfügen die Sekundärspermatozyten nur noch über den halben Satz von 22 Chromosomen, zuzüglich des X- und Y-Chromosoms.

Spermiohistogenese

Die fertigen Sekundärspermatozyten bewegen sich in Richtung auf das Zentrum der Hodenkanälchen. Dabei vollziehen sie wieder normale Zellteilungen. Außerdem verändern sie ihre Gestalt. Aus den Zellen entstehen durch Gewebeanlagerungen die Spermien mit ihrer typischen Unterteilung in Kopf, Hals, Mittelstück und Schwanz (Abb. 7).

Die Entwicklung der Samenzellen von der Spermatogonie bis zur reifen Samenzelle dauert durchschnittlich 73 Tage. Das bedeutet allerdings nicht, daß nach jedem Samenerguß rund 10 Wochen vergehen, bis neue, befruchtungsfähige Spermien herangereift sind. Die Produktion der Spermien wird nicht nach dem Verbrauch geregelt, sondern unabhängig davon durch das Zusammenspiel der Leydig-Zwischenzellen, der Hirnanhangsdrüse und dem Zwischenhirn gesteuert. Die wechselseitigen Signale dieser Drüsen sorgen dafür, daß in einem ununterbrochenen Kreislauf neue Spermien heranreifen. Sie liegen in den Nebenhoden auf Abruf bereit.

Die Anlage der männlichen Samenzellen ist von Natur aus noch weit großzügiger eingerichtet als die der weiblichen Keimzellen. Sofern nicht äußere Einflüsse die Spermiogenese nachhaltig stören, reift in den Hoden des Mannes im Laufe seines Lebens ein schier unerschöpfliches Potential von befruchtungsfähigen Samenzellen heran. Ebenso wie die weiblichen Eizellen sind auch die Samenzellen von unterschiedlicher Qualität. Während der Reifungsphasen verkümmert bereits eine größere Anzahl, andere machen Fehlentwicklungen durch und sind am Ende nicht befruchtungsfähig. In jedem Samenerguß kann man unter dem Mikroskop solche Fehlbildungen sehen, Spermien

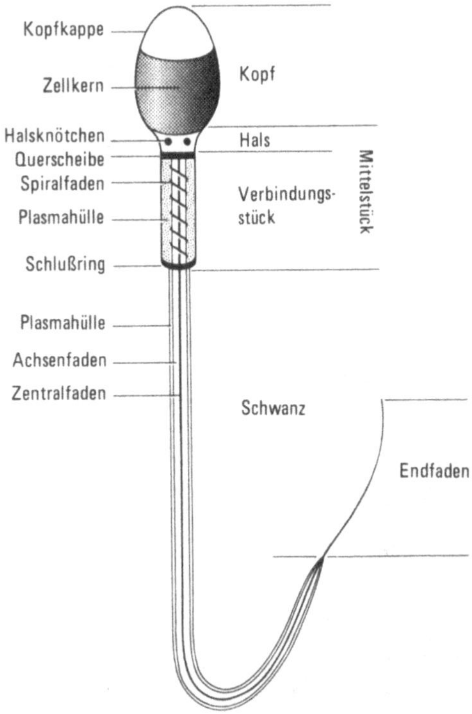

Abb. 7 Schematische Darstellung einer reifen Spermie (aus: J. Wallraff, Leitfaden der Histologie des Menschen, 6. Aufl. Urban & Schwarzenberg, München – Berlin 1963).

mit zwei Köpfen beispielsweise oder solche, die keinen Schwanz besitzen. Dennoch reicht die in den Nebenhoden gespeicherte Menge von normal entwickelten Spermien in der Regel auch bei mehreren, kurz hintereinander erfolgenden Samenergüssen aus, eine Befruchtung zu ermöglichen.

4. Die Samenwege

Da in den Hoden ständig neue Spermien produziert werden, müssen die fertigen Samenzellen den nachreifenden Generationen Platz machen. Sie werden durch eine Reihe paarweise angeordneter Kanäle zunächst in die Nebenhoden geleitet (Abb. 8).

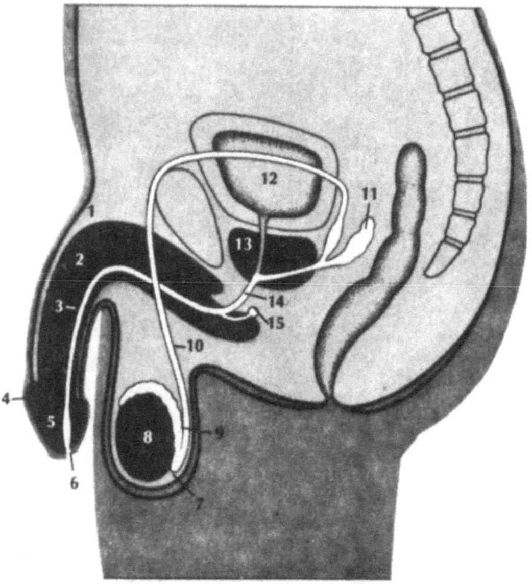

Abb. 8 Die männlichen Geschlechtsorgane mit Samenwegen: 1 = Penis, 2 = Schwellkörper (ein Paar), 3 = Schwellkörper der Harnröhre, 4 = Vorhaut, 5 = Eichel, 6 = Harnröhrenöffnung, 7 = Hodensack, 8 = Hoden (ein Paar), 9 = Nebenhoden (ein Paar), 10 = Samenleiter (ein Paar), 11 = Samenblase (ein Paar), 12 = Harnblase, 13 = Vorsteherdrüse, 14 = Harnröhre, 15 = Bulbourethraldrüse (Cowper-Drüse; ein Paar) (aus: E. J. Haeberle, Die Sexualität des Menschen, 2. Aufl. Walter de Gruyter, Berlin – New York 1985).

Diese Organe sind zwei etwa 6 cm lange Schläuche, die, zu einem dichten Knäuel verflochten, hinten oben am Hoden anliegen. Ihre Funktion besteht darin, die fertigen Spermien zu sammeln und in die Nebenhodengänge zu leiten.

Die Nebenhodengänge setzen sich fort in die Samenleiter. Von den beiden Kammern des Hodensackes führt jeweils ein mit Nerven und Gefäßen zu einem dicken Strang gebündelter Samenleiter an die Wand des kleinen Beckens. Dort beschreibt er einen Bogen und mündet, zu einer Ampulle verbreitert, in die Samenbläschen. Sie sind die letzte Station der Spermien, in der sie, von den Sekreten dieser Drüsen versorgt, in Ruhestellung verharren, bis ein Samenerguß erfolgt und sie ihre Reise durch den weiblichen Körper zur Eizelle antreten können. Der Ausführungsgang der Samenbläschen läuft zusammen mit dem Samenleiter durch die Vorsteherdrüse in den Ejakulationsgang. Die Vorsteherdrüse – Prostata – ein festes, etwa kastaniengroßes Organ, liegt unmittelbar unter der Blase und umschließt den Anfangsteil der Harnröhre. Die Prostata sondert ein Sekret ab, das zusammen mit dem der Samenbläschen die Samenflüssigkeit bildet. Erst die Einwirkung der speziellen Zusammensetzung dieser beiden Sekrete verhilft den Spermien zu ihrer vollen Bewegungsfähigkeit. Das Ende des Ejakulationsganges, den die Spermien kurz vor der Ausstoßung passieren, führt in die Harnröhre. Beim Mann dient dieses Organ also nicht nur der Urinausscheidung, sondern auch der Ausscheidung der Samenflüssigkeit und der darin schwimmenden Spermien. Während der Erektions- und Ausstoßungsphase allerdings verriegelt ein Muskel den Blasenzugang zur Harnröhre und verhindert, daß Urin und Sperma gleichzeitig ausgeschieden werden.

Die sexuelle Erregung des Mannes wirkt sich direkt auf die den Penis umgebenden Schwellkörper aus. Sie füllen sich mit Blut und der Penis versteift sich. Gleichzeitig geraten die Spermien in den Samenbläschen in Bewegung. Sie drängen regelrecht nach draußen. Dabei werden sie durch die Prostata geschleust, deren Sekret ihnen den endgültigen Impuls für die eigene Bewegungsfähigkeit gibt. Dann schießen sie durch die

Harnröhre und werden schließlich während des Orgasmus in einem gewaltigen Schub ausgestoßen. Bei jedem Samenerguß scheidet ein gesunder Mann ungefähr 2,5 Milliliter Sperma aus, in dem sich pro Milliliter zwischen 40 und 100 Millionen vollausgebildete, befruchtungsfähige Spermien befinden. Sowie sie im tiefen Teil der weiblichen Scheide angelangt sind, formieren sie sich zu regelrechten Stoßtrupps und machen sich auf den Weg, die weibliche Festung, die Eizelle, zu stürmen.

Kapitel 4

Sterilität und Infertilität – das Problem der ungewollten Kinderlosigkeit

Zu allen Zeiten und bei allen Völkern galt Kinderlosigkeit in einer Ehe als großes Unglück, dem man versuchte mit den abenteuerlichsten Rezepturen zu Leibe zu rücken. Aus der Antike überliefert und bis weit ins Mittelalter praktiziert wurde beispielsweise die sogenannte „Harnkeimprobe", durch die man versuchte festzustellen, welcher der beiden Partner an der Unfruchtbarkeit der Ehe „schuld" war. Man nahm zwei Tongefäße, mit Mergel und Gerstenkörnern gefüllt, und ließ in das eine den Mann, in das andere die Frau urinieren. Danach bewahrte man beide Gefäße an einem kühlen Ort auf. Der Partner, in dessen Gefäß nach einer Woche die Gerste nicht gekeimt hatte, galt als unfruchtbar. Häufig wurde der Mann als möglicherweise für die Unfruchtbarkeit verantwortlicher Part in solche Tests erst gar nicht miteinbezogen. Die „Schuld" und die damit verbundene Schande einer kinderlosen Ehe wurde in erster Linie der Frau angelastet. Um der gesellschaftlichen Ächtung zu entgehen suchte sie die Hilfe von Magiern, Hexen und Scharlatanen. Dogmatische Religionsgemeinschaften, wie der Islam und die katholische Kirche, erkennen bis heute die Unfruchtbarkeit einer Ehe als einzig legitimen Scheidungsgrund an.

Die Frau ist damit Jahrhunderte hindurch in eine Schuld – Strafe – Beziehung gedrängt worden, aus der sie sich bis heute nicht vollends zu lösen vermag. Das zeigt sich besonders häufig in Fällen, in denen eine Frau irgendwann in ihrem Leben eine Schwangerschaft hat abbrechen lassen und später, wenn sie ein Kind möchte, nicht mehr ohne ärztliche Hilfe schwanger wird. Solche Schwierigkeiten wertet sie selber dann häufig als „Strafe" dafür, daß sie abgetrieben hat.

Das Problem der Unfruchtbarkeit allein mit dem Verstand bewältigen zu wollen, läßt die Frauen immer wieder an die Grenze dessen geraten, was der Verstand in dieser Auseinandersetzung zu leisten vermag. Eine 25jährige Frau, die einen undurchgängigen Eileiter hatte und den zweiten gesunden Eileiter nach einer Eileiterschwangerschaft verloren hatte, beschrieb in einem Gespräch eine solche Phase der Depression sehr offen:

> „Unser Kinderwunsch hat sich sicherlich im Verlauf der vergeblichen Bemühungen mehr und mehr verstärkt. Für mich wurde der Zustand fast unerträglich als ich feststellen mußte, daß ich auf natürlichem Weg beziehungsweise ohne Operation keine Kinder bekommen konnte. Ich kam mir äußerst minderwertig vor, zumal ich wußte, daß mein Mann sich ein Leben ohne Kinder nicht vorstellen konnte. Ich erinnere mich, daß ich zu der Zeit manchmal bewußt nicht aus dem Haus gegangen bin, weil ich den Anblick von Kinderwagenschiebenden, stolzen Müttern nicht ertragen konnte. Ich bin meiner besten Freundin aus dem Weg gegangen, weil sie schwanger war, und ich konnte sie nicht besuchen nachdem sie entbunden hatte" (Interview Frau D.)

Wieviele Frauen kennen diese Situation und schweigen aus Angst davor, für hysterisch gehalten zu werden! Die Umwelt, die Gesellschaft kennt im allgemeinen nur zwei Reaktionen angesichts eines kinderlosen Paares: entweder behandelt sie das Paar, als sei es von einer peinlichen Krankheit befallen, über die man nicht spricht, oder sie versucht, mit der plump-vertraulichen Frage „wollt ihr keine Kinder oder bekommt ihr keine" über das Thema hinwegzugehen. Die mitleidige Betretenheit, die ungewollt kinderlose Paare häufig erleben, wenn sie ihr „Unvermögen" zugeben, läßt sie bald den Mut verlieren, offen über ihre Probleme zu sprechen – selbst im vertrauten Kreis von Familie und Freunden. Im gleichen Maße, in dem die medizinisch-technischen Möglichkeiten der Kinderwunschbehandlung zugenommen haben, ist das Problem ungewollter Kinderlosigkeit aus der privaten und intimen Sphäre des betroffenen Paares zu einem öffentlichen Thema geworden. Frauen und Männer, die ein oder zwei Kinder haben, werden – wenn überhaupt – nur äußerst selten befragt, warum sie

Kinder in die Welt gesetzt haben. Erst wenn es mehr als zwei sind häufen sich die befremdlichen Umweltreaktionen, denn das entspricht nicht mehr der Norm unserer Gesellschaft. Erfüllt sich jedoch der Wunsch nach einem Kind nicht spontan, müssen die Betroffenen diesen Wunsch plötzlich vor der Umwelt und vor sich selbst begründen. Diese Forderung ist nicht gerechtfertigt, denn kaum eine Frau und kaum ein Mann sind in der Lage, die Frage nach dem *Warum* ihres Kinderwunsches rational zu beantworten.

Vielleicht ist der Wunsch nach einem Kind tatsächlich – zumindest für die Frau – ein „archaisches" Bedürfnis, wie Professor Dr. *Günther Kindermann* in einem Gespräch zum Thema „Sterilität und Infertilität" (RIAS II Berlin, 12. 2. 81) meinte:

> „Ich glaube manchmal, daß der Kinderwunsch gerade für die Frau ein sehr archaisches Erleben ist. Das gehört zu ihren Lebensaufgaben unbewußt dazu und das will sie auch eines Tages erfüllt haben. Ich glaube, daß es sehr wenige Frauen gibt, die in ihrem Leben – und sei es auch vorübergehend – nicht den Wunsch haben, Kinder zu haben. Nun darf man aber nicht den Fehler machen zu glauben, das beträfe nur die Frau. Die Männer haben auch diesen Wunsch und der kann sehr intensiv sein".

Vielleicht ist es auch das, was ein Vater auf diese Frage antwortete:

> „Ja, warum eigentlich Kinder? Sind Hunde nicht folgsamer, Katzen nicht anschmiegsamer, Kanarienvögel fröhlicher, Hamster possierlicher, Tanzmäuse beweglicher, Schildkröten leiser, Meerschweinchen billiger? Klar, und deshalb liebe ich meine Töchter und meinen Sohn" [2].

In einer Zeit, in der der Mensch in zunehmendem Maße gefordert ist, seine Entscheidungen und Handlungen rational zu begründen, könnte der Kinderwunsch in seiner Emotionalität tatsächlich wie ein Relikt aus vergangenen Zeiten anmuten. Kinder kosten eine Menge Zeit und Geld, sie verlangen in vielerlei Hinsicht persönlichen Verzicht der Eltern, Beschränkung in deren Freiheit und Selbstbestimmung. Darüber hinaus scheint der Wunsch nach einem eigenen Kind auch noch von mangelnder gesellschaftlicher und politischer Verantwortung zu zeugen. Gibt es nicht genug hungernde und verlassene Kinder auf dieser Welt, um die sich zu kümmern sinnvoller wäre, als selber noch Kinder in die Welt zu setzen? Welchen Stellenwert hat die so mühsam umkämpfte Emanzipation der Frau, wenn sie immer noch meint, sich über ein Kind „definieren" zu müssen?

> „Die Bindung ans Kind widerspricht allem was täglich gefordert wird, jeder ‚Rationalität' in direktem Sinn. Und nicht zuletzt deshalb wird sie gesucht, als lebendiges Gegengewicht. Das Kind zwingt zu einem neuen Blick in die Welt, zum Infragestellen vertrauter Gewohnheiten, zu Veränderungen innerer und äußerer Art. Es *freut,* weil es irritiert" [3].

Die Gesellschaft maßt sich immer mehr an, über die persönlichsten Entscheidungen ihrer Mitbürger zu befinden. Auch über die Legitimität des Kinderwunsches. Hat sie tatsächlich das Recht dazu oder sollte die Entscheidung für ein Leben mit Kindern ebenso wie für ein Leben ohne Kinder nicht jedes Paar für sich alleine treffen können, ohne sich vor irgend jemandem rechtfertigen zu müssen?

Der Wunsch nach einem Kind ist bei den Paaren, die zu seiner Erfüllung ärztliche Hilfe brauchen, keine konstante und in ihrer Intensität stetig zunehmende Größe. Es gibt in dieser Auseinandersetzung immer wieder Phasen der Ambivalenz, der Zwiespältigkeit gegenüber dem Kinderwunsch. Mit der In-vitro-Fertilisation, der Zeugung im Reagenzglas, und den daraus resultierenden medizinischen Möglichkeiten steigt bei vielen Paaren auch die Unsicherheit darüber zu entscheiden, wie weit sie eigentlich gehen wollen oder gehen dürfen, um sich den Wunsch nach einem eigenen Kind zu erfüllen. Insbesondere Frauen sollten bei ihrer Entscheidung bedenken, daß der Einsatz der modernen Reproduktionstechnologien nicht ausschließlich der Erfüllung ihres Kinderwunsches dient, sondern auch im Interesse von Forschung und Wissenschaft liegt. Es ist in erster Linie ihr Körper und nicht der ihres Partners, der auf diese Weise zum Objekt der Wissenschaft gemacht wird. Je genauer Frauen und Männer nicht nur über die natürlichen

Funktionen ihrer Körper, sondern auch über die medizinisch-technischen Hilfen orientiert sind, desto bewußter, desto verantwortungsvoller werden sie entscheiden, ob sie tatsächlich alle Angebote der Reproduktionsmedizin ausprobieren wollen. Es gibt keine Garantie dafür, daß beispielsweise die In-vitro-Fertilisation in jedem Fall zum Erfolg führt. Der Leidensdruck ungewollter Kinderlosigkeit wird in den meisten Fällen stärker, je länger sich die vergeblichen Versuche hinziehen. Entsprechend schwieriger wird es dann, sich am Ende doch auf ein Leben ohne Kinder einstellen zu müssen.

1. Medizinische Definition der Begriffe Sterilität, Infertilität und Subfertilität

Nach der medizinischen Definition gilt eine Ehe als *steril,* wenn sich eine Schwangerschaft nach einem Jahr regelmäßigen und ungeschützten Geschlechtsverkehrs nicht einstellt. In diesem Zusammenhang steht der Begriff ganz allgemein für den noch nicht näher untersuchten Zustand der ungewollten Kinderlosigkeit eines Paares. Erst die Anamnese, die Krankengeschichte beider Partner, sowie anschließende Untersuchungen können Aufschluß darüber geben, ob es sich um Formen weiblicher *Sterilität* handelt oder um eine männliche *Infertilität* oder *Subfertilität*.

Sterilität

Bei der Differenzierung weiblicher und männlicher Fruchtbarkeitsstörungen bezeichnet der Begriff *Sterilität* in erster Linie die Formen weiblicher Unfruchtbarkeit. Man unterscheidet dabei zwischen *primärer* und *sekundärer Sterilität.* Als primär steril gilt eine Frau, die noch niemals schwanger war. Von sekundärer Sterilität spricht man dann, wenn irgendwann eine Empfängnis stattgefunden hat. Dabei ist es gleichgültig, ob diese Schwangerschaft zur Geburt eines Kindes geführt hat, oder durch eine Frühgeburt, eine Fehlgeburt oder auch durch eine Abtreibung vorzeitig beendet wurde. Auch Schwangerschaften, in denen sich der Embryo nicht in der Gebärmutter sondern in den Eileitern oder der Bauchhöhle eingenistet hat, und die unter Umständen operativ beendet werden mußten, gelten als Empfängnis und fallen unter die Diagnose der sekundären Sterilität. Der Begriff *absolute Sterilität* hat durch die Möglichkeiten der Reproduktionsmedizin weitgehend an Bedeutung verloren. Ursprünglich bedeutete dies eine weibliche Fruchbarkeitsstörung, die therapeutisch nicht behandelt werden konnte. Dabei handelte es sich vor allem um Eileiterdefekte, die auch operativ – etwa durch einen mikrochirurgischen Eingriff – nicht behoben werden konnten. Inzwischen bietet die Methode der In-vitro-Fertilisation Frauen selbst dann noch eine Chance schwanger zu werden, wenn beide Eileiter entfernt werden mußten.

Infertilität der Frau

In der medizinischen Diagnostik gilt eine Frau als *infertil,* wenn sie befruchtungsfähig ist, die Schwangerschaften jedoch auf Grund organischer, hormoneller oder auch psychischer Störungen jedesmal vorzeitig enden. Eine gezielte Untersuchung der weiblichen Infertilitätsursachen setzt in der Regel dann ein, wenn sie mindestens zwei spontane Fehlgeburten hintereinander hatte.

Infertilität des Mannes

Auf den Mann bezogen ist der Begriff *Infertilität* gleichbedeutung mit Zeugungsunfähigkeit. Als Ursachen dafür kommen Störungen bei der Spermiogenese in Betracht mit der Folge, daß gar keine oder zu wenig gesunde Spermien reifen. Es kann sich aber auch um krankhafte Veränderungen der Geschlechtsorgane handeln, die es dem Mann von vornherein unmöglich machen, den Geschlechtsakt überhaupt auszuführen. Diese sogenannte *Impotentia coeundi* kann ihre Ursache beispielsweise darin haben, daß sich der Penis nicht genügend versteift, um in die Scheide eindringen zu können.

Subfertilität

Als *subfertil* bezeichnet man einen Mann, der nur bedingt oder eingeschränkt zeugungsfähig ist. In seiner Samenflüssigkeit befinden sich zwar gesunde und normal entwickelte Spermien, aber ihre Anzahl ist so gering, daß eine Zeugung unwahrscheinlich ist. Eine solche, auch *Oligospermie* genannte, eingeschränkte Zeugungsfähigkeit liegt dann vor, wenn sich in der Samenflüssigkeit pro Milliliter weniger als 40 Millionen ausgereifter und voll bewegungsfähiger Spermien befinden. In diesem Fall ist eine Befruchtung zwar nicht gänzlich ausgeschlossen, aber die Chance dafür ist äußerst gering.

2. Der Anteil männlicher und weiblicher Sterilitätsursachen und die ersten Schritte der Kinderwunschbehandlung

Der Anteil ungewollt kinderloser Ehen hat in den letzten Jahrzehnten in den westlichen Industrieländern stetig zugenommen. Statistiken weisen den Prozentsatz mit 10–15% aus. Unter Berücksichtigung der freien Partnerschaften, die in dieser Statistik nicht enthalten sind, dürfte der Prozentsatz eher noch höher liegen.

Die Gründe für diese Zunahme der ungewollten Kinderlosigkeit sind vor allem in den Lebens- und Arbeitsbedingungen unserer Gesellschaft zu suchen, die sich in den letzten Jahrzehnten entscheidend verändert haben. Mit der zunehmenden Berufstätigkeit der Frau hat sich der Zeitpunkt der Familiengründung immer weiter nach hinten verschoben. Nur wenige Frauen sind heute noch bereit, mit 20 oder 22 Jahren ein Kind zu bekommen nur weil dies die physiologisch günstigste Lebensphase für eine Empfängnis und einen unproblematischen Schwangerschaftsverlauf ist. Die Entscheidung zwischen einer frühen Schwangerschaft und einer Berufsausbildung fällt immer mehr zu Gunsten der letzteren aus. Die Zuverlässigkeit der Pille und anderer Verhütungsmethoden hat diesen Trend wesentlich unterstützt und die Voraussetzung dafür geschaffen, den Zeitpunkt der ersten Schwangerschaft sowie die Anzahl der gewünschten Kinder gezielt zu steuern. In der Folge haben sich auch die persönlichen Lebensprioritäten gewandelt. Solange die Schwangerschaften einer Frau weitgehend vom Zufall abhängig waren, mußte die Verwirklichung der erhofften beruflichen und finanziellen Ziele oft hinter der Familiengründung zurückstehen. Heute ist es bei den meisten Paaren umgekehrt. Bevor sie sich entschließen, ein Kind zu bekommen, arbeiten sie an ihrer Karriere und für die Schaffung einer entsprechenden wirtschaftlichen Basis.

Je länger eine Frau aber mit der ersten Schwangerschaft wartet desto geringer wird ihre Empfängnisfähigkeit (s. a. S. 28). Außerdem steigt mit zunehmendem Alter auch die Gefahr einer Erkrankung der inneren Geschlechtsorgane, beispielsweise einer Eierstock- oder Eileiterentzündung. Als Folge davon sinkt die Chance einer natürlichen spontanen Empfängnis.

Aber nicht nur die Fruchtbarkeit der Frau ist von den sozialen, politischen und wirtschaftlichen Gesellschaftsstrukturen unserer Zeit betroffen. Auch die Zeugungsfähigkeit des Mannes muß unter diesem Aspekt gesehen werden. Bei ihm ist es weniger das Alter, das der Verwirklichung des Kinderwunsches entgegenstehen könnte, vielmehr psychische Faktoren wie Streß am Arbeitsplatz, Erfolgs- und Karrierezwang. Die daraus resultierenden Belastungen können sich ganz direkt auf die Spermiogenese auswirken, so daß ein an sich gesunder Mann schließlich kaum mehr befruchtungsfähige Spermien produziert. Manchmal hilft in solchen Fällen schon ein ärztlich verordneter Urlaub, um zu der ersehnten Schwangerschaft zu kommen.

Der Prozentsatz psychisch bedingter, sogenannter „funktioneller Sterilitäten“ liegt mit rund 28% gegenüber den rein männlichen, den rein weiblichen oder auch den in beiden Partnern begründeten Sterilitätsursachen relativ hoch. Freilich fallen darunter nicht nur extreme Lebens- und Arbeitsbedingungen, sondern auch alle tiefergehenden psychogenen Störungen, die dem Betroffenen nicht einmal bewußt zu sein brauchen. So kommt es häufig vor, daß sich beide Partner in ihrem Kinderwunsch einig scheinen, tatsächlich aber einer von beiden gar kein Kind haben möchte, und sich, ohne es zu merken, gegen eine Behandlung wehrt. Auch der gemeinsam von beiden Partnern getragene Kinderwunsch kann im Laufe der vergeblichen Bemühungen so stark werden, daß beide schließlich diese Partnerschaft nur noch unter diesem Zwang sehen. Zeugungs- und Empfängnisfähigkeit aber sind in ganz erheblichem Maße abhängig von psychischen Faktoren und gerade aus diesem Teufelskreis von Kinderwunsch, Erfolgszwang und dadurch bedingter Sterilität kann nur die einfühlsame und behutsame Therapie eines Psychologen oder eines psychosomatisch erfahrenen Arztes führen. Die Statistiker haben nicht nur festgestellt, wie hoch der Anteil ungewollt kinderloser Ehen in der Bundesrepublik Deutschland ist, sondern sie können auch darüber Auskunft geben, wie sich die Sterilitätsursachen aufteilen (Abb. 9).

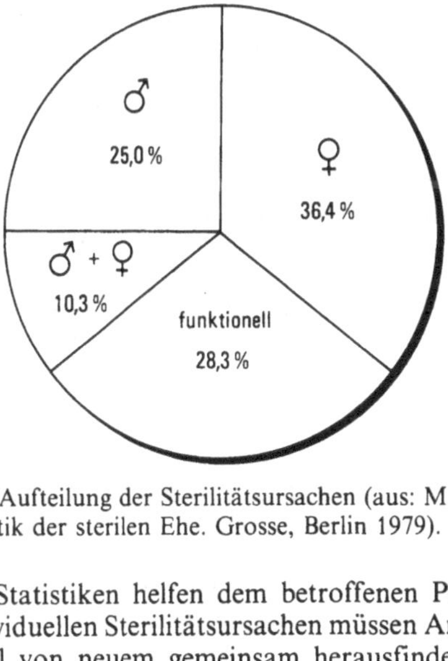

Abb. 9 Aufteilung der Sterilitätsursachen (aus: M. Stauber, Die Psychosomatik der sterilen Ehe. Grosse, Berlin 1979).

Solche Statistiken helfen dem betroffenen Paar wenig, denn die individuellen Sterilitätsursachen müssen Arzt und Patienten jedesmal von neuem gemeinsam herausfinden und auch gemeinsam zu beheben suchen. Auch der beste Arzt wird gerade in diesem diffizilen Bereich der Medizin kaum Erfolg haben, wenn das Paar oder auch nur einer der beiden Partner nicht bereit ist, aktiv mitzuarbeiten.

Mitarbeit in diesem Zusammenhang bedeutet nicht nur, die Termine einzuhalten und die jeweiligen Untersuchungen über sich ergehen zu lassen. Die Kinderwunschsituation ist eine so komplexe Situation, sie betrifft so sehr den ganzen Menschen und nicht nur seine physischen Beschwerden, daß es unzureichend wäre, nur die organischen Störungen zu behandeln und die psychische Komponente unbeachtet zu lassen. Arzt und Patienten müssen versuchen, gemeinsam eine Vertrauensbasis herzustellen, die es ermöglicht, auch über verborgene Ängste und Zweifel zu sprechen. Marion D., inzwischen Mutter einer Tochter, die im Reagenzglas gezeugt wurde, beschreibt dies Vertrauensverhältnis im Interview:

> „Die Tatsache, daß ich steril war, hat mich zeitweilig unter einen äußerst starken, psychischen Druck gesetzt. Ich habe einige Male Suizid-Gedanken gehabt und geäußert. Jedoch haben mir meine behandelnden Ärzte die erforderliche Unterstützung gegeben und mir damit immer wieder Hoffnung gemacht. Aber ich möchte auch erwähnen, wie bewußt mir in der Zeit wurde, daß die psychische Betreuung der Ärzte genauso wichtig war wie ihre medizinische Behandlung der Patientinnen. Ihnen muß das Gefühl gegeben werden, daß sie ernst genommen werden, daß der behandelnde Arzt bereit ist, sich ernsthaft um die Patientin zu kümmern. Denn das Schlimmste, was einer Frau in so einer Situation passieren kann ist, daß sie von ihrem Arzt fallen gelassen wird. Mir sind einige Ärzte begegnet, die in dieser Beziehung in meinen Augen versagt haben. Genauso wünschenswert wäre es, wenn auch der Partner unterstützt würde, denn er ist ja eigentlich genauso betroffen. Er sollte nach Möglichkeit in alle Gespräche miteinbezogen werden".

Eine solche Vertrauensebene zwischen Arzt und Patient herzustellen, ist nicht immer einfach. Die Kinderwunschsituation verlangt von dem betroffenen Paar, die intimsten Bereiche der ehelichen oder partnerschaftlichen Beziehung offen mit dem Arzt zu besprechen. Das aber fällt vielen Menschen auch heute ein einer Zeit der scheinbaren Enttabuisierung sexueller Fragen schwer.

Die erste Klinik in Deutschland, die eine spezielle Kinderwunschsprechstunde einrichtete, war die Universitätsfrauen- und Poliklinik Charlottenburg der Freien Universität Berlin. Das war im Jahre 1962. Inzwischen gibt es solche Sprechstunden überall in der Bundesrepublik Deutschland. Da es zunächst vor allem die Frauen waren, die in der Kinderwunschsituation den ersten Schritt zur ärztlichen Hilfe taten, wurden diese Sprechstunden in den meisten Fällen den gynäkologischen Abteilungen der Kliniken und Krankenhäuser angegliedert und von Frauenärzten betreut. Mittlerweile verlieren auch Männer ihre Scheu vor einer Kinderwunschberatung und es hat sich gezeigt, daß die aktive Einbeziehung des männlichen Partners in die Behandlung auch dann wichtig ist, wenn die Fertilitätsstörungen allein bei der Frau liegen. Die Therapie der Sterilität kann sich über einen sehr langen Zeitraum hinziehen, in dem die eheliche Gemeinschaft starken seelischen Belastungen ausgesetzt ist. Nur wenn der Mann aktiv an der ärztlichen Betreuung seiner Partnerin teilnimmt, wird er das notwendige Verständnis für sie aufbringen können und ihr helfen, diese schwierige Lebenssphase durchzustehen.

Am Beginn einer Kinderwunschbehandlung steht weniger die medizinische Diagnostik der organischen Störfaktoren, als vielmehr das Gespräch mit dem Patientenpaar. Für den Arzt lassen sich während dieser Gespräche bereits einige Fakten erkennen, die für eine erfolgreiche Behandlung ausschlaggebend sein können:

- Ist der Kinderwunsch bei beiden Partnern gleich stark ausgeprägt oder ordnet sich einer von beiden nur dem Wunsch des anderen unter?
- Wie stark ist der Leidensdruck, der durch den unerfüllten Kinderwunsch entstanden ist?
- Geht es bei dem Kinderwunsch tatsächlich um das Kind oder nur darum, eine bereits bröckelnde Beziehung durch ein gemeinsames Kind zu kitten?

In einigen Kliniken bekommen die Patienten zusätzlich zu den Gesprächen Fragebogen, die sie möglichst unabhängig voneinander ausfüllen sollen. Vor allem dort, wo die Kinderwunschsprechstunde nicht nur rein medizinisch orientiert ist, sondern auch mit der Unterstützung einer psychosomatischen Betreuung der Patienten einhergeht, kann die Auswertung solcher Fragebogen dem Arzt wertvolle Hinweise auf die Persönlichkeitsstruktur der beiden Partner wie auch ihrer Beziehung zueinander vermitteln. Die Universitätsfrauenklinik Charlottenburg der Freien Universität Berlin verwendet dabei den aus der Psychologie bekannten „Gießen-Test".

Bei diesem Test geht es einmal darum, sich selbst, seine eigene Haltung, Gefühle und Reaktionen im Vergleich zu anderen Menschen anhand der vorgegebenen Fragen in eine Skala einzutragen, zum anderen die gleichen Fragen auf den Partner bezogen anzukreuzen. Beispiel:

„Ich glaube, ich habe zu anderen Menschen eher besonders viel	3 2 1 0 1 2 3	besonders wenig Vertrauen" [4].

Jeder dieser Testbögen umfaßt 40 Fragen zur Person. Der psychologisch geschulte Arzt kann aus den Antworten nicht nur Rückschlüsse auf die psychische Situation dieser Menschen und ihrer Partnerschaft ziehen, sondern er wird bereits durch diesen Test Hinweise auf das ganz individuelle Kinderwunschverhalten eines Paares bekommen. So kann die Auswertung der Fragebögen beispielsweise die Vermutung einer psychisch bedingten Sterilität dieser Ehe erhärten. In diesem Fall wird man dem Paar eine psychologische Behandlung anbieten, bevor man es der zusätzlichen psychischen Belastung einer komplizierten medizinischen Diagnostik aussetzt.

Neben dem psychologischen Test bekommen die Kinderwunschpatienten im allgemeinen noch zwei weitere Fragebögen mit der Bitte, sie möglichst genau auszufüllen. Im ersten geht es um biographische Angaben zur Person, wie Alter, Beruf, Eltern und Geschwister und Kinderwunschvorbehandlungen. Außerdem wird nach der Einstellung zu eher seltenen Behandlungsformen gefragt, beispielsweise danach, wie die Partner zu der Frage der außerehelichen, der heterologen Samenübertragung oder auch zu einer Befruchtung im Reagenzglas stehen. Hierbei handelt es sich um Eingriffe in die natürlichen Abläufe der menschlichen Befruchtungsvorgänge, die auch ethische und moralische Probleme aufwerfen, mit denen man sich schon zu Beginn einer Kinderwunschtherapie auseinandersetzen sollte. Nur so können die Grenzen der Therapie von vornherein abgesteckt werden.

Im zweiten Fragebogen geht es um die Angaben beider Partner zur aktuellen gesundheitlichen Verfassung, und – nur auf die Frau bezogen – um gynäkologisch bedingte Beschwerden.

Der Sinn dieser Fragebogenaktion, die der eigentlichen Behandlung des Kinderwunschpaares vorausgeht, liegt nicht allein darin, dem Arzt Hinweise auf den psychischen und physischen Zustand des Patientenpaares zu geben, sondern vor allem darin, das Paar selber noch einmal mit der eigenen Kinderwunschsituation zu konfrontieren. Möglicherweise entdecken beide Partner während dieser erneuten Auseinandersetzung mit ihrem Problem neue, ihnen selbst bis zu diesem Zeitpunkt unbekannte Perspektiven in der Motivation und in der Wertigkeit ihres Kinderwunsches. Je bewußter beide Partner an eine solche Behandlung herangehen, um so besser werden sie auch den seelischen und körperlichen Belastungen der Sterilitätstherapie gewachsen sein.

Literatur zu Kapitel 4

[1] Stauber, M.: Die Psychosomatik der sterilen Ehe. In: Fortschritte der Fertilitätsforschung 7, S. 7. Grosse, Berlin 1979

[2] Rerrich, M. S.: Kinder wieso? Überlegungen zu einer letztlich unbeantwortbaren Frage. pro familia magazin **3** (1985) 6

[3] ebda, S. 6

[4] Gießen-Test-Fragebogen, Frage 10

Kapitel 5

Diagnose und Therapie der weiblichen Sterilitätsursachen

1. Störungen des Zyklus und der Eierstockfunktion

Ein Vergleich der Angaben in der älteren und neueren Literatur über die weiblichen Sterilitätsursachen läßt auf eine Verlagerung der Schwerpunkte in den letzten 10–15 Jahren schließen. Ganz sicher ist es so, daß die durch Eileiterdefekte bedingten Sterilitätsursachen zurückgegangen sind. Die Ergebnisse der antibiotischen Behandlungsmöglichkeiten bei Eileiter- und Eierstockentzündungen haben die absolute Heilungsquote dieser Erkrankungen erhöht. Rückfälle oder chronisch verlaufende Entzündungen sind seltener geworden und damit treten auch die typischen Folgeerscheinungen wie Verwachsungen und Durchlässigkeitsstörungen seltener in Erscheinung.

Dagegen ist bei den Sterilitätsursachen, die auf eine Störung der Eierstockfunktion zurückzuführen sind, ein scheinbarer Anstieg zu verzeichnen (35–45% ovarielle Funktionsstörungen gegenüber 15–30% Tubensterilitäten) [1]. Diese Verschiebung muß nicht unbedingt den realen Gegebenheiten entsprechen. Der technische und wissenschaftliche Fortschritt auf dem Gebiet der medizinischen Diagnostik gibt dem Arzt auch bei diesen Erkrankungen heute sehr viel bessere Möglichkeiten der Früherkennung. Damit sind viele der Fertilitätsstörungen, die früher unter die Rubrik „ungeklärt“ fallen mußten, diagnostizierbar geworden. Das verändert natürlich auch die Statistiken. Diagnose und Therapie der gynäkologischen Behandlung sollte sich allerdings nicht an Statistiken orientieren, sondern an den individuellen Problemen der betroffenen Frau.

Basaltemperaturkurven: Aussagewert und Folgediagnostiken

Als Standarduntersuchung jeder Kinderwunschuntersuchung gilt nach wie vor als erstes die Messung der morgendlichen Aufwachtemperatur. Sie sollte mindestens über zwei, besser über drei Monate hinweg rektal oder oral durchgeführt werden. Die Daten werden in ein Koordinatensystem eingetragen. Man erhält so eine Kurve, deren Verlauf darüber Auskunft gibt, ob der Zyklus normal in zwei Phasen verläuft (Abb. 10).

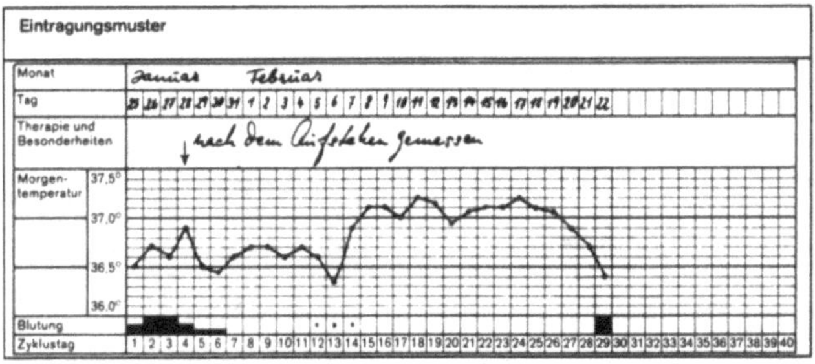

Abb. 10 Biphasischer Zyklus.

Während der ersten Zyklusphase, in der die Follikel am Eierstock reifen, liegt die Körpertemperatur in der Regel bei 36,6 – 36,8 °C. Um die Zyklusmitte herum steigt sie im Verlauf von 1 – 2 Tagen um 0,3 – 0,5 °C an und bleibt bis zum Beginn der neuen Blutung auf dieser Höhe. Der Temperaturanstieg ist eine direkte Folge der Ovulation und ein Indiz dafür, daß der Gelbkörper begonnen hat, das Schwangerschaftsschutzhormon Progesteron zu bilden. Zwischen dem Eisprung und dem meßbaren Beginn der Hormonproduktion liegen im Schnitt zwei Tage. Wenn der Gelbkörper in dieser zweiten Zyklusphase genügend Progesteron erzeugt, um die Einnistung einer befruchteten Eizelle in die Gebärmutterschleimhaut zu gewährleisten, bleibt die Temperatur konstant. Die Auswertung der Basaltemperaturkurve zeigt also nicht nur an, ob überhaupt ein Eisprung stattgefunden hat, sondern sie läßt auch Rückschlüsse auf die Funktion des Hormonkreislaufes zu.

Der monophasische Zyklus

Zeigt die Basaltemperaturkurve während eines oder mehrerer Zyklen keinen Anstieg der Körpertemperatur, handelt es sich um einen einphasigen oder auch anovulatorischen Zyklus (Abb. 11).

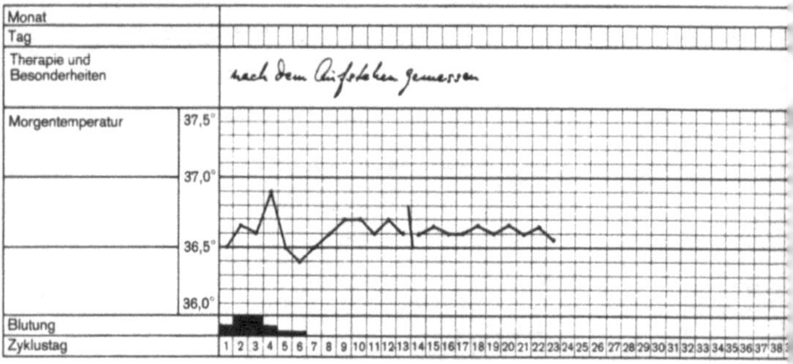

Abb. 11 Monophasischer Zyklus.

Als Ursache für einen solchen monophasischen Zyklusverlauf kommen im wesentlichen zwei Möglichkeiten in Betracht: entweder produziert der Körper der Frau zu wenig luteinisierendes Hormon LH um den Eisprung auszulösen, oder die Störung liegt in einer unzureichenden Funktion der Eierstöcke und damit verbunden in einer mangelhaften Reifung der Eizellen. Erst eine weiterführende Diagnostik kann hier Klarheit verschaffen. Als erster Schritt dazu gilt der sogenannte Progesterontest. Die Patientin bekommt kurzfristig das Hormon Gestagen, eine synthetische Form des natürlichen Schwangerschaftshormons Progesteron. Handelt es sich lediglich um eine fehlende Ovulation, setzt 3–10 Tage nach dem Einnahmeschluß eine Blutung ein. In diesem Fall bietet sich eine HMG/HCG-Stimulation an, die den hormonellen Kreislauf von Hypophyse und Ovar unterstützt. Das Hormon HMG (Humanes Menopausengonadotropin) entspricht in seiner Wirkungsweise dem Follikelreifungshormon FSH. Es ist ein natürliches Hormon, das aus dem Urin von Frauen nach der Menopause gewonnen wird. Beim HCG (Humanes Choriongonadotropin) handelt es sich um ein Hormon, daß dem Gelbkörperhormon LH entspricht. Es löst den Eisprung aus und sorgt dafür, daß ein befruchtetes Ei sich in die Gebärmutter einnisten kann. Dieses Hormon wird ebenfalls natürlich gewonnen, und zwar aus dem Urin schwangerer Frauen. In einer individuell berechneten Dosierung erhält die Patientin in der ersten Zyklusphase eine bestimmte Menge HMG. Durch Ultraschallüberwachung der oder des wachsenden Follikels ergibt sich der Zeitpunkt der Ovulation. Kurz vorher erhält die Frau eine ebenfalls individuell dosierte Gabe von HCG, die dann den Eisprung auslöst. Gleichzeitig mit dieser Behandlung wird dem Paar empfohlen, möglichst zum Zeitpunkt des errechneten Eisprungs auch miteinander zu schlafen, um so die Wahrscheinlichkeit einer Befruchtung zu erhöhen. Die Überwachung des Follikelwachstums mit Hilfe des Ultraschallgerätes ist inzwischen so exakt, daß ein geschulter Arzt nach der HCG-Gabe beinahe auf die Stunde genau voraussagen kann, wann der Eisprung stattfinden wird.

Für die Gestaltung des Sexuallebens in einer Beziehung können sich dabei erhebliche Schwierigkeiten ergeben. Wenn der Eisprung beispielsweise morgens zwischen vier und fünf Uhr zu erwarten ist, wird nicht die Lust sondern der Wecker das Signal für den Beischlaf geben. Noch komplizierter kann es werden, wenn der Mann tagsüber „gefordert“ wird und sich gegenüber seinen Arbeitskollegen eine unverfängliche Ausrede einfallen lassen muß, um in Eile und Hast den optimalen Beischlaftermin einzuhalten.

Ein, zwei oder auch drei Mal nimmt man so einen „verordneten“ Beischlaf auch zu den unmöglichsten Zeiten gelassen und eher amüsiert hin. Zieht sich diese Praxis aber über mehrere Zyklen hin, kann die Mechanisierung der Sexualität zu einer erheblichen psychischen Belastung der ehelichen Beziehung führen. Die Folge kann eine zusätzliche Fertilitätsstörung in Form einer funktionellen Sterilität sein. In solchen Fällen empfiehlt es sich, eine Behandlungspause einzulegen, um den Druck des Erfolgszwanges zu lösen.

Der anovulatorische Zyklus als Folge organischer oder hormoneller Störungen der weiblichen Geschlechtsorgane

Fällt der Progesterontest negativ aus und kommt es nach dem Absetzen des Medikaments nicht zu einer Blutung, liegen entweder organischen Veränderungen an der Scheide, der Gebärmutter oder am Eierstock vor oder es handelt sich um ernsthafte Hormonstörungen, die dann auch hormonell behandelt werden müssen. Solche Hormonbehandlungen sind nicht ganz ungefährlich für die Patientin. Gerade bei der HMG/HCG-Stimulation der Follikelreifung und des Eisprungs können Überstimulationen zu der Bildung von Geschwülsten am Eierstock und zu Bauchwassersucht führen. Deshalb sollte jede Hormontherapie nicht nur in der Dosierung der Präparate ganz individuell auf die jeweilige Patientin abgestimmt werden, sondern sie muß auch besonders sorgfältig überwacht werden. In der Regel müssen die Patientinnen während der Behandlungsdauer täglich zur Kontrolle in der Klinik erscheinen. Nur so kann der Arzt die ersten Anzeichen einer Unverträglichkeit feststellen und rechtzeitig Gegenmaßnahmen einleiten.

Sekundäre Amenorrhoe – Diagnose und Therapie

Bleibt bei einer Frau nach einem längeren Zeitraum mit regelmäßigen Blutungen die Menstruation plötzlich länger als drei oder vier Monate aus, ohne daß eine Schwangerschaft vorliegt, spricht man von einer *sekundären Amenorrhoe*. Sie ist meist hormonell bedingt und auch hier kann der Progesterontest Aufschluß über die Hintergründe der Störung geben.

Es kann sich aber auch um eine *Galaktorrhoe* handeln, um Milchfluß der Brustdrüsen außerhalb einer Schwangerschaft. Im Normalfall setzt der Milchfluß der weiblichen Brust nach der Geburt ein. Der Hypophysenvorderlappen beginnt dann das Hormon Prolaktin zu produzieren, das wiederum die Brustdrüsen dazu animiert, die Milch zu bilden. Als Nebenwirkung des erhöhten Prolaktinspiegels besteht in dieser Zeit ein natürlicher Empfängnisschutz.

Im Tierreich beispielsweise reguliert das Prolaktin das Brutverhalten. Ähnliches passiert auch beim Menschen. Das Hormon Prolaktin unterbindet die Eizellreifung und verhindert damit Eisprung und Menstruation während der Stillzeit. Bei den Tieren wird damit gewährleistet, daß sich die Mutter solange um ihre Jungen kümmert, bis sie groß genug sind, sich ihre Nahrung selber zu suchen. Beim Menschen funktioniert diese Regulierung nicht ganz so zuverlässig. Es kommt immer wieder vor, daß eine Frau schwanger wird, obwohl sie noch stillt. Oder aber der Hypophysenvorderlappen beginnt plötzlich auf Grund irgendwelcher Anregungen von außen, Prolaktin zu produzieren, ohne daß eine Schwangerschaft oder eine Geburt vorausgegangen sind. Dieser Effekt kann beispielsweise durch die Einnahme von Psychopharmaka ausgelöst werden mit der Folge, daß die Menstruation scheinbar unmotiviert ausbleibt. In diesem Fall werden die normalen Blutungen nach dem Absetzen des Medikamentes wieder einsetzen.

2. Diagnose der vaginalen und zervikalen Sterilitätsursachen

Parallel zur Zyklusbeobachtung steht die Untersuchung der äußeren Geschlechtsorgane der Frau auf dem Programm der Kinderwunschbehandlung. Die Suche nach möglichen Sterilitätsursachen erfolgt von außen nach innen und beginnt bei der Scheide.

Die Vagina

Der manuelle Tastbefund und die Spiegelung des Scheideninneren geben dem Arzt Auskunft über Veränderungen in der Form und Ausbildung dieses Organs. Als nächstes wird ein Abstrich der Scheidenflora genommen und unter dem Mikroskop auf das Vorhandensein von Pilzen oder Bakterien untersucht. Zur genaueren Analyse unklarer Erreger in der Scheidenflora wird eine Kultur dieser Erreger angelegt, deren Ergebnis den Weg für eine gezielte Therapie weist. In der Regel erholt sich die Scheidenflora nach einer kurzen Behandlung mit antibiotischen Vaginalzäpfchen sehr rasch. Die unaufwendige Therapie kann eine entscheidende Wirkung haben. Selbst das Milieu einer gesunden Scheide ist für die Spermien äußerst ungesund. Es beeinträchtigt ihre Beweglichkeit, weshalb sie sich auch sofort aufmachen, diesen gefährlichen Ort zu verlassen. Schon geringfügige Veränderungen der Scheidenflora können diese Flucht vereiteln und die Spermien absterben lassen. Selbst wenn alle übrigen Organe der Frau normal funktionieren, wird dadurch eine Befruchtung verhindert.

Die Zervix

Der nächste Untersuchungsschritt gilt der Zervix, dem Muttermund. Seine Funktion wird weitgehend vom Hormonkreislauf bestimmt mit der Folge, daß Störungen im Hormonhaushalt sich auch auf dieses Organ negativ auswirken. Es ist in erster Linie das Östrogen, das die für eine Befruchtung notwendigen Veränderungen der Zervix reguliert. In der ersten Zyklushälfte ist der Muttermund geschlossen und mit einem zähen, für Spermien undurchdringlichen Schleimpfropf versehen. Erst kurz vor dem Eisprung öffnet er sich ein wenig und unter dem Einfluß des Östrogens verändert sich die Beschaffenheit des Zervixschleims. Er verflüssigt sich und wird damit für etwa ankommende Spermien durchlässig. Mit Hilfe des *Farnkrauttests* läßt sich recht einfach feststellen, ob diese Veränderung stattfindet. Mit einem Wattestäbchen oder einer kleinen Öse entnimmt man kurz vor der errechneten Ovulation ein wenig Schleim vom Muttermund und streicht ihn auf einem Glasplättchen aus. Er trocknet in wenigen Minuten an und unter dem Mikroskop müßten sich im Normalfall farnkrautähnliche Kristalle in der trockenen Substanz erkennen lassen. Zeigen sie sich nicht, liegt wahrscheinlich eine tiefergreifende Störung des Östrogenhaushaltes vor, die eine entsprechende Hormonbehandlung erfordert.

Der Zervikalkanal

Der Muttermund ist das Tor zum Gebärmutterhals- oder Zervikalkanal. Auch wenn Lage und Form der Zervix normal sind, wenn genügend Schleim produziert wird und der Farnkrauttest positiv ausfällt, läßt sich daraus noch keine Garantie dafür ableiten, daß die Spermien auch in den Zervikalkanal gelangen. Das kann erst der *Postkoitaltest* beweisen, so genannt, weil er möglichst bald nach dem Beischlaf – Koitus – durchgeführt werden muß. Dazu bekommt das Kinderwunschpaar wieder einmal den Auftrag, kurz vor dem errechneten Ovulationstermin Verkehr zu haben. Vier bis spätestens zwölf Stunden später wird ein Abstrich entnommen und der Zervixschleim auf das Vorhandensein beweglicher Spermien untersucht. Finden sich trotz einer gesunden Zervixfunktion keine beweglichen Spermien im untersuchten Material, muß der ganze Vorgang wiederholt werden. Diesen zweiten Test verlegt man ins Labor. Der präovulatorische Zervixschleim wird in einem Reagenzglas mit dem frischen Sperma des Ehemannes vermischt. Unter dem Mikroskop kann man nun beobachten, ob die Spermien in den Schleim eindringen oder nicht. Bleibt auch dieser Versuch erfolglos, bringt der gekreuzte *Durchdringungs-* oder *Invasionstest* vielleicht die erhoffte Erklärung. Im ersten Versuch wird der Schleim der Ehefrau mit dem Sperma eines bestimmt befruchtungsfähigen fremden Mannes vermischt. Durchdringen seine Spermien den Zervixschleim, liegt die Vermutung nahe, daß eine verminderte Spermienqualität des Ehemannes für die Sterilität verantwortlich ist. Sicherheitshalber macht man auch noch den umgekehrten Versuch und vermischt das Sperma des Ehemannes mit dem Zervixschleim einer garantiert befruchtungsfähigen Frau. Zeigen sich seine Spermien bei diesem Test beweglich genug, den fremden Schleim zu durchdringen, muß man nach anderen Kriterien suchen die den Weg der Spermien in den Gebärmutterhalskanal blockieren.

Immunologische Sterilität

Unter dem Begriff Immunologie versteht man die Abwehrreaktionen des Körpers auf eigene oder fremde Substanzen. So kann der weibliche Organismus ausgerechnet gegen das Sperma des Ehemannes Antikörper entwickeln, die die Spermien abtöten, sobald sie mit dem Zervixschleim der Frau in Berührung kommen. Diese Reaktion kann auf das Sperma des Ehemannes beschränkt sein, das heißt, sie setzte möglicherweise nicht ein, wenn die Frau mit einem anderen Mann Geschlechtsverkehr hätte. Als Therapie einer solchen immunologisch bedingten Sterilität reicht es manchmal schon aus, wenn das Paar eine Zeitlang beim Verkehr Kondome benutzt. Dadurch wird den im weiblichen Organismus angesiedelten Antikörpern für eine gewisse Zeit die Nahrung entzogen und es besteht die Chance, daß sie ihre Aktivität aufgeben.

Da die Abwehrreaktion des Körpers sich aber auch gegen Substanzen richten kann, die vom Körper selbst produziert werden, können auch die Spermien das Opfer einer solchen Reaktion der Selbstzerstörung werden. Solange sie sich noch innerhalb des männlichen Organismus befinden, ist keine Veränderung zu beobachten. Sowie sie aber bei der Ejakulation freigesetzt werden, verklumpen sie und büßen ihre Bewegungsfähigkeit ein.

Das Immunsystem des menschlichen Organismus ist eine äußerst komplizierte Angelegenheit, an deren Erforschung die Wissenschaftler noch viel zu arbeiten haben. Entsprechend schwierig ist es auch vorläufig noch, die für die immunologische Sterilität im Detail verantwortlichen Reaktionen zu erkennen und effektiv zu therapieren.

3. Diagnostik der Tuben und des Uterus

Die Sterilitätsdiagnostik der Frau ist – sofern nicht bestimmte Beschwerden den Gang der Untersuchung von vornherein bestimmen – kompliziert und mitunter auch sehr langwierig. Je weiter der Arzt bei seiner Suche nach den möglichen Sterilitätsursachen in das weibliche Fortpflanzungssystem vordringt, desto diffiziler werden auch die diagnostischen Methoden.

Um Veränderungen an der Scheide, an der Zervix oder auch an der Lage und Form der Gebärmutter festzustellen, bedarf es weniger eines großen technischen Aufwandes als vielmehr der Erfahrung und Sensibilität des Arztes. Die technischen Hilfsmittel beschränken sich dabei auf den Einsatz des Ultraschallgerätes, sowie auf Laboranalysen und mikroskopische Beurteilungen.

In dieser ersten Phase der Sterilitätsdiagnostik handelt es sich um *nichtinvasive* Untersuchungsmethoden. Sie stehen im Gegensatz zu den *invasiven* Verfahren, die mit einem Eingriff in den Körper und damit auch mit einer gewissen Gefahr für die Patientin verbunden sind. Bevor man eine Frau diesen Risiken aussetzt, sollten alle anderen in Frage kommenden Sterilitätsursachen abgeklärt sein. Vor allem sollte sichergestellt sein, daß der Ehemann oder der Partner zeugungsfähig ist. Für die Diagnostik der Tuben und des Uterus gibt es eine Reihe von Untersuchungsmethoden mit unterschiedlichen Aussagewerten. Welche davon in dem jeweils speziellen Fall angewandt werden soll richtet sich nach den Ergebnissen der Voruntersuchungen.

Gaspertubation

Eines der gängigsten Verfahren, die Durchlässigkeit der Eileiter zu prüfen, ist die *Tubendurchblasung* oder *Gaspertubation*. Dazu füllt man die Gebärmutter vorsichtig mit Kohlendioxyd (CO_2) und beobachtet dann den Druckabfall des Gases. Bleibt der Druck konstant, kann das Gas offenbar nicht durch die Eileiter in den Bauchraum entweichen, die Tuben sind also verschlossen. Diese Methode kann keine Aussage darüber machen, ob die Eileiter frei beweglich sind, ob der Eiaufnahmemechanismus intakt ist und ob sich an den Tubenwänden Verwachsungen befinden, die zwar für das Gas nur einen geringen Widerstand bilden, die Durchgängigkeit für die Spermien jedoch erheblich stören können.

Hysterosalpingographie

Einen besseren Überblick über die Funktion der Tuben und den Zustand des Uterus gibt die röntgenologische Untersuchung der beiden Organe, die *Hysterosalpingographie* (griech.:

hysterion = Gebärmutter; griech.: salpinx = Eileiter). Dabei wird die Gebärmutter nicht mit Gas sondern mit einem Kontrastmittel gefüllt, dessen Weg man auf dem Röntgenschirm beobachten kann. Man erkennt deutlich, ob die Flüssigkeit durch die Tuben abfließt und vor allem, wie weit sie abfließt. Damit kann man auch den Ort etwa vorhandener Tubenverschlüsse genau lokalisieren. Darüber hinaus läßt die Ausbreitung des Kontrastmittels in der Gebärmutterhöhle Rückschlüsse auf Verwachsungen, Vernarbungen oder auch Tumoren zu, die unter Umständen operativ entfernt werden müssen. Die Strahlenbelastung des Eingriffs ist zwar so gering, daß Schädigungen auszuschließen sind, dennoch sollte man häufige Wiederholungen dieser Prozedur möglichst vermeiden.

Laparoskopie

Die beste Methode, sich einen Gesamtüberblick über die Organe im kleinen Becken und ihre Funktion zu verschaffen, bietet die *Bauchspiegelung* oder *Laparoskopie* (Abb. 12). Der Eingriff ist unkompliziert. Die Bauchhöhle wird mit Gas (CO_2 oder N_2O) aufgefüllt. Dadurch lösen sich die einzelnen Organe voneinander und von der Bauchwand. Im Bereich des Nabels wird ein kleiner Schnitt durch die Bauchdecke gemacht, der so fein ist, daß keine Narben verbleiben. Durch diesen Schnitt wird das Laparoskop geführt, eine Art Kanüle, an deren Ende sich ein Spiegel befindet. Auf der anderen Seite ist ein Objekt an das Gerät angeschlossen, durch das man von außen erkennen kann, was der Spiegel von innen erfaßt: den Zustand und die Lage des Uterus, der Eierstöcke und der Eileiter mit ihrem Eiauffangmechanismus, den Fibrientrichtern. Man erkennt außerdem Verwachsungen, Vernarbungen oder auch Entzündungen an Ovar, Uterus und Eileitern und schließlich die verschiedenen Phasen der Follikelreifung.

Der Vorteil der Bauchspiegelung gegenüber anderen Methoden der Diagnostik liegt darin, daß dabei gleichzeitig bestimmte therapeutische Maßnahmen möglich sind. Leichtere Verwachsungen an den Organen können während dieses Eingriffs gelöst

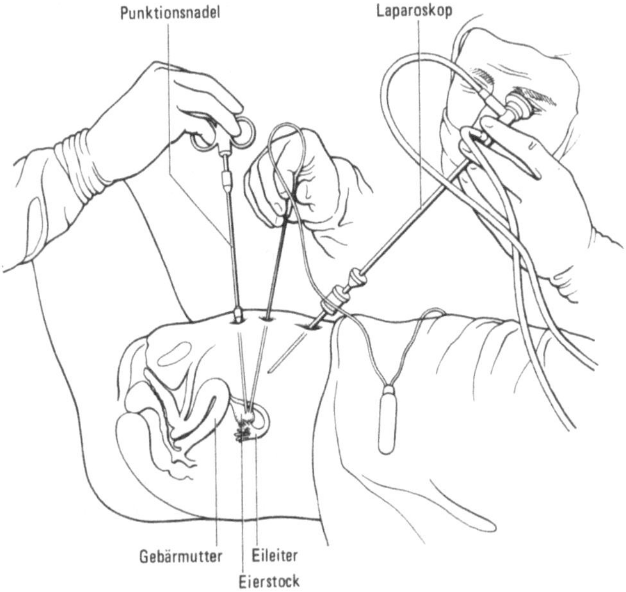

Abb. 12 Schematische Darstellung einer Laparoskopie (aus: D. Krebs, Praktikum der extrakorporalen Befruchtung. Urban & Schwarzenberg, München – Wien – Baltimore 1984).

werden, indem man mit einem weiteren Schnitt ein Messer oder eine Pinzette in die Bauchhöhle einführt und unter der Sicht des Laparoskopes die Verwachsungen ablöst. Der Patientin erspart dies häufig einen zweiten Eingriff mit einer Narkose und im Idealfall sogar weitere therapeutische Maßnahmen.

Darüber hinaus erlaubt dieser Eingriff definitive Aussagen über die Chancen einer Schwangerschaft. Stellt sich beispielsweise heraus, daß beide Eileiter undurchgängig sind und aller Wahrscheinlichkeit nach auch durch eine mikrochirurgische Operation nicht wiederhergestellt werden können, wird die betroffene Frau auf natürlichem Wege sicher nicht mehr schwanger werden. Es wäre in diesem Fall sinnlos, sie einer weiteren Diagnostik und Therapie auszusetzen. Es sei denn, sie entschließt sich zusammen mit ihrem Partner dazu, die Möglichkeiten der Reagenzglasbefruchtung zu versuchen. Die Erfolgsaussichten der In-vitro-Fertilisation liegen derzeit bei ca. 15–20%.

Die Methode ist noch immer umstritten, denn sie birgt auch die Gefahr in sich, daß sich die bereits vorhandenen Konflikte durch die ethischen und psychischen Probleme der In-vitro-Fertilisation verschärfen. Das gilt vor allem für die Frau, denn sie hat die Hauptlast der Untersuchungen und Behandlungen zu tragen. Es ist zweifelhaft, ob ein Mann derartigen Eingriffen an seinem Körper zustimmen würde weil seine Frau sich Kinder wünscht. Die Kinderwunschsituation gehört zu den Lebensbereichen, in denen Frauen lernen müssen, sich dieselbe Entscheidungsfreiheit zuzubilligen wie die Männer. Sie müssen auch den Mut haben, eine Sterilitätsbehandlung zu unterbrechen oder auch abzubrechen, wenn sie merken, daß die daraus entstehenden Konflikte für sie zu groß werden. Eine solche Entscheidung muß notfalls auch gegen den Wunsch des Partners und gegen ärztliche Argumente gefällt werden.

Literatur zu Kapitel 5

[1] Schirren, C., F. Leidenberger, P. Stoll: Die kinderlose Ehe. Gynäkologische, andrologische und psychologische Aspekte, S. 14. Deutscher Ärzte-Verlag GmbH (Ft 34), Köln 1980

Kapitel 6

Andrologie

Die *Andrologie* oder *Männerheilkunde* ist ein relativ junger Zweig der medizinischen Wissenschaften. Er hat allerdings in den letzten 10–15 Jahren einen enormen Aufschwung erfahren. Der Anstoß dazu kam einmal von den verwandten Fachgebieten, der Dermatologie und der Urologie. Diese Fachärzte für Haut- und Geschlechtskrankheiten sowie für Harnwegskrankheiten waren über lange Zeit die einzigen, die sich mit den Erkrankungen der männlichen Geschlechtsorgane befaßten. Seinen Hauptimpuls aber hat dieses Spezialgebiet der Medizin gewiß aus der Problematik der sterilen Ehe erhalten, die seit den 60er Jahren immer stärker in das Bewußtsein der medizinischen Wissenschaft gerückt ist.

> „Insgesamt beruht das Problem auf der Tatsache, daß die Betreuung eines kinderlosen Paares den einzigen Fall in der gesamten Medizin darstellt, bei dem sich die Symptomatik auf mehr als eine Person erstrecken kann" [1].

Diese spezielle Problematik der sterilen Ehe verlangt heute auch vom Gynäkologen andrologisches Basiswissen. Er muß in der Lage sein, andrologische Befunde zu interpretieren. In Zukunft werden – so der Androloge *H. H. Pusch* – „Zentren, die sich speziell mit Sterilitätsproblemen beschäftigen, ohne einen Andrologen vor Ort nicht mehr auskommen" [2].

Immer noch ist es in den meisten Fällen die Frau, die den ersten Schritt zu einer Kinderwunschberatung macht. Der Gynäkologe ist damit der erste Ansprechpartner und dem zufolge auch derjenige, der die Koordination von Diagnose und Therapie beider Partner übernehmen muß.

Die Geburtshilflich-Gynäkologische Universitätsklinik Graz hat kürzlich die Ergebnisse einer Studie veröffentlicht, in der die Reaktionen des Mannes auf die Untersuchung in einer Frauenklinik erfaßt wurden:

- 72% der Männer gaben an, daß sie sich durch eine andrologische Untersuchung in einer Frauenklinik nicht belastet fühlten;
- 63% hielten es für gut, mit ihrer Frau gemeinsam zur Untersuchung zu kommen;
- 49% gaben zu, daß es sie Überwindung gekostet hatte, sich das erste Mal andrologisch untersuchen zu lassen;
- 18% der Männer empfanden die Masturbation zur Samengewinnung als Belastung und
- 38% fühlten sich dabei bedingt belastet [3].

Offenbar beginnen die Männer zu akzeptieren, daß eine andrologische Untersuchung sich in ihrer Wertigkeit von Untersuchungen anderer Art nicht unterscheidet. Die Einsicht, daß der Befund einer eingeschränkten Zeugungsfähigkeit nicht gleichbedeutend ist mit Impotenz, mag zu dieser Entwicklung beitragen. Dennoch wird es noch eine Weile dauern, bis Männer gelernt haben, mit ihrem Körper ebenso vertraut umzugehen, wie Frauen es tun. Frauen haben eben – und das zeigt sich in dieser Situation besonders deutlich – ein intimeres und selbstverständlicheres Verhältnis zu ihrem Körper als Männer. Allein die monatlichen Blutungen und die häufig damit verbundenen Schmerzen hindern die Frau daran, ihren Körper einfach zu „vergessen". Schwangerschaft, Geburt, Wochenbett, Stillen – all das sind Geschehnisse, die ganz eng mit dem Frau-Sein verbunden sind, mit dem weiblichen Körper, dessen Reaktionen die Frau auf diese Weise sehr genau zu empfinden und zu interpretieren gelernt hat. Sie durfte sich auch zu allen Zeiten ohne Scheu zu dem bekennen, was wir heute „Körpersprache" nennen, und worunter auch Weichheit und Zärtlichkeit zu verstehen sind. Diese Attribute gehörten von jeher zu dem Bild und der Rolle der Frau.

Anders ist es beim Mann. Seine Erziehung ging über Jahrhunderte hinweg dahin, stark sein zu müssen. Er durfte seine Gefühle nicht zeigen und seinen Körper hatte er als eine Art „Instrument" zu verstehen, das in allen Lebenslagen so perfekt wie möglich zu funktionieren hatte. Schwächen oder andere natürliche Reaktionen und Bedürfnisse des Körpers paßten nicht in das Bild von der männlichen Stärke und mußten unterdrückt werden. Es ist kein Wunder, daß der Mann nun erst langsam lernt, seinen Körper zu erkennen und unbefangen mit ihm umzugehen. Dabei wird er mit der Zeit auch lernen, vorhandene Mängel zu akzeptieren, ohne gleich an seiner Männlichkeit zu zweifeln.

Es wäre allerdings falsch, aus der männlichen Scheu vor konkreten andrologischen Untersuchungen und ihrem Befund zu schließen, daß Männer auch heute noch dazu neigen, der Frau die „Schuld" an der Kinderlosigkeit zuzuschieben. Das belegt die Grazer Studie: „Immerhin sind 98% der Befragten der Meinung, daß der unerfüllte Kinderwunsch ein Problem beider Partner ist" [4].

Die Entwicklung der Sterilitätsdiagnostik und -therapie wird dementsprechend weiter dahin tendieren, die gynäkologische und andrologische Komponente des Untersuchungsganges miteinander zu verbinden. Es ist zu wünschen, daß die Ausbildungsangebote für den Fachbereich Andrologie in der nächsten Zukunft besser ausgebaut werden. Nur so kann einem sterilen Paar optimal dabei geholfen werden, sich den Wunsch nach einem eigenen Kind zu erfüllen.

1. Diagnose und Therapie der männlichen Fertilitätsstörungen

Bei der Suche nach den männlichen Störungen der Zeugungsfähigkeit hat es der Androloge in vielerlei Hinsicht leichter als sein Kollege aus der Frauenheilkunde. Das ergibt sich schon aus der Anatomie des männlichen Körpers. Die Keimdrüsen liegen beim Mann nicht tief in der Bauchhöhle verborgen, sondern sind von außen sicht- und tastbar. So lassen sich Veränderungen feststellen, ohne daß man gleich zu operativen Maßnahmen greifen muß. Selbst das Produkt der Keimdrüsen, die Spermien, kann durch Masturbation verhältnismäßig leicht gewonnen und sofort im Labor unter dem Mikroskop beurteilt werden. Aus der Krankengeschichte ergeben sich beim Mann konkretere Hinweise auf die Ursache von Störungen als es bei der Frau der Fall ist.

Die andrologische Untersuchung umfaßt im wesentlichen zwei große Komplexe: die Anamnese und das Spermiogramm. Bei der Anamnese spielen nicht nur die Vorerkrankungen des Mannes eine Rolle, sondern sie sollte auch Angaben über die aktuellen Lebensumstände und -gewohnheiten enthalten. Dazu zählen physische und psychische Belastungen am Arbeitsplatz, der Konsum von Alkohol, Nikotin und Medikamenten. Beim Spermiogramm geht es darum, mit Hilfe einer mikroskopischen, einer morphologischen und einer physikalischen Analyse die Qualität der Spermien, ihre Anzahl und Beweglichkeit sowie die Zusammensetzung der Samenflüssigkeit zu beurteilen. In welcher Reihenfolge diese Untersuchungskomplexe stattfinden, richtet sich nach der individuellen Problematik des Patienten, und ergibt sich aus den Vorgesprächen mit dem Arzt.

2. Anamnestische Hinweise auf Intertilität und Subfertilität

Eine der gefährlichsten Entwicklungsstörungen des Mannes im Hinblick auf seine Zeugungsfähigkeit ist der *Hodenhochstand,* der *Kryptorchismus.* Bei einer normal verlaufenden Entwicklung müssen die Hoden eines neugeborenen Jungen bei der Geburt oder spätestens kurz danach von selbst in den Hodensack absinken. Geschieht dies nicht, muß der Arzt eingreifen. Bis vor einigen Jahren wartete man damit oft bis zum zweiten oder gar dritten Lebensjahr des Jungen. Inzwischen haben die andrologischen Forschungen über die männlichen Zeugungsstörungen ergeben, daß bereits diese frühkindliche Anomalie einen entscheidenden Negativeinfluß auf die Spermiogenese des erwachsenen Mannes haben kann. Der Wärmeeinfluß, dem die Hoden im Bauchinneren ausgesetzt sind, kann zu einer nicht wieder gutzumachenden Zerstörung der Ursamenzellen führen. Als Folge davon reifen später entweder gar keine oder zu wenig vollausgebildete und befruchtungsfähige Spermien heran. Deshalb wird der Hodenhochstand heute bereits zwischen dem dritten und dem achtzehnten Lebensmonat des Kindes behandelt, wobei sich als Therapie eine Hormonbehandlung oder auch ein kleiner operativer Eingriff anbietet.

Auch die an sich harmlose Kinderkrankheit *Mumps* kann für einen Jungen gefährlich sein. Diese Krankheit äußert sich in einer schmerzhaften Schwellung der Ohrspeicheldrüsen. Bei einem Jungen sind meistens auch die Keimdrüsen davon in Mitleidenschaft gezogen. Je nach der Schwere des Krankheitsverlaufs können dabei weite Partien des Hodens untergehen, die sich nicht mehr regenerieren. Es ist daher durchaus sinnvoll, Kinder – vor allem aber kleine Jungen – zwischen dem ersten und dem dritten Lebensjahr gegen Mumps impfen zu lassen.

Grundsätzlich können alle Infektionen im Bereich der Geschlechtsorgane für den Mann gefährlich werden. Entzündungen gehen im allgemeinen mit einer Schwellung und einem Wärmestau der betroffenen Organe einher. Sind die Hoden davon berührt, wird auch die Spermiogenese beeinträchtigt sein. Eine frühzeitig eingeleitete Antiobiotika-Therapie, die die jeweiligen Erreger gezielt vernichtet, kann eine definitive Schädigung der Spermienreifungsvorgänge verhindern.

3. Der Einfluß von Alkohol, Nikotin, Medikamenten und psychischen Streßfaktoren auf die Zeugungsfähigkeit des Mannes

Es ist unbestritten, daß Alkohol und Nikotin ebenso wie die kontinuierliche Einnahme bestimmter Medikamente die Spermiogenese des Mannes zumindest zeitweilig erheblich stören kann. Das bedeutet nicht, daß jeder Mann, der raucht und trinkt und seine Kopfschmerzen von Zeit zu Zeit mit einem entsprechenden Schmerzmittel bekämpft damit rechnen muß, infertil oder subfertil zu werden. Die Auswirkungen dieser Gifte sind individuell unterschiedlich und hängen von der persönlichen Konstitution des einzelnen ab. Wenn sich aber Konzeptionsschwierigkeiten einstellen, kann durchaus der Konsum dieser Genußmittel dafür verantwortlich sein. Im Extremfall hilft dann nur der radikale Verzicht. Dabei mag es noch angehen, dem abendlichen Wein oder Bier zu entsagen, aber jeder starke Raucher weiß wie schwer es ist, sich von dieser Sucht zu befreien. Offensichtlich ist aber die Motivation des Kinderwunsches bei vielen Männern so ausgeprägt, daß sie sich von dieser Gewöhnung lösen:

> „Analog zur starken Motivation dieses Klientels (Kinderwunschpatienten) läßt sich auch eine überdurchschnittliche Compliance bei Behandlungsmaßnahmen konstatieren. Die Ausschaltung bekannter Noxen im andrologischen Bereich als erstem Schritt der Therapie macht z. B. bei Rauchern eine vollständige Nikotinkarenz erforderlich. Diese wird von 86% der Männer eingehalten" [5].

Der Verzicht auf Alkohol und Nikotin wird allerdings nur dann eine positive Wirkung haben, wenn diese Gifte oder Noxen auch primär für die Infertilität oder Subfertilität des Mannes verantwortlich sind. Ist der Genuß von Alkohol und Zigaretten nur sichtbarer Ausdruck einer tieferliegenden psychischen Störung des Patienten, kann damit zwar eine Besserung des gesamten Gesundheitszustandes erreicht werden, die Spermiogenese aber wird weiterhin gestört bleiben. Physische und psychische Streßfaktoren können sich auf die Samenzellreifung so belastend auswirken, daß der Mann tatsächlich zeugungsunfähig wird. Die Schädigung muß nicht definitiv sein, und manchmal reicht ein längerer Urlaub aus, um diese Störung zu korrigieren.

Schwieriger wird es, wenn es sich um tiefgehende psychogene Faktoren handelt, die sich beispielsweise direkt auf das Sexualverhalten des Mannes auswirken. Auf die Dauer kann daraus eine Impotenz entstehen, obwohl der Mann organisch ganz gesund ist. Eine psychisch bedingte Impotenz kann einen Kreislauf auslösen, aus dem der Betroffe alleine nicht mehr herauskommt. Die Angst, beim Geschlechtsverkehr zu versagen führt dazu, daß der Penis sich nicht mehr versteift oder aber daß der Samenerguß bereits vor dem Beischlaf erfolgt. Die Angst vor jeder neuen sexuellen Begegnung wächst und um ihr zu entgehen, zieht sich der Mann immer stärker in sein

Berufsleben zurück. Oder er verlegt seine Freizeitgestaltung zunehmend aus dem häuslichen Bereich in die Gesellschaft von anderen Männern. Dort wird er sexuell nicht gefordert und kann seine Schwäche beispielsweise mit Bier und Schnaps kompensieren. Je stärker er sich dabei aus der partnerschaftlichen Beziehung zurückzieht, um so belastender werden die Spannungen in dieser Beziehung. Ein Kind scheint dann oft der einzige Ausweg aus diesem unglückseligen Kreislauf zu sein. Für den Mann wäre es der Beweis seiner letztlich doch intakten Männlichkeit; für die Frau wäre das Kind der Mensch, dem sie ihre aufgestaute und unbefriedigte Zärtlichkeit und Fürsorge schenken könnte.

Beispiele wie diese machen deutlich, daß es in der Sterilitätsbehandlung auch beim Mann nicht ausreicht, nur die äußeren und sichtbaren Symptome der Infertilität oder Subfertilität zu behandeln. Das Ziel jeder Kinderwunschbehandlung liegt darin, einem Paar zu einem eigenen und gesunden Kind zu verhelfen. Aber man muß dabei auch an das zukünftige Wohl dieses Kindes denken und sich fragen, was aus einem Kind werden wird, dessen Existenz Ausdruck der Kompensation tiefgreifender emotionaler oder psychischer Defizite seiner Eltern ist. Eine psychosomatische Betreuung der Kinderwunschpatienten kann sicher sehr viel dazu leisten, diese verborgenen Schwierigkeiten bewußt zu machen, und damit den zukünftigen Eltern und ihrem Kind helfen.

4. Das Spermiogramm

Die Krankengeschichte, die Gespräche zwischen Arzt und Patient und die körperliche Untersuchung des Mannes geben in der Regel schon differenzierte Hinweise auf die Ursachen der Infertilität. Den *Grad* der Zeugungsunfähigkeit kann nur das *Spermiogramm* erbringen, die Analyse der Samenflüssigkeit und der Spermien.

Für einen Teil dieser Untersuchungen darf das Sperma nicht länger als maximal 30 Minuten der Luft ausgesetzt sein, da es sich sehr schnell verflüssigt. Außerdem sollte der Mann 5–6 Tage vor dem Spermiogrammtermin sexuelle Enthaltsamkeit üben. Nach einer solchen ungefähr einwöchigen Karenz befindet sich in den Nebenhoden normalerweise eine ausreichende Menge vollausgereifter Spermien. Das Sperma gewinnt der Mann durch Masturbation. Technisch gesehen ist es am günstigsten, wenn er dazu in die Klinik kommt, in der sich auch das Untersuchungslabor befindet. Einige Männer haben jedoch große Schwierigkeiten, die Selbstbefriedigung auf Befehl und noch dazu in der sterilen Atmosphäre eines Klinikraumes durchzuführen. Manchmal erweist es sich als hilfreich, wenn die Partnerin dabei ist oder wenn der Akt der Masturbation in einem nahegelegenen Hotelzimmer und nicht im Krankenhaus stattfinden kann. Der Arzt muß sich also unter Umständen in Geduld fassen, und er muß einkalkulieren, daß mehrere Termine nötig sein können, um das „Material" für ein Spermiogramm zu erhalten. Die Aufgabe des Mannes ist mit der Abgabe seines Ejakulats erst einmal beendet. Das Sperma kommt ins Labor und wird dort im Hinblick auf seine physikalische, morphologische und biochemische Beschaffenheit untersucht.

Physikalische Spermauntersuchung

Die Konsistenz normalen und gesunden Spermas ist direkt nach der Entleerung zähflüssig und flockig, von weißlicher bis graugelber Farbe und einem Geruch, der dem von Kastanienblüten ähnelt. Nach ungefähr 10 Minuten beginnt es sich zu verflüssigen. Eine unmittelbar nach der Ejakulation flüssige Spermakonsistenz deutet darauf hin, daß die Prostata und die Samenbläschen nicht ausreichend funktionieren. Die Prostatadrüse sondert ein Sekret ab, das die bis dahin passiven Spermien befähigt, sich von sich aus zu bewegen. Ein großer Teil der Samenflüssigkeit besteht aus diesem energiespendenden Prostatasekret. Ist jedoch die Prostatafunktion durch eine Entzündung, einen Tumor oder irgendeine andere Erkrankung gestört, bleibt die Samenflüssigkeit dünn und die mikroskopische Untersuchung zeigt dann in der Regel auch kaum bewegungsfähige Spermien. Auch das Fehlen der Duftkomponente läßt auf eine Prostatastörung schließen und zwar auf eine Atrophie dieses Organs, eine krankhaft bedingte Zurückbildung.

Veränderungen in der Farbe des Spermas schließlich können ernährungsbedingt sein. Sie können aber auch auf die Einnahme bestimmter Medikamente zurückzuführen sein, ebenso wie auf eine zu kurze sexuelle Karenz. Beträgt das Intervall zwischen dem letzten Geschlechtsverkehr und dem für das Spermiogramm gewonnenen Ejakulat nur zwei oder drei Tage, wird das Sperma glasiger.

Auch der pH-Wert der Samenflüssigkeit wird im Rahmen der physikalischen Analyse mit dem Ziel bestimmt, etwa verborgene Entzündungen zu entdecken. Eine Infektion in den samenableitenden Wegen, in den Nebenhoden und natürlich auch in den Hoden bewirkt ein Ansteigen des pH-Wertes, wobei erst die Differentialdiagnose den Sitz des Entzündungsherdes bestimmen kann.

Morphologische Spermauntersuchung

Die *Morphologie* ist die Lehre von den Formen und Strukturen der Organe und Sekrete des Körpers. Im Rahmen der Spermaanalyse wird eine bestimmte Menge Samenflüssigkeit unter dem Mikroskop auf die Spermienanzahl, ihre Form und ihre Beweglichkeit hin untersucht und auf der Grundlage einer Tabelle, die die Normwerte für gesundes, befruchtungsfähiges Sperma angibt, bewertet (Tab. 1).
Frisches Sperma wäre zu zähflüssig, um die Spermien darin entdecken und analysieren zu können. Mit der mikroskopischen Untersuchung wartet man daher, bis das Sperma sich verflüssigt hat. In der Vergrößerung kann man dann deutlich sehen, ob überhaupt Spermien vorhanden sind, ob ihre Anzahl ausreicht und ob ihr Aufbau vollständig ist. Die Beweglichkeit der vorhandenen Spermien wird in mehreren Etappen beurteilt und zwar kontinuierlich über mehrere Stunden hinweg. Selbst wenn die meisten der vorhandenen Spermien auf den ersten

Tabelle 1 Übersicht der Normwerte des Spermas (Auszug) [6]

Menge	2,0 – 6,0 ml
Geruch	kastanienblütenartig
Farbe	grau-weiß-gelblich
Konsistenz	zähflüssig, flockig
Spermatozoenzahl	über 40 Mill/ml
Spermatozoenmotilität	
sehr lebhaft	40% oder 50%
mäßig	20% oder 30%
unbeweglich	30%
Spermatozoenmorphologie	über 60%

Blick voll beweglich erscheinen, erlaubt das noch keine definitive Beurteilung ihrer Befruchtungsfähigkeit, da sie einen weiten Weg zurückzulegen haben bis sie ein befruchtungsfähiges Ei treffen. Normalerweise verlieren Spermien innerhalb von vier Stunden zwischen 10% und 20% ihrer anfänglichen Beweglichkeit (Motilität). Je schneller dieser Abbau vor sich geht, desto mangelhafter ist ihre Befruchtungsfähigkeit.

Anzahl und Form der Spermien wird zunächst einmal nur grob geschätzt. Erst weitere Untersuchungen mit speziellen Einfärbungen des Präparates erlauben hier eine genaue Aussage. Finden sich auf den ersten Blick keine Spermien in der Flüssigkeit, fertigt man ein sogenanntes *Spermasediment* an. Dafür zentrifugiert man die Samenflüssigkeit, so daß sich die schwereren Bestandteile, zu denen auch die Spermien gehören, unten im Reagenzglas absetzen. Die Flüssigkeit als leichter Bestandteil bleibt oben. Erkennt man dann im Sediment Spermien, ist damit immerhin der Nachweis erbracht, daß die samenableitenden Wege nicht verstopft sind. Um die Qualität der Samenfäden zu bestimmen bedarf es weiterer Untersuchungen des Spermas.

Biochemische Spermauntersuchung

Die Samenflüssigkeit setzt sich aus verschiedenen Substanzen zusammen, die in einem ganz bestimmten Mengenverhältnis zueinander stehen müssen. Ein sehr wesentlicher Bestandteil ist die Fruktose. Sie ist für die Spermien eine Art Energiespender. Die Spermien bauen die Fruktose ganz gezielt ab und setzen sie in Energie, also in Bewegung um. Ein Teil der Fruktose wird von der Prostata gebildet, der Rest entsteht durch die Testosteronproduktion in den Leydig-Zwischenzellen.

Mit der biochemischen Analyse des Spermas lassen sich auch bei einem zunächst normal erscheinenden Spermienbild Qualitätsveränderungen feststellen, die ihre Ursachen in einer gestörten Funktion der Drüsen und ihrer Sekretbildung oder des Hormonkreislaufes haben. Für eine gezielte Therapie bedürfen die aus der biochemischen Untersuchung gewonnenen Erkenntnisse einer weiterführenden Diagnostik. Hormonell bedingte Störungen der Spermienreifung werden beim Mann ebenso wie die Follikelreifungsstörungen der Frau mit den Hormonen HMG/HCG reguliert.

Das Spermiogramm bietet also eine Fülle diagnostischer Aussagen über den Grad der Zeugungsfähigkeit eines Mannes. Der persönliche Einsatz des Mannes ist dabei recht gering. Nur dann, wenn die Werte des ersten Spermiogramms sehr stark von der Norm abweichen, muß er nach einer gewissen Zeit zu einem Kontrollspermiogramm in die Klinik. Auch hier zeigt sich die ausgeprägte Motivation der Kinderwunschpatienten, da rund 91% der Männer pünktlich zur Kontrolle erscheinen. [7].

Bestand nach der ersten Untersuchung der Verdacht, daß die mangelhafte Spermienqualität auf den Konsum von Alkohol, Nikotin oder ähnliches zurückzuführen sein könnte, sollte der Patient den Genuß dieser Noxen zumindest in der Zeit zwischen den beiden Spermiogrammen erheblich einschränken oder besser ganz darauf verzichten. Auch Entzündungen oder andere Erkrankungen, die möglicherweise bei der Erstuntersuchung erkannt wurden, sollten vor der Durchführung der Kontrolle ausgeheilt sein. Im übrigen sollten für das Kontrollspermiogramm nach Möglichkeit die gleichen Bedingungen herrschen, wie beim ersten Mal. Nur so kann der Androloge eine weitgehend gesicherte Prognose über die Zeugungsfähigkeit seines Patienten stellen.

5. Spermiogrammbefund und Zeugungsfähigkeit

Bei der männlichen Samenflüssigkeit handelt es sich nicht um eine tote Materie, sondern um ein lebendiges Produkt des Körpers. Dementsprechend sind die Qualitätsmerkmale, die in Tabelle 1 für gesundes und befruchtungsfähiges Sperma angegeben wurden, keine absoluten Normwerte. Es handelt sich dabei um Richtwerte, auf die man sich international geeinigt hat, um eine gemeinsame Basis für die Spermiogrammaussage zu haben. Die Qualität der Samenflüssigkeit ist – wie jede andere Körperreaktion auch – gewissen Schwankungen ausgesetzt. Individuelle, auch unter den Richtwerten liegende Ergebnisse brauchen darum keineswegs zu bedeuten, daß der Mann definitiv zeugungsunfähig ist.

Oligozoospermie

Ein Spermiogrammbefund mit der komplizierten Bezeichnung *Oligozoospermie* ist dann gegeben, wenn sich auch in der Kontrolluntersuchung in einem Milliliter Samenflüssigkeit weniger als 40 Millionen Spermien befinden, von denen weniger als 60% von normaler Gestalt und Beweglichkeit sind. Eine Oligozoospermie ist in jedem Fall Ausdruck einer eingeschränkten Zeugungsfähigkeit. Sinkt die Spermiendichte unter 20 Millionen pro Milliliter Samenflüssigkeit, ist die Möglichkeit einer Befruchtung sehr gering. Da Ausnahmen bekanntlich die Regel bestätigen, kann es dennoch auch unter diesen schlechten Voraussetzungen manchmal doch zu der ersehnten Schwangerschaft kommen. Es hat ja auch schon Frauen gegeben, die eines Tages Mutter wurden, obwohl sie nur noch einen Eileiter hatten, der zudem auch noch als undurchlässig galt.

Hypospermie-Asthenozoospermie

Die *Hypospermie* gilt als Diagnose einer eingeschränkten Fertilität. Kennzeichnend für dieses Bild ist die geringe Menge von Samenflüssigkeit mit weniger als 2 Milliliter Sperma pro Ejakulation mit einer Spermiendichte von 20 bis 40 Millionen.

Auch der Befund der *Asthenozoospermie* fällt in den Grenzbereich zwischen Infertilität und Subfertilität. Struktur und Anzahl der Spermien können hier durchaus im Normbereich liegen, aber weniger als 60% davon verfügen über eine normale Beweglichkeit. Damit ist die Chance, daß tatsächlich eines der Samenfäden den langen Weg von der weiblichen Scheide bis zur Eizelle bewältigt, äußerst gering.

Für die Diagnose einer nicht behebbaren, absoluten Infertilität reichen auch die Aussagemöglichkeiten des Spermiogramms nicht aus. Sie sollte ohnehin sehr vorsichtig gestellt werden und bedarf in jedem Fall einer umfassenden Abklärung sämtlicher in Frage kommender Ursachen und ihrer voraussichtlichen Therapieerfolge.

Ebenso wie bei der Frau können auch beim Mann chirurgische Eingriffe oder langwierige Hormonbehandlungen notwendig werden. Bevor der Androloge sich dazu entschließt, wird er sicherzustellen suchen, daß die Partnerin ohne Einschränkungen in der Lage ist, ein Kind zu empfangen und auszutragen. Auch im umgekehrten Fall entschließt man sich erst dann zu invasiven und für die Frau mit Risiken verbundenen Maßnahmen, wenn die Fertilität des Mannes nachgewiesen ist.

Der Sinn einer Sterilitätsuntersuchung darf nicht darin liegen, Diagnostik um ihrer selbst Willen zu betreiben, nur weil die moderne Medizin dazu heute eine breite Palette von technischen Möglichkeiten bietet. Das Ziel jeder Behandlung kann nur darin bestehen, einem ungewollt kinderlosen Paar mit so wenig Aufwand wie möglich zu einem gemeinsamen Kind zu verhelfen. Durchschnittlich bekommt jedes vierte Paar während der Kinderwunschbehandlung den erhofften Familienzuwachs. Dieser Erfolg ist sicher auch auf die intensiver gewordene Zusammenarbeit zwischen Andrologen und Gynäkologen zurückzuführen.

Literatur zu Kapitel 6

[1] Pusch, H. H.: Die andrologische Sprechstunde als integrierender Bestandteil der Sterilitätsambulanz. In: Spezielle Gynäkologie und Geburtshilfe (Hrsg. Burghardt), S. 227. Springer, Berlin – New-York 1985
[2] ebda, S. 232
[3] ebda, S. 228/229
[4] ebda, S. 229
[5] ebda, S. 229
[6] ebda, S. 229
[7] ebda, S. 229

Kapitel 7

Homologe und heterologe Insemination

1. Homologe Insemination

Die künstliche Befruchtung einer Frau mit dem Sperma ihres Ehemannes ist eine seit langem praktizierte Methode, dem Vorgang der natürlichen Befruchtung ein wenig nachzuhelfen. Bereits gegen Ende des 19. Jahrhunderts soll der englische Arzt *John Hunter* einer Londoner Tuchhändlersgattin auf diese Weise zu einem Kind verholfen haben [1].

Aus ärztlicher Sicht handelt es sich dabei um einen minimalen Eingriff in das natürliche Geschehen, der ambulant durchgeführt wird. Der Insemination geht die Beobachtung des weiblichen Zyklus über zwei bis drei Monate voran. Gegebenenfalls wird die Follikelreifung und die Ovulation durch eine HMG/HCG-Stimulation unterstützt. In dem Zyklus, in dem die Befruchtung vorgenommen werden soll, empfiehlt es sich, die Follikelreifung durch regelmäßige Ultraschalluntersuchungen zu kontrollieren. Dadurch läßt sich der Zeitpunkt des Eisprungs sehr genau vorausbestimmen. Zum errechneten Termin muß sich auch der Ehemann bereithalten, sein Sperma abzugeben. Mittels einer Kanüle wird die Samenflüssigkeit direkt vor den Muttermund oder in den Gebärmutterhalskanal plaziert. Anschließend muß die Frau eine Weile mit hochgelagerten Beinen liegen bleiben, damit die Samenflüssigkeit nicht wieder ausfließt.

Nach Möglichkeit wird man die homologe Insemination mit dem frischen Sperma des Ehemannes durchführen. Nur wenn dafür technische Schwierigkeiten bestehen, greift man auf Kryosperma zurück, das heißt auf Samenflüssigkeit, die bei −196°C in einer Stickstofflösung eingefroren wurde und bei Bedarf aufgetaut wird. Die Erfahrungen haben gezeigt, daß gesundes Sperma die Tiefgefrierung ohne Schaden übersteht.

Auf jeden Fall verbleiben nach dem Auftauen immer noch genügend gesunde Spermien, die eine Befruchtung möglich machen. Da aber die Spermienqualität des Mannes bei der homologen Insemination ohnehin nur bedingt fertil ist, vermeidet man es nach Möglichkeit, das Sperma dieser zusätzlichen Belastung auszusetzen.

Als Indikation für die homologe Insemination kommt in erster Linie die Diagnose der männlichen Subfertilität in Frage. Man geht dabei von der Vorstellung aus, daß genügend Spermien den verkürzten Weg vom Gebärmutterhalskanal bis zur Eizelle unbeschadet zurücklegen können, obwohl sie von der Anzahl und Beweglichkeit her reduziert sind. Der Erfolg läßt bei dieser Form der Befruchtungshilfe oft lange auf sich warten. Mitunter vergehen mehr als fünf Zyklen, bis es tatsächlich zu einer Schwangerschaft kommt. Noch geringer sind die Erfolgsaussichten, wenn zusätzlich zu der männlichen Subfertilität immunologische Reaktionen im weiblichen Organismus stattfinden. Auch die immunologische Sterilität der Frau kann unter gewissen Umständen als Indikation für eine homologe Insemination gelten. Da die Spermien bei der künstlichen Befruchtung nicht mit dem Schleim des Muttermundes in Berührung kommen, besteht die – wenn auch geringe – Chance einer Befruchtung.

Vom ethischen und vom juristischen Standpunkt aus gesehen, bestehen gegen die homologe Insemination keine Bedenken. Das so gezeugte Kind ist in jedem Fall das eheliche und leibliche Kind seiner Eltern. Schwieriger wird die Sachlage bei der künstlichen Befruchtung mit Spendersamen, der heterologen Insemination.

2. Heterologe Insemination

Der medizinisch-technische Vorgang entspricht dem der homologen Form mit dem Unterschied, daß man hier eher auch auf die Verwendung von Kryosperma zurückgreift. Es gibt nur zwei medizinische Indikationen, die die künstliche Befruchtung einer Frau mit dem Samen eines fremden Mannes rechtfertigen. Das ist die nachgewiesene und nicht therapierbare Zeugungsunfähigkeit des Ehemannes oder die Gefahr, daß das von ihm gezeugte Kind mit schweren genetischen Schädigungen belastet sein könnte.

Die heterologe Insemination ist in der Ärzteschaft von Anfang an umstritten gewesen. Der 62. Deutsche Ärztetag 1959 beschloß ein striktes Verbot der heterologen Insemination. Elf Jahre später stand das Thema auf dem 73. Deutschen Ärztetag erneut zur Debatte. Die gesellschaftlichen Veränderungen jener Jahre, die sich auch in einer Liberalisierung sexueller Fragen und in einem steigenden Mißtrauen gegen alle staatlichen Reglementierungen im Privatbereich des Bürgers bemerkbar machten, veranlaßte auch die Ärzteschaft zu einer Revision ihres Verbots. Die „überholte Position (wurde) zugunsten einer zeitgemäßen und freiheitlichen Betrachtungsweise geräumt" [2], und die heterologe Insemination wurde nicht mehr prinzipiell als Verstoß gegen die ärztliche Standesordnung gewertet.

Für die Entscheidung der Ärzteschaft dürfte auch die veränderte Einstellung zu dem Problem der ehelichen Sterilität beigetragen haben. Seit Beginn der 60er Jahre bekam die Auseinandersetzung mit der Problematik der ungewollten Kinderlosigkeit immer mehr Gewicht. Die meisten Ärzte, die in der Folgezeit die heterologe Insemination durchführten, hatten den Leidensdruck und die psychische Belastung ihrer Kinderwunschpatienten erkannt und billigten entsprechend auch diese Form der Hilfe. Daneben aber hatte sich die Methode als lukratives Geschäft für einige Privatkliniken herausgestellt. Sie erhoben zwar ebenfalls den Anspruch, einzig das Leid ihrer Patienten mindern zu wollen, ließen sich aber ihr soziales und ethisches Engagement teuer bezahlen.

Die Hauptschwierigkeiten der heterologen Insemination liegen in der Person des Samenspenders begründet. Er soll nach Möglichkeit verheiratet sein und – sozusagen als Qualitätsnachweis – eigene Kinder haben. Genetische Vorbelastungen müssen ausgeschlossen sein und er soll in seiner äußeren Erscheinung weitgehend dem Ehemann der zu inseminierenden

Frau entsprechen. Das größte Problem aber ist die Frage der Anonymität: ist es sittlich und juristisch zu rechtfertigen, die Identität des Samenspenders geheimzuhalten? Dient die Wahrung der Anonymität tatsächlich dem Schutz beider Familien – dem des Spenders ebenso wie dem der möglicherweise entstehenden Familie – oder muß man nicht wenigstens dem Kind die Möglichkeit offen lassen zu erfahren, wer sein leiblicher Vater ist?

Juristisch gesehen bewegten sich alle Beteiligten einer heterologen Insemination lange Zeit in einer Grauzone. Es gab und gibt kein Gesetz, das diese Form der Befruchtung verbietet. Vorausgesetzt die Ehefrau des Samenspenders sowie der Ehemann der Empfängerin haben ihre Einwilligung zur Samenübertragung gegeben, interessiert der Vorgang den Juristen solange nicht, wie der Ehemann das so entstandene Kind als sein Kind anerkennt. Nach § 1591 des Bürgerlichen Gesetzbuches gilt ein Kind als ehelich, wenn es innerhalb einer bestehenden Ehe geboren worden ist. Im Verhältnis zu den vielen heterolog gezeugten Kindern hat es sehr selten Ehelichkeitsanfechtungen von Seiten des nicht leiblichen, „sozialen" Vaters gegeben. 1983 allerdings hat der Bundesgerichtshof der Anfechtungsklage eines Mannes stattgegeben, dessen Frau ein durch heterologe Insemination gezeugtes Kind geboren hatte. In der Begründung seines Urteils stellte der Bundesgerichtshof fest, daß die Einwilligkeitserklärung des Mannes zur heterologen Insemination nicht unbedingt rechtsverbindlich sein müsse. Wenn aber der soziale Vater durch eine erfolgreiche Anfechtung seiner Verpflichtungen gegenüber dem Kind enthoben ist, kann der leibliche Vater dazu verurteilt werden, die Unterhaltskosten zu entrichten. Der leibliche Vater eines heterolog gezeugten Kindes aber ist der Samenspender, ungeachtet der Tatsache, daß er in den meisten Fällen nicht einmal die Mutter dieses Kindes kennt.

Die stillschweigend getroffene Übereinkunft zwischen Arzt und Samenspender, dessen Anonymität zu wahren, hat durch dieses Grundsatzurteil erneut die Frage nach der juristischen Verbindlichkeit einer solchen Vereinbarung aufgeworfen. Für den

Fall, daß der Samenspender nicht zu identifizieren ist, könnte der Arzt verpflichtet werden, die materielle Versorgung des Kindes zu übernehmen. Gibt er entgegen der ursprünglichen Zusicherung die Identität des Samenspenders preis, muß er damit rechnen, daß dieser Schadensersatzforderungen gegen ihn geltend macht.

Das Urteil des Bundesgerichtshofes hat also eine erhebliche Unruhe in die lange geübte Praxis der heterologen Insemination gebracht. Die Neigung eines Mannes zur Samenspende dürfte durch die Rechtsunverbindlichkeit der Anonymitätszusicherung nachgelassen haben.

In der Diskussion der Ärzteschaft hat das Problem der heterologen Insemination einen zusätzlichen Aspekt durch die Möglichkeit der In-vitro-Fertilisation bekommen. Die Zeugung eines Kindes im Reagenzglas eröffnet bisher unmögliche Wege der Kombination von Ei- und Samenzellen. Technisch gesehen ist es heute kein Problem mehr, die Eizelle einer Spenderin mit dem Sperma eines Spenders zu befruchten und einer anderen Frau einzupflanzen, die den Embryo dann austrägt. Hielte man an dem Grundsatz der Anonymität fest, dann wird ein Kind geboren, das seine leibliche Mutter nicht kennt; eine Vorstellung, die zumindest vorläufig noch sehr grotesk anmutet.

Der 56. Deutsche Juristentag befaßte sich im September 1986 in Berlin mit den beiden großen Themenkomplexen Sterbehilfe und künstliche Befruchtung.

Alle heute möglichen Formen der künstlichen Befruchtung wurden von der zivilrechtlichen Abteilung des Juristentages als „Therapie zur Überwindung von Unfruchtbarkeit“ anerkannt. Geschieht die Befruchtung im heterologen System, darf der Vater nicht anonym bleiben.

Die Beschlüsse des Juristentages gelten als Empfehlungen für zukünftige Gesetze. Sollte die Ablehnung der Anonymität von Ei- und Samenspendern rechtskräftig werden, nähme die Bundesrepublik Deutschland in dieser Frage eine Sonderstellung ein. In Schweden und in den Vereinigten Staaten von Amerika wird dem Samenspender grundsätzlich Anonymität zugesichert. Der Europarat verabschiedete am 5. 3. 1979 einen Vorschlag, der ebenfalls die Spenderanonymität garantieren und alle verwandtschaftlichen und rechtlichen Beziehungen zwischen dem Spender und dem Kind ausschließen soll [3]. Als Folge der juristischen Unsicherheiten ist in der Bundesrepublik Deutschland die Anzahl der heterologen Inseminationen in den letzten Jahren erheblich zurückgegangen.

Literatur zu Kapitel 7

[1] Heiss, H.: Die künstliche Insemination der Frau, S. 7. Urban & Schwarzenberg, München – Berlin – Wien 1972
[2] Hirsch, G.: Die heterologe Insemination. Fertilität **1** (1985) 46
[3] ebda, S. 47/48

Kapitel 8

In-vitro-Fertilisation und Embryo-Transfer

Im Juli 1978 wurde in England *Louisa Brown* geboren, ein gesundes Mädchen, das mit einem Kaiserschnitt auf die Welt kam. Dennoch unterschied sich dieses Kind von allen anderen Kindern, die jemals geboren worden waren. Seine Geburt war nicht das Ergebnis der geschlechtlichen Vereinigung seiner Eltern, sondern das einer im Labor vorgenommenen Befruchtung. Die Verschmelzung der mütterlichen Eizelle mit der väterlichen Samenzelle fand nicht im Eileiter von Frau *Brown* statt, sondern in einem Reagenzglas. Nachdem sich die Eizelle mehrfach geteilt hatte, wurde sie 21/2 Tage später in den Uterus der Mutter übertragen und entwickelte sich dort ganz natürlich weiter bis zur Geburt der kleinen Louisa.

Diesem Kind, das auf eine so sensationelle Art gezeugt worden war, mußte man natürlich auch einen wissenschaftlichen Namen geben. Im englischen Sprachraum gab es da keine Probleme. Louisa war das erste „test-tube-baby", zu deutsch: Reagenzglasbaby. Es ist nicht einzusehen, warum diese Übersetzung, die den Vorgang so schlicht und treffend beschreibt, nicht in den deutschen Sprachgebrauch eingegangen ist. Wahrscheinlich war denjenigen, die über das Ereignis dieser Zeugung bei uns berichteten, der Ausdruck zu wissenschaftlich trocken, zu wenig spektakulär. Vielleicht durchschauten sie auch die Methode dieser Zeugungsform zunächst nicht. Jedenfalls ging die kleine Louisa als erstes „Retortenbaby" der Welt in die Schlagzeilen der deutschsprachigen Medien ein.

Die Vorstellung, daß man einen Menschen außerhalb des Mutterleibes zeugen kann, war ohnehin für den Laien zunächst kaum faßbar. Die irreführende Bezeichnung „Retortenbaby" weckte zusätzlich Phantasien und Horrorvisionen von einer Glasglocke, in deren Inneren sich – mit Schläuchen und tik-

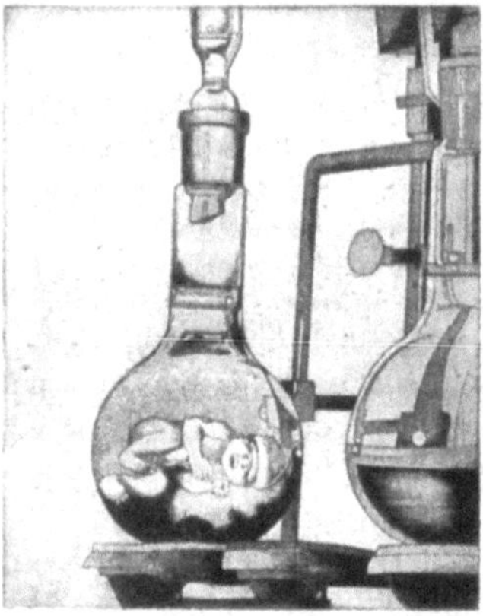

Abb. 13 „Retorte“ Maina-Miriam Munsky.

kenden Apparaten verbunden – ein kleiner Mensch entwikkelte.

Visionen wie diese erinnern an jene Szene in Goethes „Faust II“, in der die Entstehung des Homunkulus in Wagners Labor beschrieben wird (Abb. 13):

„Wagner (ängstlich):
Willkommen zu dem Stern der Stunde!
Doch haltet Wort und Atem fest im Munde!
Ein herrlich Werk ist gleich zustand gebracht.

Mephistoteles (leiser):
Was gibt es denn?

Wagner (leiser):
Es wird ein Mensch gemacht.

Mephistoteles:
Ein Mensch? Und welch verliebtes Paar
Habt ihr ins Rauchloch eingeschlossen?

Wagner:
Behüte Gott! Wie sonst das Zeugen Mode war,
Erklären wir für eitle Possen.
Der zarte Punkt, aus dem das Leben sprang,

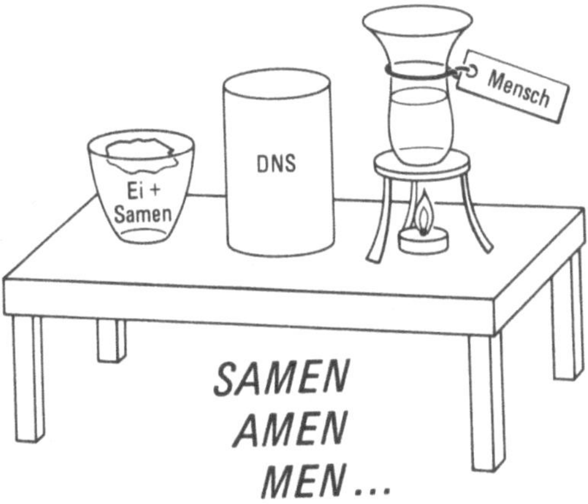

Abb. 14 „Labor-Mensch“ Jo Stein.

Die holde Kraft, die aus dem Innern drang
Und nahm und gab, bestimmt, sich selbst zu zeichnen,
Erst Nächstes, dann sich Fremdes anzueignen,
Die ist von ihrer Würde nun entsetzt;
Wenn sich das Tier noch weiter dran ergetzt,
So muß der Mensch mit seinen großen Gaben
Doch künftig höhern, höhern Ursprung haben.

(zum Herd gewendet)
Es leuchtet! Seht! – Nun läßt sich wirklich hoffen
Daß, wenn wir aus viel hundert Stoffen
Durch Mischung – denn auf Mischung kommt es an –
Den Menschenstoff gemächlich komponieren,
In einen Kolben verlutieren
Und ihn gehörig kohibieren,
So ist das Werk im Stillen abgetan.

(Zum Herd gewendet)
Es wird! Die Masse regt sich klarer!
Die Überzeugung wahrer, wahrer;
Was man an der Natur Geheimnisvolles pries,
Das wagen wir verständig zu probieren
Und was sie sonst organisieren ließ,
Das lassen wir kristallisieren“ [1].

Dieses Gemisch aus „viel hundert Stoffen“ hatte auch schon zu Beginn des 16. Jahrhunderts der Arzt *Paracelsus* in seinem Naturkundebuch „De generatione rerum naturalis“ in einer Anleitung zur chemischen Erzeugung eines Menschen erwähnt. Die Erschaffung des Menschen in die eigene Hand zu nehmen, ist ein alter Wunschtraum der Menschheit, und die Vorstellungen über die Mittel, mit denen sich dieser Traum erfüllen könnte, waren in früheren Zeiten nicht weniger unzulänglich als sie sich heute beispielsweise in der Zeichnung des Grafikers *Jo Stein* darstellen (Abb. 14).

Noch zu Beginn unseres Jahrhunderts meinte *Oscar Hertwig*, Direktor des II. Anatomischen Instituts der Universität Berlin, daß es wahrscheinlich niemals möglich sein werde, die Entstehung eines Menschen und die ersten Stadien seiner Entwicklung sichtbar zu machen [2].

Prognosen dieser Art sollte man angesichts der Geschwindigkeit, mit der sich die Reproduktionstechnologien in den vergangenen 80 Jahren entwickelt haben, sehr vorsichtig formulieren. Die Voraussetzung dafür, daß überhaupt neues menschliches Leben entstehen kann, liegt zwar immer noch in der Verschmelzung einer weiblichen und männlichen Keimzelle, aber die Gentechnologen arbeiten bereits daran, das genetische Material befruchteter Eizellen zu manipulieren, um beispielsweise bestimmte Erbkrankheiten in Zukunft auszuschließen.

In nicht allzuferner Zeit wird man nicht mehr nur die Embryonen im Reagenzglas zeugen, sondern auch die Schwangerschaft aus dem Körper der Frau in eine „Retorte“ verlegen können. Tatsächlich soll ein italienischer Arzt namens *Petrucci* im Jahre 1961 in einem Experiment bewiesen haben, daß sich eine außerhalb des Körpers befruchtete menschliche Eizelle bis zum Ende des zweiten Schwangerschaftsdrittels ganz normal in einer Retorte entwickelt habe. Angeblich hat *Petrucci* seinen Versuch in diesem Stadium aus ethischen Gründen abgebrochen [3].

Ethische Schranken aber verlieren für den Forscher unserer Zeit zunehmend an Verbindlichkeit. Niemand weiß genau zu sagen, was hinter den verschlossenen Türen der Labore vor sich geht. Daß jedoch fieberhaft an der Entwicklung einer künstlichen Gebärmutter gearbeitet wird, steht für Eingeweihte außer Frage. Damit wird sich in absehbarer Zeit auch das Problem der Leihmutterschaft von selbst lösen. Frauen die – aus welchen Gründen auch immer – ein Kind nicht selber austragen wollen oder können, werden den gesamten Vorgang von der Zeugung bis zur Geburt der Technik und ihren Gefolgsleuten überlassen.

1. Entwicklung der Methode vom Tierversuch zum Menschen

Im Bereich der Veterinärmedizin hatte man schon vor einigen Jahrzehnten mit den Versuchen zur extrakorporalen Befruchtung und anschließendem Embryo-Transfer begonnen. Diese Experimente dienten nicht allein der Forschung um ihrer selbst Willen, sondern versprachen auch einen erheblichen landwirtschaftlichen Nutzen. Sie eröffneten neue Möglichkeiten, die Zucht von Rindern, Schafen und anderen Nutztieren zu intensivieren und damit bessere und vor allem qualitativ konstantere wirtschaftliche Erträge zu erzielen.

Erst als sich im Tierversuch ein gewisser stabiler Erfolg abzeichnete, ging man daran, die Methode auch auf den Menschen zu übertragen. Die ersten Teams, die sich mit der außerkörperlichen Befruchtung des Menschen befaßten, arbeiteten in Australien und England. Diese Teams setzten sich aus Vertretern verschiedener wissenschaftlicher Fachrichtungen zusammen: aus Biologen, Gynäkologen, Andrologen und Embryologen, sowie den dazugehörigen medizinisch-wissenschaftlichen Assistenten.

Bis zur Geburt des ersten extrakorporal gezeugten Kindes verging eine geraume Zeit intensiver Forschung. Niemand weiß, wieviele befruchtete menschliche Eizellen dabei als reines

Experimentiermaterial verbraucht wurden, und erst nach der Geburt von *Louisa Brown* erfuhr die Öffentlichkeit überhaupt von der Existenz solcher Forschungen.

Der Erfolg der Methode scheiterte zunächst weniger an der In-vitro-Fertilisierung der weiblichen Eizellen, sondern vielmehr am Embryo-Transfer. Die Eizellgewinnung erwies sich als relativ unkompliziert und routinemäßig erlernbar. Auch die Herstellung eines geeigneten Kulturmediums, in dem die befruchtete Eizelle die ersten Teilungen durchlaufen sollte, bot keine große Schwierigkeit.

Der Tierversuch hatte deutlich gemacht, daß die physiologischen Voraussetzungen, unter denen sich der Embryo in der mütterlichen Gebärmutter einnistet, bei den verschiedenen Tierspezies unterschiedlich sind. Auf den Menschen waren die dort gewonnenen Erkenntnisse also nicht übertragbar. Ebenso konnte die Frage, in welchem Reifezustand der Embryo in den Uterus übertragen werden muß, nur durch praktische Versuche beantwortet werden.

Solche Versuche am Menschen unterliegen jedoch ganz anderen ethischen Maximen als Tierversuche. So kann man – um nur zwei Beispiele zu nennen – den Follikelreifungsprozeß der Frau nicht ebenso unbegrenzt mit Hormonen stimulieren, wie den einer Maus oder einer Kuh. Auch die anschließende Bauchspiegelung, mittels der die am Eierstock herangereiften Follikel punktiert werden, kann beim Menschen nicht beliebig oft wiederholt werden.

Die Frage war also zunächst die, ob man den weiblichen Zyklus überhaupt durch die Gabe der beiden Hormone HMG/HCG stimulieren sollte. Der Vorteil einer solchen Hormontherapie liegt darin, daß statt der natürlicherweise am Eierstock heranreifenden einen Eizelle je nach Dosierung der Hormone bis zu 10 Follikel die Eisprungreife erlangen. Der Nachteil dieser Methode liegt in den Gefahren, die sich aus der Überstimulierung für die Gesundheit der Frau ergeben können.

2. Der Weg der menschlichen In-vitro-Fertilisation

Das englische Team um den Gynäkologen *Patrick Steptoe* und den Biologen *Robert Edwards* entschied sich zunächst gegen eine Zyklusstimulation der Frau. Es war nicht nur die Gefahr der Überstimulierung, die die beiden Forscher zu dieser Entscheidung veranlaßte, sondern auch die Vorstellung, daß die Erfolgschancen steigen, je weniger an den natürlichen Abläufen im weiblichen Organismus manipuliert werde. Der Verzicht auf die Hormonbehandlung hatte zur Folge, daß auch der Eisprung gemäß dem natürlichen Zyklusrhythmus der Frau erfolgte. Zwar konnte man diesen Zeitpunkt durch eine intensive Zyklusüberwachung recht genau vorausberechnen, aber man konnte ihn nicht steuern. Das Team mußte also in der Anfangsphase der Versuche rund um die Uhr bereit sein, um notfalls auch mitten in der Nacht eine Bauchspiegelung vornehmen zu können.

Schwieriger als all diese technischen Details war die Bestimmung des optimalen Reifezustands, zu dem der Embryo-Transfer erfolgen sollte. Als frühest möglicher Termin dafür galt zunächst das Achtzellteilungsstadium des Embryos. Es gab auch eine Theorie, derzufolge die Chance der Eieinnistung um so größer werde, je weiter die Reifeteilungen des Embryos außerhalb der Gebärmutter fortgeschritten waren. Einige Teams führten den Transfer deshalb erst durch, wenn aus der befruchteten Eizelle ein Sechzehnzeller geworden war.

Es stellte sich jedoch bald heraus, daß diese Theorie nicht stimmte. Schon aus den Tierversuchen war das Phänomen der *Asynchronität* bekannt. Man versteht darunter eine zeitliche Verschiebung zwischen der Entwicklung der Eizelle im Reagenzglas und der Umwandlung der Gebärmutterschleimhaut zur Eiaufnahme.

Bei der natürlichen Befruchtung in einem der beiden Eileiter reift die Gebärmutterschleimhaut unter dem Einfluß des vom Gelbkörper gebildeten Schwangerschaftsschutzhormons Progesteron parallel zu den Teilungsphasen des Embryos. Wenn er dann im Uterus ankommt, findet er dort die optimalen

Bedingungen für seine Einnistung. Bei der Befruchtung außerhalb des Körpers entsteht eine zeitliche Differenz in diesen beiden Entwicklungsphasen, die offenbar dadurch bedingt ist, daß die Eizelle sich außerhalb des Körpers langsamer teilt als im Eileiter.

Je länger man mit dem Transfer des Embryos wartet, desto geringer wird die Chance einer Einnistung mit nachfolgender intakter Schwangerschaft. Die voll ausgereifte Gebärmutterschleimhaut kann mit dem „unterentwickelten" Embryo nichts anfangen und stößt ihn nach kurzer Zeit ab. Zwischen dem Transfer und der sehr frühen Fehlgeburt liegen meist einige Tage, in denen der meßbare *Hormon*spiegel im Urin der Frau auf eine beginnende Schwangerschaft zu deuten scheint. Der Abgang der Frucht wird von der Frau in der Regel nicht als solcher empfunden, da er mit dem Beginn der nächsten Regel ungefähr zusammenfällt. Medizinisch ist er nur nachweisbar durch den Abfall des Hormons HCG.

Für das Phänomen der asynchronen Entwicklung von Embryo und Gebärmutterschleimhaut könnte es auch noch eine andere Erklärung geben als die der unterschiedlichen Reifegeschwindigkeit. Möglicherweise gehen die Impulse für die Umwandlung der Gebärmutterschleimhaut nicht allein von der Hormonproduktion des Gelbkörpers aus, sondern zusätzlich auch von hormonellen Signalen, die die Eizelle während ihrer Teilungsvorgänge abgibt. Die Eizelle braucht im Reagenzglas ungefähr 72 Stunden, um das Stadium des Achtzellers zu erreichen. Bei der extrakorporalen Befruchtung bliebe die Gebärmutterschleimhaut fast drei Tage ohne diesen Impuls von der Eizelle, wodurch ein nicht mehr aufholbares Reifedefizit entstehen könnte. Diese Theorie ist jedoch bisher nicht wissenschaftlich bewiesen und sie spielt im Grunde auch keine entscheidende Rolle mehr, seitdem man den Embryo im Vierzellteilungsstadium transferiert. Damit hat sich die Zeitspanne, die der Embryo außerhalb der mütterlichen Gebärmutter verbringt, auf ungefähr 40 Stunden verkürzt und die Asynchronität fällt kaum mehr ins Gewicht.

3. Tiefgefrieren menschlicher Embryonen

Im April 1984 machte die In-vitro-Fertilisationsgruppe der Queen-Victoria-Klinik in Melbourne, Australien, Schlagzeilen mit dem „Kind, das aus der Kälte kam“. In Melbourne wurde das erste Kind geboren, das als Embryo zwei Monate in einem Tiefkühlbehälter bei −196°C gelegen hatte.

Damit war der Beweis erbracht, daß man nicht nur Spermien sondern auch befruchtete Eizellen in einer Stickstofflösung einfrieren und unbeschadet wieder auftauen kann. Der Anlaß dafür, die Technik der Kryokonservierung auch auf Embryonen zu übertragen war ursprünglich die Vorstellung, damit die Asynchronität zu umgehen. Wenn es möglich war, die befruchtete Eizelle über einen längeren Zeitraum in dem Stadium einzufrieren, in dem sie übertragen werden sollte, konnte man mit dem Transfer einen der nächsten Zyklen der Frau abwarten. Der Embryo würde dann zu einem Zeitpunkt in den Uterus gegeben, der dem Entwicklungsstadium der Eizelle entspräche. Als die Einfriertechnik von Embryonen schließlich den ersten Erfolg erbrachte, war diese ursprüngliche Indikation längst dadurch überholt, daß man den Transfer im Vierzellteilungsstadium durchführte.

Die meisten Teams waren im Laufe der Zeit dazu übergegangen, den Zyklus der Patientinnen zur In-vitro-Fertilisation mit Hormonen zu stimulieren. Man erhielt damit mehrere Eizellen und konnte die Chance, daß sich wenigstens eine davon fertilisieren ließ, erhöhen. Immer noch aber bestanden die Bedenken, daß sich die Hormonstimulation nachteilig auf den Vorgang der Eieinnistung auswirken könnte. Auch hier bot die erfolgreiche Kryokonservierung den Ausweg, die Embryonen in einem der nächsten, nichtstimulierten Zyklen zu transferieren.

Inzwischen hat sich herausgestellt, daß die Technik der Kryokonservierung von Embryonen noch einen weiteren Vorteil bietet; sie trägt dazu bei, das Problem der sogenannten „überzähligen“ Embryonen zu lösen. Da bei der Hormonstimulation häufig mehr Eizellen befruchtet werden als für den Transfer notwendig sind, bleiben immer wieder Embryonen übrig. Solange man sie noch nicht konservieren konnte, blieb nichts anderes übrig, als sie absterben zu lassen. Auch wenn ein Embryo juristisch vorläufig noch als Sache gilt und keinen personenrechtlichen Schutz genießt, ist die Vernichtung von Embryonen aus ethischer Sicht nicht zu akzeptieren.

Ebenso problematisch ist es aber auch, einer Frau alle Eizellen zu übertragen, die sich befruchten ließen. Das damit verbundene Risiko von Mehrlingsschwangerschaften ist aus ärztlicher Sicht kaum zu vertreten.

> „Als einziger gegenwärtiger Ausweg bietet sich uns derzeit das Einfrieren des befruchteten Eies an, um es dann, wieder aufgetaut, zum optimalen Wachstums-synchronen Zeitpunkt zu transferieren. Da gegenwärtig die Mortalitätsrate (Sterblichkeit, d. Verf.) eingefrorener, befruchteter menschlicher Eizellen bei über 50%, und das der unbefruchteten Eizellen bei über 90% liegt, stellt diese Technik derzeit noch keine Methode deer Wahl dar" [4].

Auch daran, unbefruchtete menschliche Eizellen einzufrieren, wird in den Laboren der In-vitro-Fertilisationsteams gearbeitet.

Samenbanken gibt es schon seit geraumer Zeit. Embryobanken existieren, allen ethischen Bedenken zum Trotz. In naher Zukunft wird es auch Eizellbanken geben. Kinderwunschpaare brauchen sich dann nicht mehr selber zu bemühen, sie können aus einem breiten Angebot von Eizellen und Spermien die genetischen Kombinationen auswählen, die sie sich für ihr Kind wünschen.

4. Zusammenfassung und Ausblick

Im Verhältnis zu den Möglichkeiten, die sich inzwischen aus der In-vitro-Fertilisation des Menschen ergeben haben, wurde *Louisa Brown* beinahe noch „natürlich" gezeugt. Ihre „medizinischen Väter" der Gynäkologe *Patrick Steptoe* und der Biologe *Robert Edwards* hatten weder den Zyklus ihrer Mutter mit Hormonen behandelt, noch sonst irgendwelche Manipulationen an Mutter und Embryo vorgenommen. Im Stadium eines Achtzellers verpflanzt, entwickelte sich Louisa natürlich und ohne Komplikationen in der mütterlichen Gebärmutter.

In-vitro-Fertilisation und Embryo-Transfer gehören heute beinahe schon zur Routine jeder Sterilitätsbehandlung. Weltweit gibt es rund 58 Arbeitsgruppen, in denen weit über 1000 Kinder gezeugt wurden [5]. Allein in der Bundesrepublik Deutschland kamen seit 1982 mehr als 100 extrakorporal gezeugte Kinder auf die Welt.

Die Geburt der kleinen *Louisa Brown* im Jahre 1978 hatte in den Massenmedien zunächst eine kritiklose Welle der Begeisterung ausgelöst. Weltweit bejubelten Journalisten von seriösen Tageszeitungen wie von Boulevardblättern diesen Erfolg der Wissenschaft. Es schien, als seien durch die Methode der In-vitro-Fertilisation die Probleme von Sterilität und Infertilität plötzlich unbedeutsam geworden. Als Folge dieser unrealistischen und aufgebauschten Berichterstattung schöpften Paare, die lange vergeblich behandelt worden waren neue Hoffnung. Weltweit stürmten sie die In-vitro-Fertilisations-Zentren, ließen ihre Namen von Adoptionslisten streichen und statt dessen auf die Wartelisten zur extrakorporalen Befruchtung eintragen [6].

Nicht nur in den Massenmedien, auch in den medizinischen Fachzeitschriften gab man sich nach diesem ersten Erfolg zuversichtlich und auf internationalen Kongressen und Symposien wetteiferten die verschiedenen Teams mit ihren Erfolgsprognosen. Kritische Distanz, sowohl gegenüber den unrealistischen Berichterstattungen der Laienpresse als auch gegenüber seinen wissenschaftlichen Kollegen, wahrte hingegen der amerikanische Biologe *Richard Blandau.* In einer international angesehenen Fachzeitschrift schrieb er im Jahre 1980:

> „Es gibt keine vernünftigen Gründe dafür, daß diese Technik in der nahen Zukunft die Probleme der Infertilität wird lösen können. Die In-vitro-Fertilisation ist keine einfache, wiederholbare Technik, selbst dann nicht, wenn die Labore bestens ausgerüstet und die Wissenschaftler noch so erfahren sind" [7].

Es mindert den Wert seiner vorsichtigen und verantwortungsbewußten Prognose keineswegs, daß Mr. *Blandau* sich schließlich doch irrte. Zum damaligen Zeitpunkt war es tatsächlich noch nicht abzusehen, wie schnell sich die In-vitro-Fertilisation beim Menschen vom Versuchsstadium zu einer etablierten Behandlungsmethode bei bestimmten Fällen von Sterilität entwickeln würde.

Die anfängliche Euphorie gegenüber dieser Methode ist in den letzten Jahren einer skeptischen bis ablehnenden Einstellung gewichen. Experimente an Embryonen, gentechnologische Manipulationen und Leihmutterschaft werfen die bange Frage auf, ob die aus den Möglichkeiten der extrakorporalen Befruchtung erwachsenden Konsequenzen tatsächlich den Wunsch nach einem eigenen Kind um jeden Preis rechtfertigen.

Literatur zu Kapitel 8

[1] Goethe, J. W. von: Goethes gesammelte Werke. Hamburger Ausgabe, Bd. 3, S. 209/210. Deutscher Taschenbuch Verlag, München 1982

[2] Hertwig, O.: Lehrbuch der Entwicklungsgeschichte des Menschen und der Wirbelthiere, S. 2. Gustav Fischer, Jena 1902

[3] Weise, W., E. Bernoth, W. Adoma: Modifikation des Embryo- und Eizellentransfer beim Menschen. Zentralbl. Gynäkol. **6** (1983) 345

[4] Semm, K.: Derzeitiger Stand der In-vitro-Fertilisation. Referat anläßlich des 88. Deutschen Ärztetages, Lübeck-Travemünde 1985, S. 13

[5] Kentenich, H.: Sterilität: Behandlungsmethoden. pro familia magazin **3** (1985) 14

[6] Blandau, R.: In vitro fertilization and embryo transfer. Sterility and Fertility **33** (1980) 9

[7] ebda, S. 9

Kapitel 9

Indikationen zur In-vitro-Fertilisation

1. Medizinische Indikationen

Beim natürlichen Zeugungsvorgang spielen die Eileiter der Frau eine entscheidende Rolle (Abb. 15). Sie sind der Ort, an dem Ei- und Samenzelle sich treffen und sich vereinigen.

Zum Zeitpunkt der Ovulation stülpt sich der Fimbrientrichter über das Ovar, an dem der sprungbereite Follikel herangereift ist und fängt die Eizelle auf. Die Innenwände der Tuben bestehen aus Schleimhaut, die aus zwei Arten von Epithel zusam-

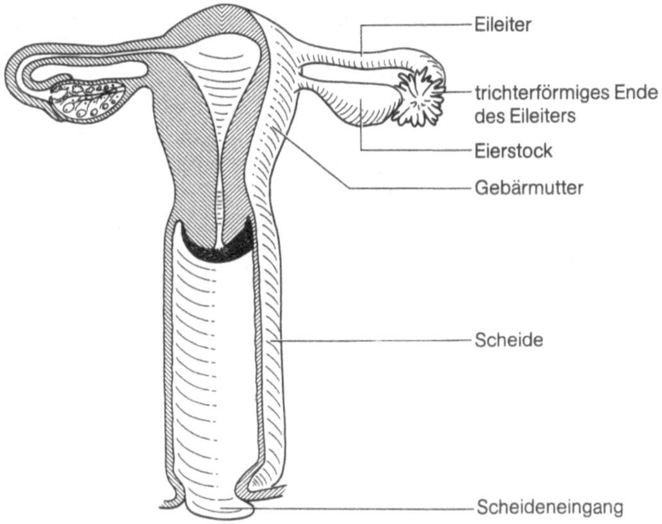

Abb. 15 Schematische Darstellung des Eileiters (aus: R. Gros, Die weibliche Brust. Walter de Gruyter, Berlin – New York 1987).

mengesetzt ist: dem Flimmerepithel und dem Becherepithel. Das Flimmerepithel bildet feine Härchen, Cilien, die sich in fließender Bewegung vom Fimbrientrichter zum Uterus bewegen und die Eizelle transportieren. Das Becherepithel bildet einen Schleim, der die vom Uterus kommenden Samenzellen mit sich zieht. Die Beschaffenheit des Tubenepithels ist diagnostisch nicht feststellbar, so daß Epithelveränderungen zu den Ursachen einer ungeklärten Sterilität gehören können. Wohl aber sind die übrigen Kriterien mit Hilfe verschiedener diagnostischer Methoden überprüfbar: die *Gaspertubation* und die *Hysterosalpingographie* geben Aufschluß über die Durchgängigkeit der Eileiter und bei der Bauchspiegelung kann man feststellen, ob die Fimbrientrichter normal entwickelt und die Eileiter frei beweglich sind.

Es gibt eine Reihe von Therapiemöglichkeiten, geschädigte Eileiter wieder funktionstüchtig zu machen. So kann man während der Bauchspiegelung Verwachsungen, die die Beweglichkeit der Tuben behindern, lösen. Die Entwicklung auf dem Gebiet der Mikrochirurgie läßt heute auch Operationen am Eileiter zu, um dessen Durchgängigkeit wieder herzustellen. Die Erfolgsrate dieses Eingriffs ist in den letzten Jahren erheblich gestiegen. In den Fällen aber, in denen keine der möglichen Therapien zur Überwindung der Sterilität führt oder die Eileiter gar operativ entfernt werden mußten, bietet die In-vitro-Fertilisation die einzige Chance, der Frau zu einem eigenen Kind zu verhelfen. Tatsächlich machen tubar bedingte Sterilitätsursachen mit 78% den höchsten Anteil auf dem Indikationskatalog zur außerkörperlichen Befruchtung aus [1]. Unter der Voraussetzung, daß keine anderen einschränkenden Fertilitätsstörungen bei Frau und Mann vorliegen, bietet die tubare Sterilität auch die höchste Erfolgsrate bei der In-vitro-Fertilisation.

Endometriose

Das Krankheitsbild der Endometriose besteht darin, daß sich Schleimhautgewebe aus der Gebärmutterhöhle an verschiedenen Organen außerhalb des Uterus ansiedelt. Das kann an der Leber geschehen, an der Niere, der Blase, den Eierstöcken oder auch an den Eileitern. Diese Schleimhaut macht alle Phasen der zyklischen Veränderung einschließlich der Menstruation mit. Das Blut kann jedoch außerhalb der Gebärmutter nirgends abfließen und als Folge davon bilden sich mit der Zeit an den fremden Organen Zysten, die sogenannten Schokoladenzysten. Wenn sie sich an den Geschlechtsorganen bilden, können sie den ganzen Ablauf von Follikelreifung, Ovulation und Eiaufnahme erheblich stören. So führen Schokoladenzysten am Ovar in der Regel dazu, daß die Eizellreifung gestört ist. Es entstehen keine reifen Follikel und folglich gibt es auch keine Ovulation. In diesem Fall kann eine Hormonbehandlung den Eireifungsprozeß wieder in Gang setzen, so daß eine natürliche Befruchtung möglich wird. Hat sich die Gebärmutterschleimhaut jedoch an den Fimbrientrichtern angesiedelt, ist der Eiaufnahmemechanismus in der Regel so nachhaltig gestört, daß nur noch die In-vitro-Fertilisation zur Überwindung der Sterilität in Frage kommt. Rund 8% der In-vitro-Fertilisationspatientinnen werden mit der Indikation einer Endometriose behandelt. Die Erfolgsaussichten sind hier jedoch vorläufig nicht sehr hoch.

Idiopathische Sterilität

Unter diesem Begriff versteht man grundsätzlich alle Fälle, in denen weder organische noch hormonelle Faktoren die Sterilität erklären können. Die Geschlechtsorgane sind bei beiden Partnern normal entwickelt, die Frau hat einen biphasischen und ovulatorischen Menstruationszyklus und das Spermiogramm des Mannes ist unauffällig.

Abgesehen von den erwähnten Funktionsstörungen des Tubenepithels sind es in erster Linie psychische Faktoren, die bei der ungeklärten Sterilität als Ursachen in Frage kommen. Als Indikation für eine In-vitro-Fertilisation kommt die idiopathische Sterilität jedoch nur bedingt in Betracht. Eine psychosomatische Beratung ist in diesen Fällen immer notwendig und sollte der konkreten Behandlung notfalls auch über einen längeren Zeitraum vorangehen. Ungefähr 10% der In-vitro-Patienten werden mit der Diagnose einer ungeklärten Sterilität in das Programm aufgenommen [2]. Die Behandlungserfolge sind unterschiedlich und sie dürften letztlich davon abhängig sein, wieweit die psychischen Hemmfaktoren tatsächlich in der Beratung überwunden worden sind.

Als Gegenindikation für eine In-vitro-Fertilisierung gelten im allgemeinen die Fälle, in denen sich der Kinderwunsch bereits zu einer neurotischen Zwangsvorstellung entwickelt hat.

> „Die Frauen dieser Gruppe sind zwanghaft auf den Kinderwunsch fixiert und unterordnen ihm all ihre übrigen Bedürfnisse. Der tiefenpsychologische Hintergrund ist meistens eine Ambivalenz zum Kind, wobei die ablehnenden und angstmachenden Anteile verdrängt und das schlechte Gewissen durch die ständige gezielte Kinderwunschbehandlung beruhigt werden" [3].

Bei diesen Frauen tritt häufig eine spontane Schwangerschaft ein, wenn es ihnen gelungen ist, sich von der Überwertigkeit ihres Kinderwunsches zu distanzieren und ihren übrigen Bedürfnissen den ihnen zukommenden Stellenwert einzuräumen. Bleibt trotz Überwindung der psychischen Barrieren eine Schwangerschaft aus, bietet sich die Möglichkeit der außerkörperlichen Befruchtung an.

Anders als bei uns gehen beispielsweise die Australier mit der Diagnose der ungeklärten Sterilität um. Paare, die ohne erkennbare Ursachen länger als ein Jahr kinderlos bleiben, werden in das In-vitro-Programm aufgenommen. Man geht dabei von der Vorstellung aus, daß eine solche Behandlung der zwangsneurotischen Fixierung auf den Kinderwunsch vorbeugen könnte [4]. Die Indikation zur extrakorporalen Befruchtung besteht in diesen Fällen nicht primär in der ungeklärten Sterilität sondern in einer Art *Psychoprophylaxe*.

Männliche Subfertilität – Oligozoospermie

Das Ejakulat eines sicher befruchtungsfähigen Mannes enthält pro Milliliter Samenflüssigkeit zwischen 40 und mehr als 100

Millionen Spermien, von denen mindestens 30% voll beweglich und mehr als 60% morphologisch normal ausgebildet sind. Je weiter diese Kriterien für die Fruchtbarkeit der Spermien unter den Normwert absinken, desto geringer wird die Chance einer natürlichen Befruchtung.

Die Überlegung, auch Männer mit einer Oligozoospermie in das In-vitro-Programm aufzunehmen geht davon aus, daß den Spermien bei dieser Methode der lange Weg von der Vagina bis in den Eileiter erspart bleibt. Bei dem natürlichen Zeugungsgeschehen wird auf diesem langen Weg die Anzahl der Spermien erheblich dezimiert. Von den Millionen von Spermien gelangen schließlich nur ungefähr 100 bis zur Eizelle.

Auch bei der In-vitro-Fertilisation werden die Spermien nicht unbehandelt zur Eizelle gegeben. Die Samenflüssigkeit wird zunächst mehrfach zentrifugiert, damit die Spermien sich absetzen können. Als nächstes wird die *Kapazitation* der Spermien außerhalb des Körpers nachvollzogen. Der Begriff bezeichnet den Vorgang, durch den die Spermien befruchtungsfähig werden. Ort dieses Geschehens ist normalerweise der Eileiter. Das spezifische Milieu dieses Organs bewirkt bei gesunden und kräftigen Spermien eine biochemische Reaktion. Im Kopfteil der Spermie wird durch die Freisetzung von Enzymen eine Veränderung hervorgerufen, die die Samenfäden in die Lage versetzt, tatsächlich auch in die Hülle der Eizelle einzudringen.

Diese biochemische Reaktion wird im Reagenzglas nachvollzogen, indem die Spermien mit einem speziellen Kulturmedium gewaschen werden. Diejenigen, die fehlentwickelt veranlagt sind, überstehen diesen Vorgang nicht. Es kommen also auch bei der Reagenzglaszeugung nur die kräftigsten von ihnen zur Eizelle. Die Methode bietet selbst in den Fällen, in denen auf natürlichem Weg eine Befruchtung so gut wie ausgeschlossen ist, immer noch eine gewisse Chance. Die Meinungen darüber, wie weit die Normwerte der Spermienqualität absinken dürfen, um bei einer In-vitro-Fertilisation eine Schwangerschaft erzielen zu können, sind unterschiedlich.

Professor *Carl Wood* von der Monash University in Melbourne berichtete von der erfolgreichen Befruchtung einer Frau, deren

Ehemann eine hochgradige Oligozoospermie hatte. In seiner Samenflüssigkeit fanden sich nur 12 Millionen Spermien, von denen weniger als 30% voll ausgebildet und beweglich waren [5].

Das In-vitro-Team der Universitätsfrauenklinik Charlottenburg der Freien Universität Berlin gab im September 1985 eine Veröffentlichung heraus, in der die untersten Grenzwerte für eine In-vitro-Fertilisation angegeben wurden. Danach muß die Samenflüssigkeit des Mannes mindestens 10 Millionen Spermien pro Milliliter aufweisen, die übrigen Kriterien, wie Beweglichkeit und Form, dürfen nicht unter den Wert von 40% absinken.

Kontraindikationen

Die In-vitro-Fertilisation eines Kinderwunschpaares sollte grundsätzlich erst dann in Angriff genommen werden, wenn alle anderen Möglichkeiten einer natürlichen Befruchtung auf Grund einer umfassenden Diagnostik ausgeschlossen worden sind. An erster Stelle stehen die tubaren Sterilitätsursachen auf dem Indikationskatalog. Voraussetzung ist auch hier, daß die Eierstöcke funktionstüchtig sind oder auf eine Hormonunterstützung ansprechen, und daß die Gebärmutter intakt ist.

Als absolute Kontraindikation für eine In-vitro-Fertilisation müssen nachgewiesene genetische Erkrankungen gesehen werden, bei denen man davon ausgehen muß, daß die Kinder sie erben werden. Schließlich gelten auch psychische Faktoren, wie ein zwangsneurotisch übersteigerter Kinderwunsch solange als Gegenindikation, als sie nicht durch eine entsprechende psychotherapeutische Behandlung behoben oder zumindest vermindert werden können.

2. Auswahl und Vorbereitung der Patienten zur In-vitro-Fertilisation

Die rein medizinischen Indikationen zur In-vitro-Fertilisation bilden nur einen Teil der Auswahlkriterien für die Aufnahme in dieses Programm. Auch das Alter der Frau spielt eine Rolle. Im natürlichen Ablauf der weiblichen Fortpflanzungsfähigkeit macht sich mit zunehmendem Alter ein physiologisch bedingter Abbau bemerkbar. Mit 35 Jahren liegt für die Frau die Chance einer Empfängnis nur noch bei 11% und mit 40 sinkt sie auf 2%. Diese natürlichen Altersgrenzen werden auch bei der extrakorporalen Befruchtung eingehalten und Frauen über 40 werden nur in Ausnahmefällen in das Programm aufgenommen. Auch alleinstehende oder lesbische Frauen, für die die In-vitro-Fertilisation die einzig mögliche Alternative wäre, ihren Kinderwunsch zu erfüllen, werden in der Regel abgelehnt. Dabei geht es nicht um die moralische Wertung einer lesbisch veranlagten Frau, sondern um die rechtlich und gesellschaftlich begründete Auffassung, daß ein Kind innerhalb einer intakten Familie die besten Entwicklungsmöglichkeiten hat. Auch wenn sich die Zahl allein erziehender Mütter und Väter ständig erhöht, wird diese Situation noch nicht als so normal angesehen, daß sie vorsätzlich durch eine Reagenzglaszeugung gefördert werden soll. Das einzige Zugeständnis an die sich ändernden gesellschaftlichen Konventionen besteht darin, daß für die In-vitro-Fertilisation nicht mehr unbedingt das Vorhandensein eines Trauscheins gefordert wird. Ausschlaggebend ist die Stabilität der Partnerbeziehung und ihre psychische Belastbarkeit. Jede Kinderwunschbehandlung verlangt von den betroffenen Paaren die Bereitschaft zur aktiven Mitarbeit und vor allem die Fähigkeit, Fehlschläge und Mißerfolge zu verarbeiten. Für die In-vitro-Fertilisation und den anschließenden Embryo-Transfer gilt das in besonders starkem Maße.

Nur selten gelingen Fertilisation und Embryo-Transfer beim ersten Versuch. Im Durchschnitt vergehen 3–5 Zyklen, bis sich endlich ein Embryo in die Gebärmutterschleimhaut einnistet und es zu einer intakten Schwangerschaft und der Geburt eines Kindes kommt. Mit jedem vergeblichen Versuch aber wird die Enttäuschung größer, steigt die Anspannung bei den einzelnen Schritten der Behandlung.

Die erfolgreiche Punktion einer reifen Eizelle ist noch keine Garantie dafür, daß sie sich auch befruchten läßt. Die erfolgreiche Befruchtung heißt nicht unbedingt, daß der Embryo sich auch einnistet und ein vorübergehend erhöhter Hormonwert ist noch kein Zeichen dafür, daß die Schwangerschaft auch intakt ist. Hoffnung und Frustration können dicht beieinander liegen und nur wenn die beiden Partner diese Belastungen gemeinsam tragen und sich gegenseitig über die Enttäuschungen hinwegtrösten können, werden sie die Behandlung psychisch verkraften.

Die Frau ist bei der dieser Methode der Sterilitätstherapie diejenige, die die Hauptlast zu tragen hat. Sie muß ihr Leben umstellen, um die fast täglich notwendigen Tests und Untersuchungen in der Klinik vornehmen zu lassen. Sie muß die Hormontherapie aushalten, bei jeder Bauchspiegelung eine Vollnarkose verarbeiten, und schließlich ist sie noch direkter betroffen als ihr Mann, wenn ihre Gebärmutter den Embryo wieder abstößt.

Aber auch die Männer haben manchmal Schwierigkeiten, die notwendige Prozedur der Masturbation auf Befehl immer wieder von neuem durchzuführen und ihren Anteil an einem so gezeugten Kind einzuordnen. Frau D. berichtete von ihrem Mann:

> „Zu der Schwangerschaft steht er wie jeder andere Vater, der sich auf das werdende Kind freut. Allerdings im Hinterkopf stört es ihn, daß dieses Kind auf eine für ihn nicht natürliche Weise gezeugt worden ist. Es stört ihn, daß er bei dem eigentlichen Zeugungsvorgang nicht dabei gewesen ist. In seinen Augen sieht das so aus, als sei er lediglich der Spermienlieferant gewesen und ansonsten steht er außen und sieht quasi zu" (Auszug aus einem Interview).

Vor jeder In-vitro-Behandlung stehen ausführliche Gespräche zwischen Arzt und Patienten. Nur eine intensive Information über die Behandlungsschritte und die daraus sich ergebenden Konsequenzen kann verhindern, daß das Paar unvorbereitet sowohl mit den Anforderungen als auch mit den Enttäuschungen konfrontiert wird. Zu dieser Information gehört auch das Zugeständnis des Arztes, daß es immer noch unerklärbare Mißerfolge gibt, und daß es keine Garantie geben kann, mit Hilfe der In-vitro-Fertilisation und des Embryo-Transfers den

Kinderwunsch zu erfüllen. So ist es bis heute nicht immer nachweisbar, warum sich eine Eizelle, die sich nach der Befruchtung wunderschön geteilt hat und die termingerecht in den Uterus zurückgegeben werden konnte, nicht in der Gebärmutter einnistet, und sich eine andere Eizelle, die nicht wie aus dem Lehrbuch entnommen aussah, zu einer intakten Schwangerschaft entwickelt.

Aus all diesen Gründen sind eine stabile Partnerschaft und ein vertrauensvolles Arzt-Patient-Verhältnis bei der In-vitro-Fertilisation noch wichtiger als bei jeder anderen Kinderwunschbehandlung.

3. Methoden der Zyklusstimulation

Im natürlichen Ablauf der weiblichen Fortpflanzungsmechanismen wächst in der Regel pro Zyklus ein Follikel bis zur Ovulationsreife heran. Der Zeitpunkt, zu dem der Eisprung stattfindet, kündigt sich durch den Anstieg der Basaltemperatur und des Gelbkörperhormons LH an.

Die „Väter“ des ersten Reagenzglasbabies haben ihre ersten Versuche an Frauen mit natürlichen Zyklen durchgeführt. Das brachte für alle Beteiligten Probleme mit sich. Wenn man bei jeder Bauchspiegelung nur einen Follikel punktieren kann, sinkt die Chance, daß diese eine Eizelle sich auch fertilisieren und verpflanzen läßt. Schon der Mißerfolg bei der Fertilisation der Eizelle bedeutet, daß man bis zum nächsten Zyklus warten muß, um eine neue Eizelle zur Verfügung zu haben. Außerdem kann der Zeitpunkt der Ovulation zwar errechnet, nicht aber gesteuert werden. Das bedeutet nicht nur für das Team, rund um die Uhr zur Verfügung stehen zu müssen, sondern auch der Ehemann muß jederzeit erreichbar sein, um sein Sperma abzuliefern.

Der britische Arzt *Patrick Steptoe* pflegte auf den ersten Kongressen zur In-vitro-Fertilisation eine Geschichte zu erzählen, die die möglichen Komplikationen eindrucksvoll schildert. Sie zeigt aber auch, daß nicht allein die wissenschaftliche Forschung für den Erfolg einer Behandlung ausschlaggebend ist, sondern auch der Zufall wertvolle Erkenntnisse liefern kann.

In einer Winternacht kündigte sich bei einer seiner In-vitro-Patientinnen der Eisprung an. Dr. *Steptoe* ließ die Operationsmannschaft zusammenrufen, Anästhesisten, Assistenten und Schwestern machten sich fertig und auch im Labor stand das Team bereit. Der Ehemann war informiert und auf dem Weg in die Klinik. Die gewohnte Routine setzte ein, die Patientin bekam die Narkose zur Bauchspiegelung und in der abgesaugten Follikelflüssigkeit war unter dem Mikroskop eine reife Eizelle zu erkennen. Nun fehlte nur noch der Ehemann, denn ohne Ehemann gab es kein Sperma und ohne Sperma keine Befruchtung. Was aber sollte mit der Eizelle geschehen, konnte man sie aufheben und *wie* konnte man sie aufheben? Dr. *Steptoe* entschloß sich, sie in Kulturmedium einzubetten und in einem Schälchen in den Brutschrank zu stellen, bis der Ehemann erschien. Dieser kam auch endlich nach einigen Stunden Verspätung völlig erschöpft in der Klinik an. Er war unterwegs in einen Schneesturm geraten und mit dem Auto stecken geblieben. Nun meinte er, ihm bliebe nichts mehr zu tun, als seine Frau zu trösten. Die Eizelle aber schien die Lagerung im Brutschrank gut überstanden zu haben und Dr. *Steptoe* wollte wenigstens den Versuch einer Fertilisierung unternehmen. Nach einiger Zeit gelang es dem Ehemann – trotz aller Aufregung – zu einem Samenerguß zu kommen und die Eizelle konnte befruchtet werden. Es geschah, was niemand für möglich gehalten hatte; sie teilte sich und konnte nach drei Tagen in die Gebärmutter transferiert werden. Neun Monate später hielt das Ehepaar, aller Wetterunbill zum Trotz, ein gesundes Kind im Arm. Von da an ging *Steptoe* dazu über, alle Eizellen vor der Befruchtung für einige Stunden im Brutschrank nachreifen zu lassen und konnte so die Erfolgsrate seiner In-vitro-Fertilisationen und Embryo-Transfers steigern.

Diese Methode wurde auch von den anderen Teams übernommen und ist inzwischen fester Bestandteil der In-vitro-Fertilisation.

Schneestürme, Überschwemmungen oder andere unvorhersehbare Widrigkeiten können heute den Therapieplan einer Reagenzglasbefruchtung kaum mehr durcheinanderbringen, denn inzwischen ist man international dazu übergegangen, den Zyklus der Frau mit Hormonen zu stimulieren. So kann man den

Zeitpunkt des Eisprungs genau terminieren. Außerdem hat sich gezeigt, daß die Chance für eine Eieinnistung steigt, wenn man statt einem zwei oder drei Embryonen transferiert. Die kann man aber nur erhalten, wenn man die Eizellreifung hormonell unterstützt.

Im wesentlichen sind es drei Hormonpräparate, mit denen der Eireifungsprozeß stimuliert wird. Sie werden entweder einzeln oder miteinander kombiniert verabreicht:

1. *Clomiphen,* ein synthetisch hergestelltes Hormon mit antiöstrogener Wirkung,
2. *HMG = human menopausal gonadotropine,* ein natürliches Hormon, das aus dem Urin von Frauen nach der Menopause gewonnen wird und dessen Wirkung in etwa der des Follikel-stimulierenden Hormons FSH entspricht,
3. *HCG = human chorionic gonadotropine,* ebenfalls ein natürliches Hormon aus dem Urin schwangerer Frauen gewonnen und dem Gelbkörperhormon LH entsprechend.

Zyklusstimulation mit Clomiphen

Der natürliche Hormonkreislauf verläuft im Prinzip wie in Kapitel 3 beschrieben. Die Hypophyse produziert FSH, das seinerseits wiederum die Ovarien anregt, Östrogene zu produzieren. Das Zusammenspiel zwischen Hypophyse und Ovarien regt die Follikelreifung an, wobei die Follikel selbst sowohl das FSH als auch das Östrogen *Östradiol* speichern. In demselben Maße, in dem die Östrogenwerte im Blut ansteigen, vermindert die Hypophyse ihre FSH-Produktion. Ist eine bestimmte Östrogenmenge erreicht, bekommt die Hypophyse das Signal, verstärkt LH auszuschütten und damit die Ovulation des reifen Follikels auszulösen.

Der Beginn jeder Hormontherapie richtet sich nach dem individuellen Zyklus der jeweiligen Patientin. Eine Frau mit einem Zyklus von 24–26 Tagen beginnt am 3. Tag mit der Therapie, wenn sie ihre Periode alle 28–30 Tage bekommt, beginnt sie am 5. Tag.

Bei der reinen Clomiphentherapie werden täglich 100–150 Milligramm dieses Hormons in Tablettenform verabreicht. In der ersten Phase der Follikelreifung bewirkt das Clomiphen mit seiner antiöstrogenen Eigenschaft eine Art Täuschungsmanöver im weiblichen Hormonkreislauf; das heißt, die Hypophyse beginnt wie gewohnt, FSH auszuschütten und wartet dann auf das Signal, diese Produktion durch das Ansteigen der Östrogene wieder zu vermindern. Das Clomiphen bewirkt zwar keine Blockade der Östrogenproduktion, aber es verhindert, daß die Hypophyse ihr Signal erhält. So schüttet sie immer weiter FSH aus mit dem Ergebnis, daß sich am Ovar mehrere Follikel entwickeln und auch die Östrogenproduktion ansteigt. Wenn das Clomiphen nach fünf Tagen abgesetzt wird, sind die Follikel in ihrem Reifeprozeß schon so weit fortgeschritten, daß sie ohne zusätzliche Hormonzufuhr weiter wachsen können. Jetzt erst bekommt die Hypophyse den Auftrag, die Produktion von FSH einzustellen und statt dessen das Gelbkörperhormon LH zu produzieren. Das löst dann die Ovulation aller herangereiften Follikel aus.

Zur Bestimmung dieses Zeitpunktes wird die zweite Zyklusphase sehr genau überwacht. Vom 8. bis 10. Tag an wird das Wachstum der Follikel täglich durch Ultraschallkontrollen beobachtet. Mit einer speziellen Technik kann man auch den in den Follikeln anwachsenden Östradiolspiegel messen. Mit dem Beginn des Östrogenanstiegs muß auch der LH-Spiegel im Blut und im Urin täglich kontrolliert werden. Kurz vor dem so errechneten Ovulationstermin werden die Follikel punktiert. Im Schnitt reifen unter der Clomiphentherapie drei Follikel pro Zyklus heran.

Obwohl die Eizellen sich gut fertilisieren ließen, kam es unter dieser Hormonbehandlung nur selten zur Einnistung der Embryonen. Man nimmt an, daß die antiöstrogene Wirkung des Präparates die Umwandlung der Gebärmutterschleimhaut unterdrückt und so die Eieinnistung verhindert.

Zyklusstimulation mit Clomiphen und HCG

Die erste Phase dieses Stimulationsschemas verläuft wie beschrieben. Wenn der Leitfollikel bei der Ultraschalldarstellung einen Durchmesser von 18–20 mm erreicht hat, die übrigen Follikel über 15 mm groß sind und auch die Östradiolwerte diesem Reifegrad entsprechen, bekommt die Patientin 5000 I. E. (= internationale Einheiten) HCG gespritzt. 36 Stunden nach der HCG-Gabe findet der Eisprung statt und die Follikel werden während der Laparoskopie abgesaugt.

Dieses Stimulationsschema in Kombination mit der Hormonbestimmung und der Ultraschallüberwachung hat sich bei der In-vitro-Fertilisierung als recht erfolgreich erwiesen und erleichtert auch die Vorausplanungsmöglichkeiten.

Zyklusstimulation mit Clomiphen/HMG und HCG

Die Kombination aller drei Hormone zur Anregung des Follikelwachstums und der Ovulationsauslösung wird in den Fällen angewandt, in denen die reine Clomiphenbehandlung nicht zu einer entsprechenden Eizellreifung führte. Die Gabe von Clomiphen und HMG geschieht überlappend. Vom 5.–9. Tag nach der letzten Menstruation bekommt die Patientin täglich 150 mg Clomiphen in Tablettenform. Vom 8. Tag an werden zusätzlich bis zum 12. Tag jeweils morgens und abends 150 I. E. HMG injiziert. Durch die zusätzliche Gabe von HMG wird die Follikelreifung direkt gefördert, denn dieses Hormon wirkt unter Umgehung der Hypophyse direkt auf die Follikel. Gleichzeitig wird die negative Wirkung des Clomiphen auf die Entwicklung der Gebärmutterschleimhaut ausgeschaltet. Die Zyklusüberwachung erfolgt wie bei den übrigen Stimulationsschemata. Am 13. Tag des Zyklus wird das HCG gespritzt und 36 Stunden später findet die Laparoskopie statt.

Zyklusstimulation mit HMG und HCG

Die Indikation für dieses Schema entspricht der der Kombination aller drei Präparate. Da jedoch sowohl HMG als auch HCG direkt auf das Follikelwachstum und die Ovulation wirken, die Hypophysenfunktion also völlig ausgeschaltet wird und kein natürliches Regulativ mehr bildet, kommt es leichter zu einer gefährlichen Überstimulation.

Die Dosierung der HMG/HCG-Stimulation sieht so aus: Vom 2.–4. Tag werden täglich eine Ampulle HMG, vom 5.–8. Tag täglich zwei Ampullen injiziert. Am 8. Tag erfolgt die Bestimmung der Hormonwerte und die Follikelmessung durch Ultraschall. Das HMG wird abgesetzt, wenn der Leitfollikel einen Durchmesser von 15 mm bei entsprechenden Östradiolwerten erreicht hat. 60 Stunden später, also am 12. Tag, bekommt die Patientin 10 000 I. E. HCG zur Vorbereitung des Eisprungs. Nach weiteren 36 Stunden wird dann die Laparoskopie vorgenommen.

Bei dieser Methode der Zyklusstimulation können, je nach Dosierung, 10 und mehr Follikel gewonnen werden. Es ist eine Methode, die äußerst sorgfältig überwacht werden muß, um gefährliche Nebenwirkungen für die Patientin so weit als möglich auszuschalten. Für die In-vitro-Fertilisierung ist es absolut ausreichend, wenn drei bis vier Follikel heranreifen. Entsprechend sollte auch die Dosierung der Hormone berechnet werden.

4. Methoden der Eizellgewinnung

Laparoskopische Follikelpunktion

Die Bauchspiegelung ist die gängigste Methode, die sprungbereiten Follikel am Ovar zu punktieren und die darin enthaltenen Eizellen abzusaugen (s. a. Kapitel 5).

Durch einen kleinen Schnitt am Nabel wird das Laparoskop in die Bauchhöhle eingeführt. Ein weiterer Schnitt an der Schamhaargrenze ermöglicht die Einführung einer Zange. Mit dieser faßt der Operateur unter der Sicht des Laparoskopes das Band, an dem das Ovar aufgehängt ist und dreht den Eierstock so, daß er gut einsehbar ist. Die Follikel sind durch den Bauchspiegel gut erkennbar. Sie sehen aus wie prallgefüllte kleine Luftballons von satter gelber Farbe.

Durch die Bauchdecke wird nun die Punktionsnadel geführt. Sie ist mit einem Schlauch verbunden, durch den nach dem

Einstich in den Follikel die Flüssigkeit mit der darin befindlichen Eizelle abgesaugt und direkt in ein steriles Glas geleitet wird, das auf die Körpertemperatur von 37°C vorgewärmt ist. Noch im Operationssaal wird die Follikelflüssigkeit auf das Vorhandensein einer Eizelle unter dem Mikroskop untersucht. Im Zweifelsfall spült man den Follikel noch einmal mit Kulturmedium aus und wiederholt den Absaugvorgang.

Inzwischen gibt es speziell für die Follikelpunktion entwickelte Geräte, mit denen diese Methode der Eizellgewinnung so perfekt geworden ist, daß man in 90% der Fälle eine Eizelle findet.

Als Alternative zur Laparoskopie bietet sich die ultraschallgelenkte Follikelpunktion an. Sie hat gegenüber der traditionellen Methode den Vorteil, daß man auf die Vollnarkose verzichten kann und die Patientin damit einem geringeren Risiko aussetzt.

Ultraschallgelenkte Follikelpunktion

Bei dieser Methode ersetzt das Ultraschallgerät das Laparoskop. Für die Durchführung gibt es inzwischen drei Möglichkeiten:

1. Unter der Sichtkontrolle des Ultraschallgerätes wird die Punktionskanüle von außen durch die Bauchdecke eingeführt. Der Ultraschallkopf überträgt das Bild des Eierstokkes und der Follikel, sowie den Gang der Punktionskanüle auf den Bildschirm. Der Absaugvorgang entspricht dem der Laparoskopie.
2. Die Punktionskanüle wird nicht durch die Bauchdecke, sondern durch die Scheide eingeführt. Auch hier kann der Arzt die Lage der Organe und den Gang der Punktionsnadel auf dem Bildschirm kontrollieren.
3. Der Ultraschallkopf wird nicht außen über die Bauchdecke geführt, sondern in die Scheide eingeführt. Mit einem speziell für diesen Eingriff konstruierten Gerät, einer Art Punktionspistole, wird der Follikel dann „geschossen".

Eine der ersten In-vitro-Gruppen, die die ultraschallgelenkte Follikelpunktion bei ihren Patientinnen anwandten, war die

Arbeitsgruppe unter der Leitung der Doktoren *W. Feichtinger* und *P. Kemeter* in Wien. Seit Anfang 1984 wenden sie diese Methoden routinemäßig und ausschließlich an. Seither stieg in ihrer Privatklinik die Schwangerschafts- und Geburtsrate nach der außerkörperlichen Befruchtung und dem Embryo-Transfer an.

Ob dieser Erfolg tatsächlich ursächlich mit der Methode der ultraschallgelenkten Punktion zu tun hat, oder vielmehr eine Folgeerscheinung der Tatsache ist, daß in dieser Klinik ausschließlich In-vitro-Fertilisationen durchgeführt werden, ist bisher noch nicht feststellbar. Versuche in dieser Richtung zeigen in jedem Fall die Tendenz, die Methode der In-vitro-Fertilisation zu vereinfachen und ihr damit immer mehr den Status einer Routinebehandlung zu geben.

5. Eizellkultur und Spermienaufbereitung

Nach erfolgreicher Punktion wird die Eizelle in einem Glasschälchen in ein spezielles Kulturmedium eingebettet. Die biochemische Zusammensetzung dieses Kulturmediums entspricht weitgehend dem Milieu des Tubeninneren. Für die Ernährung des Oozyten sorgt die Beigabe von Blutserum der Patientin oder dem Nabelschnurblut eines Neugeborenen.

Erst dann wird die Eizelle unter dem Mikroskop auf ihren Reifegrad und ihre Befruchtungsfähigkeit untersucht. Je näher die Punktion am Ovulationstermin erfolgte, desto ausgereifter ist der Oozyt.

Der eigentliche Zelleib des Oozyten ist von einer Eihülle umgeben, der *Zona pellucida*. Sie schützt die Zelle nach außen, und sie ist es auch die „entscheidet", welches Spermium sie einläßt. Jede menschliche Eizelle kann grundsätzlich nur von einem einzigen Spermium befruchtet werden. Sowie es in den Zellkern eingedrungen ist, verschließt sich die Zona pellucida wieder und wird undurchdringlich für alle anderen Spermien. Die Zellhülle verhindert auch, daß artfremde Spermien in eine menschliche Eizelle eindringen können. Es ist also auch unter den Bedingungen der In-vitro-Fertilisation unmöglich, die Eizelle einer Frau etwa mit den Spermien eines Säugetieres zu befruchten.

Die Zona pellucida ist von den *Granulosazellen* umgeben, Zellen des Follikelgewebes, die eine Art Ammenfunktion ausüben. Direkt an der Zona pellucida bilden die Granulosazellen einen strahlenförmigen Kranz, die *Corona radiata,* der sich nach außen zu in einen lockeren Zellhaufen, den *Cumulus,* auflöst. Bei unreifen Eizellen bilden die Granulosazellen eine feste kompakte Masse.

Während ihrer Entwicklung im weiblichen Eierstock machen die Oozyten bekanntlich eine Reihe von Reifeteilungen durch. Kurz vor der Ovulation befinden sie sich im Stadium der sogenannten Metaphase I, das heißt, sie haben ihre erste Reduktionsteilung vollzogen und ihren Chromosomensatz halbiert. Die eine Chromosomenhälfte bleibt im Zellkern, die andere wird in Form einer kleinen Kugel, dem *Polkörperchen,* an den Rand der Zelle gedrängt. Die Ausbildung des Polkörperchens zwischen dem Rand des Zelleibes und der Zona pellucida gelegen, ist ein weiteres Indiz für den Reifezustand der Eizelle (Abb. 16). Die Oozyten, die als reif und befruchtungsfähig beurteilt werden, läßt man ungefähr 6 Stunden lang im Brutschrank nachreifen.

Parallel zur Laparoskopie wird der Ehemann in die Klinik bestellt, um sein Sperma abzugeben. Er fängt es in einem sterilen Behälter auf und gibt es dann im Labor ab. Dort wird ein erstes Spermiogramm angefertigt, das einen groben Überblick über die Dichte und Beweglichkeit der Spermatozoen gibt. Die zweite Untersuchung des Spermas erfolgt dann 20–30 Minuten später, nachdem sich das Ejakulat verflüssigt hat. Die Bestimmung der Spermienanzahl und ihrer Beweglichkeit wird mit einem speziellen Gerät vorgenommen, einem Zählkammersystem, das die Hochrechnung der wesentlichen Daten pro Milliliter Ejakulat automatisch ausführt.

Bei der natürlichen Befruchtung machen die Spermien auf ihrem Weg von der Scheide bis zur Eizelle eine Reihe von

Veränderungen durch. Man weiß bis heute nicht ganz genau, ob die Impulse für diese Veränderungen vom Samenfaden selbst ausgehen oder die Folge von Einwirkungen der weiblichen Geschlechtsorgane sind. Man nimmt an, daß wenigstens das Milieu des Tubeninneren einen entscheidenden Einfluß darauf hat, unter Umständen trägt auch die Follikelflüssigkeit dazu bei. Die in der Natur spontan erfolgenden Spermienreaktionen werden bei der In-vitro-Fertilisation im Labor nachvollzogen.

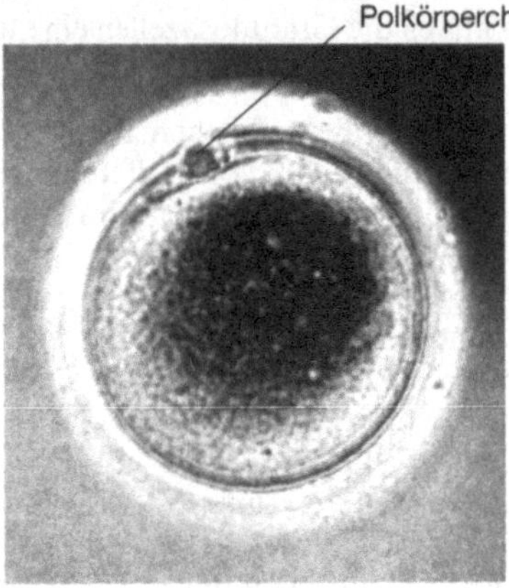

Abb. 16 Reife Eizelle mit Polkörperchen.

Dabei werden ungefähr 0,5 ml Samenflüssigkeit in ein Zentrifugenröhrchen gegeben, mit 3 ml Kulturmedium aufgefüllt und anschließend bei 1000 Umdrehungen pro Minute zentrifugiert. Schon bei diesem ersten Schritt trennen sich Samenflüssigkeit und Spermien voneinander. Weil sie schwerer sind, bleiben sie als Bodensatz im Röhrchen. Der Überstand von Samenflüssigkeit wird entfernt und die vorgewaschenen Spermien werden noch einmal mit Kulturmedium versetzt und zentrifugiert. Nach weiteren fünf Minuten ist dann die endgültige Trennung von Spermien und Samenflüssigkeit erreicht. Die Spermien befinden sich nun in konzentrierter Form auf dem Grund des Reagenzglases und können – mit etwas Kulturmedium versetzt – zur Befruchtung verwandt werden. Die Aufbereitung der Spermien sollte nach Möglichkeit zeitlich so geplant werden, daß zwischen ihrer Beendigung und der Befruchtung nur eine geringe Zeitspanne liegt.

Den letzten Schritt ihrer Reifeteilung vollziehen die Spermien erst beim Eindringen in die Eizelle. In der Kopfkappe des Spermiums, dem *Akrosom* befinden sich als wichtigste Bestandteile Enzyme, die erst bei dem Kontakt mit der Zona pellucida freigesetzt werden. Sie sorgen dafür, daß das Spermium an der Eihülle haften bleibt. Wahrscheinlich gibt es auch einen Zusammenhang zwischen der Enzymkonzentration im Akrosom und der Öffnung der Eihülle. Beim Eindringen in den Kern der Eizelle wird das Akrosom abgestoßen. Mit diesem letzten Akt ist auch die *Kapazitation* des Spermiums vollendet und die Verschmelzung der beiden Zellen möglich.

Normalerweise werden bei der In-vitro-Fertilisierung zwischen 100 000 und 500 000 Spermien zur Eizelle gegeben. Diese Konzentration erreicht man bei einem Ejakulat mit normalem Spermiogrammbefund nach der Aufbereitung. Allerdings sind auch schon bei einer geringeren Spermienmenge Schwangerschaften erzielt worden; letztlich ist es ja nicht allein die Spermiendichte, die für die Befruchtungschance verantwortlich ist, sondern vor allem die Beweglichkeit der Spermien. Hier kann man inzwischen bei der In-vitro-Fertilisierung ein wenig nachhelfen, indem man den Spermien ein bestimmtes Nährmedium zusetzt.

6. Die Befruchtung im Reagenzglas und der Embryo-Transfer

Mit dem Augenblick, in dem die Eizelle der Frau und das Sperma ihres Mannes im Labor der Klinik für den eigentlichen Befruchtungsvorgang vorbereitet werden, beginnt für das Paar eine bange Zeit. Sie haben alles getan, was sie unter den gegebenen Umständen für die Erfüllung ihres Kinderwunsches tun konnten. Nun müssen sie abwarten und hoffen, daß diese Bemühungen nicht umsonst waren.

Rund sechs Stunden nach der Eizellentnahme kann die Befruchtung der mütterlichen Eizelle mit dem väterlichen Samen im Reagenzglas stattfinden. Das Ei wird aus dem Brutschrank genommen und noch einmal kurz unter dem Mikroskop geprüft. Dann werden etwa 1 – 2 Tropfen des Spermakonzentrates dazugegeben, eine Menge, die in etwa einer Spermienzahl von 100 000 – 500 000 Samenfädchen entspricht. Damit ist der Akt der Befruchtung eingeleitet und das Ende der technischen Manipulationsmöglichkeiten erreicht. Eizelle und Spermien kommen für die nächsten 8 – 10 Stunden in den Brutschrank und bleiben sich selbst überlassen.

Die Zeitspanne, in der die Befruchtung stattfindet, ist unterschiedlich, und sie richtet sich auch nach der Spermienqualität. Im Durchschnitt vergehen rund 10 Stunden bis der Vorgang abgeschlossen ist und bis Arzt und Kinderwunschpaar die Gewißheit darüber bekommen, ob die Verschmelzung von Ei- und Samenzelle stattgefunden hat. Für die potentiellen Eltern dürfte es der spannendste Moment der In-vitro-Fertilisation sein, wenn die Eizelle aus dem Brutschrank genommen wird. Vorsichtig bettet man sie in frisches Kulturmedium und befreit sie unter der Sicht eines Stereomikroskopes von 10 – 100facher Vergrößerung von dem lockeren Cumulus der Granulosazellen. Erst dann zeigt sich endgültig, ob der Versuch gelungen ist. Eine befruchtete Eizelle, eine *Zygote,* muß am Zellrand nun auch das männliche Polkörperchen aufweisen. Vor allem aber müssen zwei Vorkerne, *Pronuclei,* erkennbar sein, in denen die weiblichen und die männlichen Chromosomen je zur Hälfte enthalten sind (Abb. 17).

Sind diese Kriterien erfüllt, kommt die Zygote zur weiteren Reifung wieder in den Brutschrank. Eizellen, bei denen sich mehr als zwei Vorkerne gebildet haben, lassen auf die Anlage chromosomaler Fehlbildungen schließen und werden nicht weiter kultiviert. Es ist fraglich, ob diese Eizellen sich überhaupt in die Gebärmutter einnisten würden wenn man sie verpflanzte. In jedem Fall entstünden daraus Embryonen, die auf Grund ihrer Fehlentwicklung zu Früh- oder Fehlgeburt führten. Die-

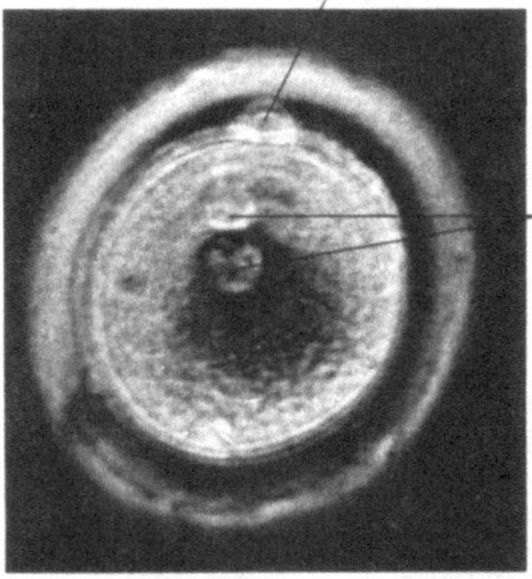

Abb. 17 Befruchtete Eizelle mit 2 Vorkernen vor der ersten Teilung.

sem Risiko wird kein Arzt eine Frau wissentlich aussetzen wollen.

Die Geschwindigkeit, mit der sich die befruchteten Eizellen teilen, ist individuell verschieden. Einige erreichen schon wenige Stunden nach der Vorkernbildung das Stadium eines Zweizellers, andere brauchen dazu bis zu zwei Tagen. Rund 30 Stunden nach der Befruchtung sind die beiden Vorkerne bei einer normalen Entwicklung miteinander verschmolzen, und durch Furchung ist aus der Einzelle ein Zweizeller geworden (Abb. 18).

40–48 Stunden nach der Befruchtung ist dann im allgemeinen das Stadium des Vierzellers erreicht. Damit ist auch der Zeitpunkt gekommen, den Embryo in die Gebärmutter zu transferieren.

Ebenso wie bei der Teilungsgeschwindigkeit zeigen die Embryonen auch in ihrer Teilungsform in dieser frühen Entwicklungsphase individuelle Unterschiede. Es gibt besonders „schöne" Embryonen, deren einzelne Zellen symmetrisch angeordnet sind und deren Umrisse sich scharf abzeichnen (Abb. 19). Aber auch die weniger ansehnlichen Embryonen werden verpflanzt. Ausschlaggebend ist allein die Tatsache, daß die Teilung der Norm entsprechend erfolgt ist.

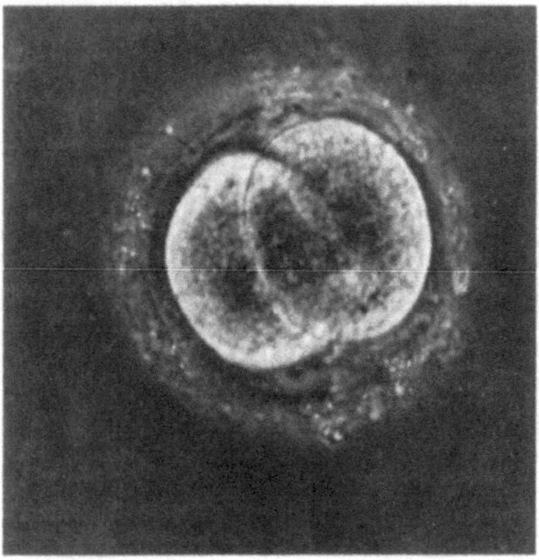

Abb. 18 Zweizelliger Embryo.

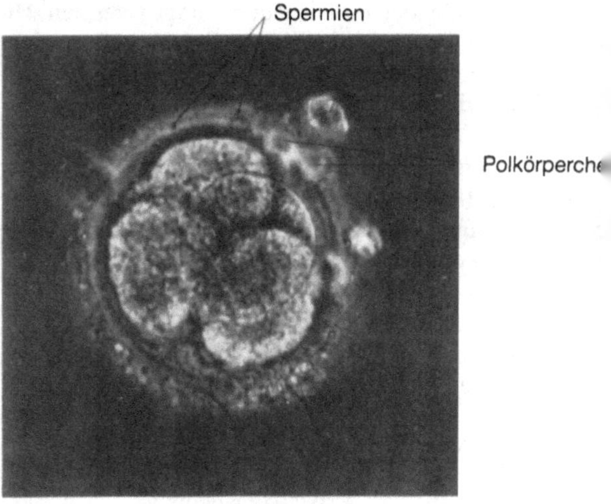

Abb. 19 Vierzelliger Embryo.

Rund zwei Tage nach der Eizellentnahme kann der Embryo endlich das Labor verlassen und an den Ort gelangen, an den er von Natur aus eigentlich gehört: in die Gebärmutter der Frau. Wie bei allen anderen vorangegangenen Schritten der In-vitro-Fertilisation sollte der Ehemann auch bei diesem letzten Schritt dabei sein. Seine Anwesenheit gerade bei diesem entscheidenden Abschnitt ist nicht nur für die Frau eine psychische Hilfe sondern kann auch sein Gefühl realitivieren, bei der Zeugung nur als „Spermienlieferant" fungiert zu haben.

Ungefähr eine Stunde vor dem geplanten Transfer bekommt die Frau 10 mg Valium. Damit wird der gesamte Organismus, vor allem aber der Uterus, ruhig gestellt. Die Lage des Uterus sowie seine Länge sind vorher bereits im Ultraschall dargestellt worden, so daß der Arzt nicht nur die Lage der Frau für den Transfer, sondern auch die Länge des Katheters vorher bestimmen konnte. Bei einem nach vorne geknickten Uterus geschieht der Transfer meist in der sogenannten „Knie-Ellenbogen-Lage". Die Patientin kniet dabei mit dem Becken nach oben auf ihrem Bett, so daß der Embryo, dem Gesetz der Schwerkraft folgend, nach vorne auf den Gebärmutterboden fallen kann.

Bei einem nach hinten geknickten Uterus liegt die Patientin mit hochgelagertem Becken auf dem gynäkologischen Stuhl und der Embryo fällt entsprechend nach hinten auf den Gebärmutterboden.

Der Transfer erfolgt durch die Scheide, die vorher sorgfältig abgetupft und mit Kulturmedium ausgespült worden ist. Da der Transfer noch in den Zyklusabschnitt fällt, in dem durch die Ovulation der Muttermund besonders weich ist und der Zervixschleim glasig und durchlässig ist, kann der Transferkatheter den Muttermund meist ohne Schwierigkeiten passieren. Zur Weitung der Scheide werden die Geräte benutzt, die auch sonst bei einer normalen gynäkologischen Untersuchung verwandt werden.

Erst wenn die Patientin so weit vorbereitet ist, nimmt man das Glasschälchen mit dem Embryo aus dem Brutschrank. Die befruchtete Eizelle wird dann behutsam in eine Spritze aufgezogen, die mit einem Führungskatheter verbunden ist. Der Embryo wird in einer möglichst geringen Menge Kulturmedium zwischen zwei Luftpolster von jeweils einem Zentimeter Dicke gelagert. Diese Luftpolster sollen ein vorzeitiges Aufschwimmen des Embryos verhindern. Danach wechselt man den Führungsstab des Katheters gegen den eigentlichen Transferkatheter (Abb. 20) aus und schiebt ihn vorsichtig bis zur vorher markierten Stelle in die Gebärmutterhöhle. Unter langsamen Druck wird der Embryo nun ausgespült und der Katheter noch für eine Minute am Ort gelassen, bevor man ihn vorsichtig herauszieht. Um ganz sicher zu gehen, daß der Embryo auch wirklich an seinem Bestimmungsort angelangt ist und nicht etwa an der Spritze haften geblieben ist, füllt man diese noch einmal mit Kulturmedium und schaut sich die Spülflüssigkeit unter dem Mikroskop an.

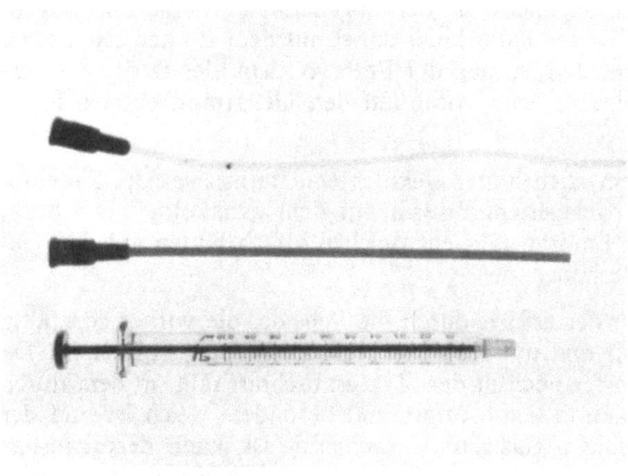

Abb. 20 Transfer-Besteck.

Man versucht natürlich, beim Embryotransfer den Embryo auch wirklich in die Gebärmutterhöhle zu plazieren. Dennoch kann es vorkommen, daß der Embryo zu nahe an das in die

Gebärmutter hineinragende Ende des Eileiters gelangt und sich dann dort einnistet. Eileiterschwangerschaften, die sich aus einem falsch plazierten Embryo entwickeln, gehören immer noch zu der größten Komplikation bei dieser Befruchtungsmethode. Als Gegenmaßnahme gibt man dem Embryo beim Transfer nur eine sehr geringe Menge Kulturmedium mit, um seine „Schwimmfähigkeit" einzuengen. Die Professoren *Steptoe* und *Edwards* sind zu Beginn ihrer In-vitro-Fertilisationen und Embryo-Transfers sogar so weit gegangen, ihren Patientinnen vor der Behandlung die Eileiterenden dort, wo sie in die Gebärmutter hineinragen, völlig zu entfernen. Damit konnten sie zwar die Gefahr einer Eileiterschwangerschaft ausschließen, für die Patientin aber bedeutete diese Vorsichtsmaßnahme noch einen zusätzlichen operativen Eingriff bei den ohnehin schon belastenden Einzelschritten der außerkörperlichen Befruchtung. Wahrscheinlich ist das auch der Grund dafür, daß *Steptoe* und *Edwards* diese Operation inzwischen aufgegeben haben und ebenso wie die übrigen Teams versuchen, den Embryo so exakt wie nur irgend möglich in den Gebärmutterboden zu versetzen.

Nach dem Transfer muß die Frau mindestens vier Stunden entweder auf dem Bauch oder auf dem Rücken liegen bleiben – je nach der Lage des Uterus – und anschließend noch weitere 24 Stunden im Bett bleiben, bevor sie nach Hause gehen kann. Ab dem 6. Tag nach dem Transfer muß sie alle zwei Tage in der Klinik erscheinen, damit der Anstieg der Hormonwerte genau überwacht werden kann. Diese frühen Schwangerschaftsphasen sind nur durch den HCG-Wert nachzuweisen.

Bei der natürlichen Befruchtung gelangt der Embryo erst in den Uterus, wenn er das Acht- bis Sechzehnzellteilungsstadium erreicht hat. Aus Gründen der Asynchronität der Entwicklung von Embryo und Gebärmutterschleimhaut bei der In-vitro-Fertilisierung versetzt man den Embryo meistens nach zwei Tagen.

7. Schwangerschaftsaussichten nach In-vitro-Fertilisation und Embryo-Transfer

Die erfolgreiche Verpflanzung eines oder auch mehrerer Embryonen ist leider noch keine Garantie dafür, daß sich daraus auch eine normale Schwangerschaft entwickelt, die mit der Geburt eines Kindes endet. Auch in der Natur führt eine Empfängnis nur in ungefähr 25% der Fälle zu einer Geburt. Die übrigen Schwangerschaften enden vorzeitig entweder in Form einer Früh- oder Fehlgeburt oder die Frucht geht bereits zu einem Zeitpunkt ab, zu dem die Frau von der Empfängnis noch gar nichts gemerkt hat. So einen Frühstabort hält die Frau im allgemeinen für eine normale Menstruationsblutung, die sie letztlich ja auch ist.

Bei der In-vitro-Fertilisation liegt der Anteil der Frühstaborte bei ungefähr 10%, bezogen auf die Anzahl der Transfers. Im Gegensatz zu den natürlichen werden die nach extrakorporaler Befruchtung und Embryo-Transfer entstandenen Schwangerschaften von Anfang an sorgfältigst überwacht. Auf diese Weise läßt sich der Hormonabfall, der mit einem Fruchtabgang einhergeht, schon sehr früh erkennen.

Die Diskrepanz zwischen der erfolgreichen Fertilisation von Eizellen und der Anzahl der nach dem Transfer ausgetragenen Schwangerschaften ist immer noch recht hoch. Die Gründe dafür sind noch nicht genau erforscht, aber es wäre vorstellbar, daß Hormonstimulation, Follikelpunktion und Embryo-Transfer so viel Unruhe in die natürlichen Abläufe des weiblichen Fortpflanzungssystems bringen, daß die ungestörte Einnistung des Embryos zumindest erschwert ist.

Statistisch ist in den letzten Jahren die Anzahl der nach in In-vitro-Fertilisation und Embryo-Transfer geborenen Kinder sprunghaft gestiegen. Aber dieser Zuwachs bedeutet nicht nur, daß die Schwierigkeiten dieser Methode weitgehend beseitigt sind, sondern er ist auch auf die steigende Anzahl der Zentren zurückzuführen, die diese Behandlung vornehmen.

Natürlich versuchen alle Zentren, ihre Schwangerschaftsraten zu erhöhen und die Methode für die Patienten sicherer zu machen. Ein Schritt auf diesem Weg war die Zyklusstimulation verbunden mit der Erkenntnis, daß die Chance einer Einnistung größer wird, je mehr Embryonen man in den Uterus versetzt. Damit aber beginnt ein Kreislauf, in dem auch die ethischen Fragen der In-vitro-Fertilisation und des Embryo-Transfers aktuell werden. Mehr Embryonen zu verpflanzen bedeutet, die Chance für eine Schwangerschaft zu erhöhen. Es bedeutet aber gleichzeitig, das Risiko der Mutter zu erhöhen, weil daraus Mehrlingsschwangerschaften entstehen können. Ein Grundsatz der meisten In-vitro-Fertilisationsgruppen ist der, alle bei der Punktion gewonnenen, reifen Eizellen zu befruchten und alle Embryonen, die sich normal geteilt haben, auch in die Gebärmutter der Frau zurückzugeben. Man kann aber nicht einfach beliebig viele Embryonen transferieren, ohne dadurch die Mutter in unverantwortlicher Weise zu gefährden.

Pro Transfer werden heue maximal drei Embryonen in den Uterus gegeben. Dafür muß man die Stimulation der Follikelreifung so bemessen, daß nach Möglichkeit auch nicht mehr als drei Oozyten heranreifen. Eine so exakte Dosierung der Hormone ist aber bislang noch nicht möglich. Bei schonender Stimulation gewinnt man zwischen 2 und 4 Eizellen pro Punktion.

Entscheidet man sich für eine weniger schonende Hormonstimulation, kann man die daraus entstehenden überzähligen Embryonen einfrieren. Entweder transferiert man sie in einem der nächsten Zyklen, wenn der erste Versuch fehlgeschlagen ist, oder man hebt sie auf für den Fall, daß das Paar weitere Kinder haben möchte.

Doch was geschieht mit ihnen, wenn weder die eine noch die andere Möglichkeit in Betracht kommt? Dann verfügt man eines Tages über ein großes Reservoir von tiefgefrorenen Embryonen, die man zu Forschungszwecken benutzen kann. Spätestens an dieser Stelle wird deutlich, daß es sich bei der In-vitro-Fertilisation und dem Embryo-Transfer um sehr viel mehr als nur um eine Therapie zur Überwindung der Sterilität handelt. Die Konsequenzen, die sich aus dieser Methode für die Zukunft unserer Gesellschaft ergeben, gehen auch diejenigen etwas an, die das Problem des Kinderwunsches nicht kennen.

Literatur zu Kapitel 9

[1] Kentenich, H.: Sterilität: Behandlungsmethoden. pro familia magazin **3** (1985) 14–16
[2] ebda, S. 14
[3] Kemeter, P.: Die Auswahlkriterien für die In-vitro-Fertilisierung als Sterilitätsbehandlung. pro familia magazin **3** (1985) 17
[4] Wood, C., A. Westmore: Test-Tube-Conception, S. 50. Hill of Content, Melbourne 1983
[5] ebda, S. 52

Kapitel 10

Warum eigentlich eigene Kinder?

1. Überlegungen und Antworten zur Frage nach der Motivation des Kinderwunsches

Die Frage nach dem Grund für den Kinderwunsch stellt sich heute anders als in früheren Zeiten, in denen die Kinder ihren Eltern noch eine Form der „Altersversorgung" garantierten. Gegenüber dem von Professor *Kindermann* erwähnten „archaischen" Bedürfnis der Frau, irgendwann in ihrem Leben einmal Mutter zu sein, und dem vergleichbaren Bedürfnis des Mannes, sich fortzupflanzen, gibt es heutzutage sehr stichhaltige Argumente, *keine* Kinder haben zu wollen:

1. Die Unsicherheiten der Zukunft, in die diese Kinder hineingeboren werden. Darunter sind heute weniger kriegerische Auseinandersetzungen zu sehen, als vielmehr die Auswirkungen neuer Technologien. Schon jetzt zeichnet sich ab, daß der Mensch den Umgang mit diesen Technologien nicht mehr beherrscht. Gen-Technik und Gen-Manipulationen werden, wenn ihnen keine Grenzen gesetzt werden, die Umwelt nachhaltig verändern. Im Zusammenhang mit der In-vitro-Fertilisation und dem Embryo-Transfer gesehen, beinhalten die Möglichkeiten der modernen Biomedizin Konsequenzen, deren Auswirkungen bisher nur vage vorstellbar sind.
2. Die nicht abschätzbaren Auswirkungen der zunehmenden Umweltzerstörungen. Das Reaktorunglück von Tschernobyl im April 1986 hat deutlich gezeigt, welche Gefahren von der Atomkraft ausgehen, wenn der Mensch sie nicht mehr unter Kontrolle hat. Aber auch ohne zusätzliche atomare Verseuchung scheint es vorausberechenbar, wann die Versorgungskapazitäten für eine Weltbevölkerung mit der derzeitigen Wachstumsrate erschöpft sein werden.

3. Kinder zu haben bedeutet in der Regel für die Eltern, über Jahre hinweg wirtschaftlichen und persönlichen Einschränkungen ausgesetzt zu sein. Kinder kosten Geld, Kinder brauchen Zuwendung, sie nehmen viel Zeit in Anspruch.

Warum also trotzdem der Wunsch nach einem eigenen Kind?

„Kinderkriegen gehört schon zum Frausein. Ich meine aber nicht so, daß jede Frau Kinder kriegen muß. Sondern der Körper ist eben so beschaffen, daß die Frau das Kind kriegt, und das finde ich ganz okay. Darum könnte der Mann die Frau sogar beneiden. Ein Kind zu kriegen, finde ich schön. Das wächst auf, zuerst im Bauch, das kriegst du mehr mit als der Mann, und dann die ganze Entwicklung und was das Kind alles erlebt. Irgendwo gibt es auch noch schöne Dinge in der Welt, von denen ein Kind was hat. Als Mutter ist meine Aufgabe vielleicht, dem Kind ein Stück davon zu zeigen.
Gegen Kinder spricht vielleicht, wenn man zu wenig Geld hat, und keinen geeigneten Partner hat. Ich kenn genug Leute, die ohne Vater aufgewachsen sind, und das war ganz schön übel, wenn da immer ein anderer Mann kam. Und wenn die Verhältnisse in der Welt noch schlechter werden, wirtschaftlich, Umweltverschmutzung, Aggressivität – diese ganzen Gefahren, mit denen auch ein Kind leben muß. Ich habe aber eher so 'nen Optimismus. Schon allein der Mensch ist schön, und ich würde auch jetzt – zu der Zeit – ein Kind kriegen.
Über den genauen Zeitpunkt für das Kinderkriegen habe ich mir noch keine Gedanken gemacht. Ich sage mir, fertig werde ich sowieso nie in meiner Entwicklung. Ich kann nur ab 'ner bestimmten Zeit sagen, so, jetzt bin ich soweit, daß ich mit dem Kind was machen kann. Ich würde aber die Entscheidung immer von einer guten Partnerbeziehung abhängig machen. Es wäre auch ganz gut, die Ausbildung fertig zu haben" [1].

Marion D. war 25 Jahre alt, als sie nach In-vitro-Fertilisation und Embryo-Transfer schwanger wurde. Sie und ihr Mann, ein Afrikaner, wünschten sich seit fünf Jahren vergeblich ein Kind. Bei der Diagnostik der Sterilitätsursachen stellte sich heraus, daß Marion wegen irreparabler Eileiterschädigungen auf natürlichem Weg keine Kinder bekommen konnte. So entschloß sich das Ehepaar D., es mit der außerkörperlichen Befruchtung zu versuchen. Marion wurde bereits nach dem ersten Transfer schwanger. Die Gespräche mit ihr fanden während der Schwangerschaft statt.

Frage: Haben Sie durch die Schwangerschaft und das Kind, das ja nun bald kommen wird, das Gefühl, Ihrem Leben die Richtung gegeben zu haben, die Ihnen am wesentlichsten erscheint?

Frau D.: Ja und nein. Dieses Kind hat unserem Leben einen sehr wesentlichen Sinn gegeben, aber nicht den wesentlichsten. Wir stellen uns vor, daß es überwältigend schön sein muß, ein Kind zu bekommen, das aus uns beiden entstanden ist. Das ist das äußerste, das wir uns jemals schenken können. Wir sind beide Lebensgenießer und möchten es diesem neuen Menschen ermöglichen, auch ein ganzes Leben zu genießen. Oft haben wir uns in Gedanken auch schon vorgestellt, wie schön es sein muß, im Alter nicht alleine zu sein, Kinder zu haben, zu denen wir gehen können, für die man noch sorgen „darf". Leider werden unserer älteren Generation fast sämtliche Verantwortungen abgenommen. Die besten Beispiele finden wahrscheinlich viele in ihrer eigenen Familie. Dazu kommt in unserm Fall, daß mein Mann hier in Europa keinen einzigen Verwandten hat und meine Familienverhältnisse gestört sind. Deshalb möchten wir uns durch dies Kind einen neuen Grundstein setzen, aber keinen „Iglo" bauen. Damit will ich ausdrücken, daß das Kind nicht der Mittelpunkt werden soll, um den dann alles andere herumgebaut wird. Wir bauen grundsätzlich alle wichtigen Lebensinhalte nebeneinander. Ich werde nicht das Leben meines Kindes, sondern mein Leben mit meinem Kind leben.

Das Ehepaar S. hat 12 Jahre vergeblich auf ein Kind gehofft. Die Ursache der Sterilität lag in einer Störung des Eiauffangmechanismus. Die Eileiterenden stülpten sich nicht über das Ovar und es kam trotz normaler Eizellreifung und Ovulation nie zu einer Empfängnis. Sie entschlossen sich zu einer In-vitro-Fertilisation und wählten dafür die Universitätsfrauenklinik Charlottenburg der Freien Universität Berlin. Seit Juli 1986 sind sie Eltern von gesunden Drillingen. Drei Mädchen, die die Kaiserschnittgeburt im 7. Schwangerschaftsmonat gut überstanden haben.

Das Ehepaar S. war vor dem ersten Fertilisations- und Transferversuch darüber aufgeklärt worden, daß sie unter Umständen auch mit einer Mehrlingsgeburt zu rechnen hätten. Das In-vitro-Fertilisationsteam der Charlottenburger Klinik führt diese Sterilitätsbehandlung nach den strengen Richtlinien des „Berliner Modells“ durch, die dort unter der Leitung von Professor *Manfred Stauber* ausgearbeitet worden sind. Eine der Bestimmungen des „Berliner Modells“ ist die, grundsätzlich alle Embryonen, die nach einer Befruchtung im Reagenzglas entstanden sind, auch in die mütterliche Gebärmutter zu verpflanzen. Im Falle des Ehepaares S. sind nach dem 3. Transfer alle drei Embryonen von der Gebärmutter aufgenommen worden.

Zur Motivation ihres Kinderwunsches befragt, meinten beide übereinstimmend:

> „Wir wollten von Anfang an Kinder. Wir haben geheiratet, um Kinder zu kriegen. Sonst könnten wir auch unverheiratet zusammenleben, weil die Partnerschaft auch so funktioniert hätte. Aber dann haben wir gesagt, wenn dann Kinder kommen, das Theater mit den deutschen Behörden, also da war es uns lieber, die Sache ist von vornherein geregelt.
> Deshalb haben wir auch Abstand genommen von einer Adoption. Nicht nur wegen der Schwierigkeiten, die man generell da hat, sondern weil wir eben Kinder *voneinander* haben wollten und nicht von irgend jemand anderem“.

Diese Einstellung bestätigt die Aussage von *Manfred Stauber* in seinem Buch „Psychosomatik der sterilen Ehe“:

> „In der Regel herrscht in der deutschen Bevölkerung die Meinung vor: ‚wenn Ehe, dann auch Kinder‘. Man kann also davon ausgehen, daß der Zusammenhang zwischen Eheschließung und Kinderwunsch weitgehend den Charakter einer ‚Wenn-dann-Beziehung‘ trägt“ [2].

Beate G. ist 32 Jahre alt, unverheiratet und nach In-vitro-Fertilisation und Embryo-Transfer schwanger geworden. Inzwischen ist sie Mutter einer Tochter, und auch ihr Partner fühlt sich als Vater sehr glücklich. Über ihren Kinderwunsch erzählt Frau G.

Frau G.: Tja, wir hatten uns gerade erst kennengelernt und ich habe das immer von Anfang an in jeder neuen Beziehung die ich eingegangen bin, wieder angebracht, weil ich praktisch nur Männer kennengelernt habe die meinten, Beziehung – ja, Kind – nein. Und da hatte ich keine Lust mehr dazu.

Frage: Und Sie wollten unbedingt ein Kind oder haben Sie auch manchmal Zweifel an diesem Wunsch bekommen?

Frau G.: Ne, das ist ne gefühlsmäßige Sache. Vielleicht auch abgeschreckt durch die Studentenjahre und die ganzen Diskussionen, also da hab ich mir gesagt, du bist jetzt 32 und andere haben schon zwei Kinder und sind glücklich und zufrieden, was mußt du dich da rechtfertigen, daß du endlich auch ein Kind haben möchtest.

Frage: Sie haben sich also gar nicht erst auf Diskussionen eingelassen?

Frau G.: Nein. Ich hab mir für mich gesagt, das ist anscheinend für mich normal. Ich komme aus einer Familie mit zwei Kindern – ich glaub, man übernimmt das auch irgendwo – und ich merke auch an dem Gefühl, daß ich mir das wünsche, wahrscheinlich liegt das bei mir auch so in der Sozialisation drin, daß ich das brauche. Ich könnte mir da natürlich noch viele Gedanken drüber machen, daß ich mich sonst nicht verwirklicht sehe oder so, aber das ändert nichts daran, daß das Gefühl da ist und daß ich dazu stehe.

Frage: Und wie haben Sie Ihren Partner davon überzeugt?

Frau G.: Auch gefühlsmäßig. Ich konnte nicht mehr darüber sagen – wenn ich an Zukunftsängste denke, daran, was alles passieren kann, dann ist das im Prinzip Wahnsinn. Aber das ist keine Argumentation mehr für mich.

2. Vorstellungen von einem Leben ohne eigene Kinder

Allen Paaren, die sich zu einem Gespräch bereit erklärt hatten, ist der Wunsch nach einem eigenen Kind durch die Methode der In-vitro-Fertilisation und des Embryo-Transfers erfüllt worden. Die Indikation war in allen hier vorgestellten Fällen die einer tubar bedingten Sterilität. Frauen, bei denen einzig ein Defekt an den Eileitern vorliegt, haben zwar die größte Chance, durch diese Methode ein Kind zu bekommen, aber eine Garantie gibt es auch für sie nicht.

Die Frage nach ihren Vorstellungen von einem Leben ohne Kinder zeigte, daß sie ihre Erfolgsaussichten realistisch eingeschätzt hatten und einige von ihnen auch über die Alternative der Adoption eines Kindes nachgedacht hatten.

Frau D.: Ich hätte mich im Laufe der Zeit auf ein Leben ohne Kinder einstellen können unter der Voraussetzung, daß mein Mann die gleiche Einstellung gehabt hätte. Aber für meinen Mann hätte es kein Leben ohne Kinder gegeben – vielleicht ist das der afrikanische Einfluß – wobei er auch immer betonte, daß er ein eigenes Kind haben wollte. Das hätte nicht unbedingt bedeutet, daß er mich verläßt. Aber ich hätte sicherlich nicht mit dem Gedanken leben können, daß eine andere Frau ein Kind von meinem Mann trägt.

Herr S.: Adoptiert hätten wir nicht, wir hatten uns darauf eingestellt, wir hatten auch darüber gesprochen, schließlich haben wir 12 Jahre ohne Kinder zusammengelebt, wir haben uns alles geschaffen ohne Kinder, sind verreist wo wir hin wollten ...

Frau S.: und wir haben doch eine recht harmonische Ehe auch ohne Kinder.

Herr S.: Wir führen eine sehr altmodische Ehe, von modernen Ehen halten wir nicht viel ... wir hätten uns ein Leben auch gut allein vorstellen können, ohne Kinder. Es wäre für uns schmerzlich gewesen, und wir hätten uns jahrelang vielleicht noch daran gewöhnen müssen, aber wir hätten das mit Sicherheit auch gebracht, weil wir nicht irgendwie lebensfremd sind und der Kinderwunsch nicht pathologisch war.

Frau G.: Ich hätte schon ein Kind adoptiert, obwohl sich die Adoption eines Kindes in einer Beziehung mit einem Mann, der keine Kinder haben möchte, fast ebenso wenig verwirklichen läßt wie die Zeugung eines Kindes. Adoption war für mich immer relativ abstrakt.

3. Die Entscheidung für die In-vitro-Fertilisation

Die Erfahrung in der Kinderwunschsprechstunde zeigt immer wieder, daß die Paare, die in ihrer Entscheidung für ein Kind so weit gekommen sind, daß sie mit ihrem Sterilitätsproblem

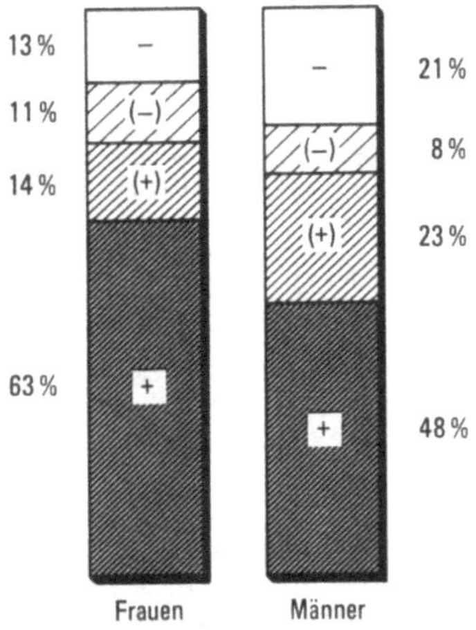

Abb. 21 Einstellung weiblicher und männlicher Kinderwunschpatienten zur In-vitro-Fertilisation (aus: B. Fervers-Schorre, H. Poettgen, M. Stauber, Psychosomatische Probleme in der Gynäkologie und Geburtshilfe 1985. Springer, Berlin – Heidelberg – New York – Tokyo 1985).

eine Spezialsprechstunde aufsuchen, auch zum größten Teil mit der Methode der In-vitro-Fertilisation einverstanden sind. Nach den Erfahrungen des Berliner Teams entscheiden sich drei von vier Paaren für diese Methode (Abb. 21).

Frau S.: Schwierigkeiten hatte ich bei der Entscheidung überhaupt nicht. Ich habe mich ja vorher untersuchen lassen und es gab einfach keinen anderen Weg, weil eben die Eileiter sich nicht über die Eierstöcke stülpen. Ich war froh, daß es diese Methode gibt, mit der ich mich von Anfang an identifiziert habe ohne irgendwelche Ängste aufgebaut zu haben. Ich dachte es ist wie ein Herzinfarkt. Wenn ich einen Herzinfarkt habe, laß ich mir 'nen Bypass legen. Mein Frauenarzt hat das abgelehnt, der wollte mir keine Überweisung geben für die In-vitro-Fertilisation, aber ich habe gesagt, ich mach es, es ist mir völlig wurscht ob er das gut heißt oder nicht, ich will das probieren. Wenn ich nicht alles probiert habe, mache ich mir hinterher Vorwürfe.

Herr S.: Das war eigentlich die Motivation. Wir wollten alle Möglichkeiten die es gibt ausschöpfen, um frei von diesem Kinderwunsch zu werden, damit wir uns gegenüber – wenn sich keine Kinder einstellen – sagen können, wir haben zu unserer Zeit alles versucht, was es gab auf dem Markt, wirklich alles und dann wollten wir Schluß machen.

4. Empfindungen, Gedanken und Ängste während der In-vitro-Fertilisationsbehandlung

Frauen

Die In-vitro-Fertilisation und der anschließende Embryo-Transfer ist vor allem für die Frauen mit großen körperlichen und seelischen Belastungen verbunden. Die Abbildung 21 zeigt, daß dennoch mehr Frauen die Methode befürworten als Männer. Vielleicht liegt das wirklich daran, daß Frauen im allgemeinen leidensfähiger sind als Männer. Vielleicht ist aber auch der Kinderwunsch bei Frauen doch stärker ausgeprägt.

In der konkreten Situation wird dann deutlich, wie wichtig die Zuwendung des Partners für die Frau ist und daß die Forderung, diese Behandlung nur in einer stabilen Partnerschaft durchzuführen, ihre Berechtigung hat.

Frau S.: Das ist schon ein gehöriger Streß jedesmal. Das ist die schlimmste Zeit, wenn man wartet, ob die Eier sich teilen, wieviel sie gefunden haben, ob sie überhaupt welche gefunden haben und dann nach dem Transfer ob es angeht – also da kommen noch mal bange 14 Tage, das ist die schlimmste Zeit muß ich sagen, wobei mir mein Mann da 'ne große Hilfe war.

Frage: Sie haben das alles gemeinsam gemacht?

Herr S.: Wir wollten ja gemeinsam Kinder haben und da bin ich der Meinung, das was man als Mann dazu tun kann ist, die Frau emotional dabei zu unterstützen, psychisch abzusichern. Mit den Problemen, die ich dabei habe, muß ich alleine fertig werden, finde ich. Aber die Frau hat dabei so viel zu ertragen, rein körperlich, Operationen, Narkose,

Aufwachen aus der Narkose, sich wieder erholen, dann aber auch den Mißerfolg zu hören, daß also dabei gar kein Platz mehr ist, auch noch der Mülleimer der Gefühle des Mannes zu sein, es muß umgekehrt sein. Dazu gehört eine intakte Partnerschaft.

Marion D. war in der glücklichen Situation, nicht erfahren zu müssen, wie schmerzlich die Nachricht von einem Mißerfolg ist. Sie ist eine der wenigen Frauen, die nach dem ersten Transfer schwanger wurde.

Frau D.: Ich kann mich erinnern, nachdem mir dieser kleine Embryo eingepflanzt worden ist, kam ich zurück auf mein Zimmer und drei Stunden später kam mein Mann zu mir und fragte, wie geht's und so und da hab ich gesagt: *ich bin jetzt schwanger.* Und von dem Moment an *war ich schwanger.* Für mich war es innerlich so, ich war schwanger und so hab ich die ganze Sache auch immer gesehen.

Frage: Und wie war es dann, als Sie erfuhren, daß Ihr Gefühl Sie nicht getäuscht hatte, daß Sie wirklich schwanger waren?

Frau D.: Eigentlich, wenn ich es mir richtig überlege, so ganz spontan war ich im siebten Himmel, also unheimlich begeistert und ich habe eigentlich erst später angefangen mir Gedanken darüber zu machen, daß das in meinen Augen eine nicht ganz natürliche Schwangerschaft war, zunächst. Ich habe mir dann äußerst viele Gedanken über diese Art der Zeugung gemacht und habe mir selbst die Frage gestellt, ist das alles richtig so, kann da irgendwas schief gehen, kann da irgendwas manipuliert werden und so weiter. Im Moment, das muß ich dazu sagen, denn das kann sich immer wieder ändern, vielleicht wenn ich andere Sachen höre oder lese oder so – im Moment fühl' ich mich ganz natürlich schwanger und mir kommt auch dieser Gedanke gar nicht mehr, wie das Kind gezeugt worden ist, das stört mich nicht mehr.

Männer

Für die Männer liegt die Belastung bei der In-vitro-Fertilisation zunächst einmal darin, auf Befehl masturbieren zu müssen. Herr S. hatte damit keine Schwierigkeiten, aber seine Einstellung zu diesem Problem läßt sich nicht absolut verallgemeinern. Chris D. beispielsweise sah sich bei der ganzen Prozedur, die seine Frau über sich ergehen lassen mußte, lediglich als „Spermienlieferant" und litt auch dann noch unter dieser Frustration, als sich der Erfolg längst eingestellt hatte.

Herr S.: Wenn Sie heiraten nur um Kinder zu bekommen, kommen Sie sich spätestens nach zwei Jahren wie ein Zuchthengst vor, weil sie dann nämlich schon anfangen sich auszurechnen, wann sind die fruchtbaren Tage und zu diesem Zeitpunkt ist also Geschlechtsverkehr auf dem Stundenplan. Es ist nun mal so, man darf falsche Schamgefühle nicht haben und ob ich oben alleine bin auf der Toilette oder im Labor masturbieren muß, damit überhaupt Spermien kommen, ist egal. Ich hab da noch nie Probleme gehabt und ich war auch nie impotent in dieser Situation.

Frau D.: Mein Mann hat die Sache, glaub' ich, noch nicht so ganz in den Griff bekommen. Wenn wir über die Schwangerschaft sprechen, dann sagt er immer, er freut sich für *mich* und *ich* habe großes Glück gehabt und dann sag ich immer *wir* haben großes Glück gehabt und du hast genauso gut 'nen Beitrag dabei geleistet, aber er meint immer ne, so richtig hab ich da nichts dazu beigetragen. Er sagt auch immer wieder, vielleicht ist das gar nicht unser Baby, was dir da eingesetzt worden ist.

Die Angst, das durch In-vitro-Fertilisation entstandene Kind könnte nicht das eigene sein, ist vor allem in den Phantasien von Männern zu finden. Vielleicht hängt das damit zusammen, daß ihr Sperma in der Anonymität des Labors verwertet wird und die Gleichzeitigkeit von körperlicher Präsenz und Befruchtung fehlt.

Während der psychosomatischen Betreuung seiner In-vitro-Fertilisations-Patienten konnte Professor *Stauber* umfangreiches Material über „Gedanken, Phantasien und Ängste während der IVF-Behandlung" [3] sammeln. Die Auswertung dieser Fragebogen ergänzt und vertieft die Aussagen unserer Gesprächsteilnehmer, die hier nur auszugsweise wiedergegeben werden konnten (Tab. 2).

Tabelle 2 Gedanken, Phantasien und Ängste bei der IVF-Behandlung (Aufzählungen entsprechend der Häufigkeit ihrer Nennungen bei Frau und Mann)

bei Frauen während der Zyklusbeobachtung (Klinik, Echo, Hormone)
Zeit der großen Anspannung Hoffen auf regelrechtes Follikelwachstum Insuffizienzgefühl bei mangelndem Follikelwachstum Abwehrbildungen, z. B. Witzeln („kein Schnellbrüter“) Angst vor einer vorzeitigen Ovulation Lästige Untersuchungen („muß sein“)
bei Frauen nach der Oozytengewinnung (Fertilisation, Kultivierung)
Zufriedenheit über Auffinden von Oozyten Ständiges Hoffen auf Zellteilung Bedürfnis der intensiven Aufklärung Angst vor Verwechselung von Keimzellen Angst vor einer Schädigung von Keimzellen Magisches („jetzt beginnt das Leben“) Romantisieren („Verschmelzung von ihm und mir“)
bei Frauen bei der Replantation und danach
Freudige Erregung über Embryoentwicklung Faszination über medizinisch Machbares Gefühl, erstmals schwanger zu sein Angst vor Schädigung des Embryos beim Transfer Wunsch der Partneranwesenheit beim Transfer Hoffen auf Einnistung des Embryos Gefühl der Scham durch Knie-Ellenbogen-Lage Wunsch nach genauen Verhaltensrichtlinien

bei Männern während der Vorbereitung
Mitgefühl zur Partnerin wegen invasiver Diagnostik Hoffen auf Ausbleiben medizinischer Komplikationen Angst vor Schwierigkeiten bei der Samengewinnung

Angst vor schlechteren Spermiogrammparametern
Zeit der Anspannung („Countdown“)
Abwehrbildungen, z. B. Unterdrückung („nicht daran denken“)

---

bei Männern nach der Oozytengewinnung
(Fertilisation, Kultivierung)

Schuldgefühle gegenüber der Partnerin
Hoffen, daß Oozytengewinnung ohne Komplikationen
Hoffen, daß keine Narkoseprobleme
Freude bzw. Enttäuschusng über Ergebnis der Punktion
Phantasien über die Laborbefruchtung (Verwechselung)
Wunsch nach intensiver Aufklärung
Wunsch nach Dauerbesuchszeit bei der Partnerin
Hoffen auf regelrechte Zellteilung

---

bei Männern nach der Replantation und danach

Freudige Erregung über Embryoentwicklung
Faszination über medizinisch Machbares
Hoffen auf Einnistung und gute Weiterentwicklung
Angst vor möglichen Schädigungen des Embryos
Gewißheit über Zeugungsfähigkeit „erst jetzt“
Wunsch, bei Replantation anwesend zu sein
Wunsch, den Embryo bei der Replantation zu sehen

---

5. Reaktionen der Öffentlichkeit

Die Diskussion in der Öffentlichkeit über das Für und Wider der In-vitro-Fertilisation und des Embryo-Transfer wird immer noch engagiert geführt, selbst da, wo es sich nur um die Realisierung des Kinderwunsches im *homologen* System handelt.

In den Gesprächen mit den „In-vitro-Paaren“ wurde auch gefragt, welchen Einfluß die sogenannte „öffentliche Meinung“ auf den persönlichen Entscheidungsprozeß für oder gegen diese Behandlung haben kann, und wie die Reaktionen im Bekannten- und Verwandtenkreis waren.

Frau G.: Erstens mal gibt es genug Frauen, die normal Kinder kriegen, die das Problem gar nicht haben, und die sind für mich keine vollberechtigten Diskussionspartner. Und dann glaube ich, daß eine Frau, die wirklich ein Kind haben möchte, sich nicht verunsichern läßt. Ich glaube, wenn sich überhaupt jemand beeinflussen ließe, dann wären das die Frauen und Leute, die diese ganze Emanzipationsgeschichte ernst nehmen, die vielleicht auch studiert haben. An die meisten kommt das nicht ran, glaube ich. Die würden das mit ihrem Mann besprechen und sich nicht nach irgendwelchen Zeitungen richten, denke ich mir. Und die anderen Frauen, bei denen denke ich, daß ein entwickeltes Selbstbewußtsein da ist – gut, sie werden es vielleicht nicht in ihrem Bekanntenkreis erzählen, aber tun werden sie's trotzdem.

Frage: Haben Sie es denn den Leuten erzählt, daß Sie durch die In-vitro-Fertilisation schwanger sind?

Frau G.: Also bei mir wissen das alle. Die Kollegen und alle, mit denen ich auch sonst zu tun habe.

Frage: Und die Resonanz war eindeutig positiv?

Frau G.: Nein, die war gemischt. Aber doch mehr positiv.

Frau S.: Wir haben Freunde und Eltern miteinbezogen, wobei wir nicht überall auf Verständnis gestoßen sind. Die haben es einfach nicht begriffen, man hat es ihnen erklärt und 5 Minuten später haben sie schon wieder den gleichen Unsinn gefragt. Da hab ich es dann aufgegeben und gesagt, wir machen es einfach und fertig.

Frage: Sind Sie auch auf Ablehnung gestoßen?

Herr S.: Ne, eigentlich nicht. Wir sind eher bewundert worden, daß wir diese Dinge auf uns nehmen. Das haben wir von vielen Seiten gehört, daß wir den Mut haben, sowas zu machen – diese Formulierung ist mir im Gedächtnis geblieben – daß wir den Mut haben, diese Belastung auf uns zu nehmen. Aber Ablehnung so in dem Sinn, ihr seid wohl verrückt geworden und wie kann man so was machen, ist nie vorgekommen.

Frau D. hat zunächst einmal außer ihren Eltern niemandem gesagt, daß ihre Schwangerschaft der Erfolg einer In-vitro-Fertilisation ist. Auch nach der Geburt ihrer Tochter erfuhren nur die engsten Freunde von den Zeugungsvorgängen. Als Grund für ihr Stillschweigen gibt sie einmal ihr eigenes Bedürfnis an, dieses Kind als ganz „normales" Kind zu sehen und zum anderen, daß sie überzeugt ist, daß die Gesellschaft ein „Retortenkind" auch heute noch nicht selbstverständlich anerkennt.

Frau D.: Ich glaube auf keinen Fall, daß so ein Kind von der Gesellschaft ohne Probleme anerkannt wird. Sonst hätte ich das mit Sicherheit schon sehr viel mehr Leuten auf die Nase gebunden. Ich weiß auch, daß viele Leute mit dem Begriff „Retortenbaby" gar nicht viel anfangen können, und dann müßte ich erst mal erklären, wie diese Vorgänge ablaufen und was das genau ist. Wenn ich also an meinen Vater denke, wenn der hört „Retortenbaby", dann fragt er von wem ist das Kind denn nun eigentlich. Da fehlt es vielen Leuten einfach an Kenntnissen. Und dann glaube ich, daß viele Leute die gleichen Gedanken haben, die ich ja auch zeitweise hatte, daß da manipuliert worden ist an dem Kind, denn man hört ja vieles, was in den Staaten schon gemacht wird, daß man sich die Haarfarbe aussuchen kann und so weiter. Wahrscheinlich würden die meisten Leute glauben oder sich fragen, ob an diesem Kind auch so manipuliert worden ist, und das würden die mit Sicherheit nicht einfach so hinnehmen. Dem möchte ich meine Tochter nicht aussetzen.

In unseren Gesprächen haben wir auch die Frage nach der Einstellung zur Leihmutterschaft und zur heterologen In-vitro-Fertilisation gestellt. Die Antworten waren einstimmig negativ, alle Beteiligten waren sich einig darin, daß sie sowohl für sich selbst als auch allgemein die Möglichkeit der Leihmutterschaft ablehnen.

Herr S., der einzige Mann aus der Gruppe, der sich zu einem Interview bereit erklärt hatte, hätte einer Befruchtung seiner Frau mit Spendersamen nur sehr zögernd zugestimmt und nur, wenn es der „Herzenswunsch" seiner Frau gewesen wäre.

Insgesamt läßt sich nach den Gesprächen mit Paaren, die sich für die In-vitro-Fertilisation entschieden haben, feststellen, daß weder positive noch negative Argumente der „öffentlichen Meinung" den persönlichen Entschluß nachhaltig beeinflußt haben. Diese Indifferenz ist zum Teil auf ein nicht-wissen-wollen zurückzuführen, durch das der im Vordergrund stehende Kinderwunsch und seine Verwirklichung geschützt werden soll; darüber hinaus mangelt es immer noch an umfassenden Informationsmöglichkeiten, die auch für den Laien verständlich sind. So hatten unsere Gesprächspartner beispielsweise nur wenig Kenntnis von den Inhalten der juristischen, ethischen und medizinisch-standesrechtlichen Auseinandersetzungen mit den Folgeerscheinungen der In-vitro-Fertilisation. Bei einer verantwortungsbewußten Entscheidung für diese Methode ist jedoch eine sachliche Information über den Vorgang wie über die Konsequenzen notwendig.

Literatur zu Kapitel 10

[1] Kinderkriegen – was Frauen dazu sagen. pro familia magazin **5** (1985) 10

[2] Stauber, M.: Psychosomatik der sterilen Ehe. In: Fortschritte der Fertilitätsforschung 7, S. 12. Grosse, Berlin 1979

[3] Stauber, M., H. Kentenich, V. Maaßen, C. Dincer, H. Schmiady: Psychosomatisches Modell für die extrakorporale Fertilisation. In: Psychosomatische Probleme in der Gynäkologie und Geburtshilfe (Hrsg. B. Fervers-Schorre, H. Poettgen, M. Stauber), S. 39–50. Springer, Berlin–Heidelberg, New York, Tokyo 1985

Kapitel 11

In-vitro-Fertilisation und Embryo-Transfer: Entwicklungen – Prognosen – Konsequenzen

Die Versuche, Eizellen weiblicher Säugetiere außerhalb des Mutterleibes im Labor zu befruchten, reichen bis ins vergangene Jahrhundert zurück. Der österreichische Wissenschaftler *Schenk* war der erste, dem dieses Experiment gelang. 1878 berichtete er von der erfolgreichen Befruchtung von Kaninchen- und Meerschweinchen-Eizellen in seinem Labor [1].

Die Übertragung dieses Experimentes auf den Menschen gelang erst knapp 70 Jahre später. 1944 veröffentlichten die Wissenschaftler *Menkin* und *Rock* ihre Arbeiten zur extrakorporalen Befruchtung einer weiblichen Eizelle. An die Verpflanzung einer so entstandenen Eizelle jedoch war damals noch nicht zu denken. Man verfügte weder über ausreichende Kenntnisse der Ei-Einnistungsvorgänge, noch über die technischen Voraussetzungen, eine befruchtete Eizelle im Labor am Leben zu erhalten.

Der erste erfolgreiche Embryo-Transfer wird aus dem Jahr 1959 berichtet. Dem Forscher *M. C. Chang* war es gelungen, Kanincheneizellen in vitro zu befruchten und die Embryonen in die Gebärmutter des Muttertieres zurückzuverpflanzen. Mit der Geburt der ersten so gezeugten Kaninchen war der wissenschaftliche Beweis für die Möglichkeit der In-vitro-Fertilisation von Säugetieren endgültig erbracht [2].

Nach den ersten Erfolgen der Fertilisierung von Kleinsäugern übertrug man das Verfahren auf Kühe, Schafe, Schweine und Ziegen. Von ethischen Richtlinien ungehindert, konnte man an diesen Tieren vor allem auch die Möglichkeiten der Zyklusstimulierung erforschen und damit die Methode entscheidend verbessern. Inzwischen ist es überall dort, wo eine intensive

Viehwirtschaft betrieben wird zur Routine geworden, hochwertige Zuchttiere mittels der extrakorporalen Befruchtung zu vermehren.

Biologen und Veterinärmedizinern ging es dabei weniger um den wirtschaftlichen Nutzen als vielmehr um die Weiterentwicklung der Methode. Sie begnügten sich nicht mit der erfolgreichen Befruchtung von 20 und mehr Eizellen, die sie verschiedenen Muttertieren zum Austragen einpflanzten. Ziel ihrer Forschungen war und ist der Embryo und seine Manipulierbarkeit in frühen Zellteilungsstadien. Einige Ergebnisse:

– Die Herstellung identischer Zwillinge aus einer einzigen Eizelle: man teilt eine befruchtete Eizelle, umgibt jeden Teil mit einer künstlichen Eihülle und erhält völlig identische Tiere.
– Die Züchtung von Riesenmäusen: befruchtete Mäuseeizellen werden durch Gen-chirurgische Eingriffe und Manipulationen am Zellkern gezielt mit dem Wachstumshormon von Ratten behandelt.
– Kreuzungen von Tieren, die in der Natur nicht möglich sind: Solche „Hybriden“ sind im Labor beispielsweise aus Schaf und Ziege entstanden.
– Das „Klonen“ von Säugern: dem Schweizer Biologen *Kurt Ilmensee* soll angeblich das Experiment, Mäuse durch Klonen zu vermehren, bereits vor Jahren gelungen sein.

Sicher ist, daß daran gearbeitet wird, und es ist nicht auszuschließen, daß irgend jemand eines Tages Versuche dieser Art auch an menschlichen Zellen unternehmen wird.

Im Prinzip sollen die Versuche an befruchteten Säugetiereizellen dazu dienen, die Methode der In-vitro-Fertilisation zu verbessern. Obwohl das Verfahren in einer sehr kurzen Zeitspanne auch beim Menschen zu einer Routinebehandlung in der Sterilitätssprechstunde geworden ist, weiß man doch noch recht wenig Genaues über die Strukturen und das Verhalten befruchteter Eizellen und Embryonen. Der Tierversuch kann und wird dabei sicherlich wertvolle Erkenntnisse erbringen, er ist also notwendig. Dennoch wächst die Angst angesichts dessen, was theoretisch bereits machbar ist. Die Erfahrung hat gezeigt, daß der Schritt vom Tierversuch zum Menschen oft sehr klein ist und es gibt keine Garantie dafür, daß das Gewissen des Menschen ein ausreichender Schutz vor Experimenten ist; Experimente, die für die weitere Entwicklung des Menschen von sehr einschneidender Bedeutung sein können.

In Amerika war man sich bereits Mitte der 70er Jahre darüber im klaren, daß die Forschungen an der Befruchtung im Reagenzglas in absehbarer Zeit auch auf den Menschen übertragen werden würden. Um diesen Schritt wenigstens hinauszögern – wenn man ihn schon nicht verhindern konnte – wurde in den Vereinigten Staaten Mitte der 70er Jahre die Forschungsförderung für diese Versuche eingestellt [3].

Am 9. Oktober 1973 veröffentlichte das amerikanische Gesundheitsministerium seine ersten zusammenfassenden Richtlinienvorschläge zur In-vitro-Fertilisation beim Menschen. Es wurde empfohlen, das Verfahren an nichtmenschlichen Primaten – an Menschenaffen – zu probieren, bevor es am Menschen angewandt wird. Offenbar hatten die Amerikaner Bedenken, einen so einschneidenden Eingriff in die Natur, wie es die Befruchtung einer menschlichen Eizelle im Reagenzglas darstellt, direkt vom Säugetier auf den Menschen zu übertragen. Außerdem befürchtete man rechtliche Komplikationen hinsichtlich des Embryo-Transfers. In dem Arbeitsentwurf des amerikanischen Gesundheitsministeriums wurde deshalb vorgeschlagen, mit der Verpflanzung von im Labor befruchteten menschlichen Eizellen zu warten, „bis Richtlinien entwickelt worden seien, die die Verantwortlichkeit von Spender- und Empfängereltern, sowie von Forschungseinrichtungen und deren Personal, regeln" [4].

Noch bevor das erste „Retortenbaby" 1978 geboren wurde, mehrten sich außer in Amerika auch in England und Australien – den damaligen Zentren der In-vitro-Fertilisationsforschung – die Stimmen, die ein Moratorium für diese Forschungsarbeiten forderten. Bemerkenswerterweise kam der Anstoß dazu aus den Reihen der Wissenschaftler. Das ist insofern erstaunlich, als wissenschaftliche Forschungen – gleichgültig, auf welchem Gebiet sie stattfinden – gemeinhin die Tendenz haben, eine Eigendynamik zu entwickeln, die sich weder von Fragen der Ethik noch von gesellschaftlicher Kritik bremsen läßt.

> „Der Natur ihre Geheimnisse zu entreißen, bedeutet für den Menschen, die Grenzen seiner Macht zu erweitern. Unglücklicherweise enthalten die Erkenntnisse die Möglichkeit der praktischen Anwendung. Vorauszusehen, wohin praktische Anwendungen führen, übersteigt die Fähigkeit menschlicher Einsicht“ [5].

Zu guter Letzt passierte das auch im Fall der In-vitro-Fertilisation beim Menschen. Die Bedenken reichten nicht einmal dazu, den erhofften Aufschub an diesen Arbeiten zu erwirken. Dabei wäre diese Frist dringend nötig gewesen, um wenigstens juristische Rahmenrichtlinien für die klinische Anwendung dieser neuen Wege der Reproduktionsmedizin zu schaffen.

Als mit der Geburt von Louisa Brown der Beweis erbracht war, daß das Verfahren der außerkörperlichen Befruchtung mit anschließendem Embryo-Transfer auch beim Menschen erfolgreich ist, war die Chance endgültig vertan, das Programm noch zu stoppen. Statt dessen breitete sich Euphorie aus. Die Teams, die an dem Projekt arbeiteten, bekamen neuen Aufschwung. Zwei Jahre später, 1980, wurde das erste „Retortenbaby“ in Australien geboren und wiederum zwei Jahre später kam in der Erlanger Universitätsfrauenklinik das erste deutsche „Retortenbaby“ auf die Welt. Die Medien feierten jede dieser Geburten von neuem, und kinderlose Paare, die jahrelang vergeblich von Arzt zu Arzt gelaufen waren, schöpften neue Hoffnung. Weder Kosten noch Entfernungen schreckten sie und die Wartelisten an den In-vitro-Fertilisations-Zentren wurden immer länger.

Kaum eine Universitätsklinik meinte darauf verzichten zu können, ihren Sterilitätspatienten das neue Behandlungsprogramm anzubieten. Auf der ganzen Welt taten sich Teams von Biologen, Embryologen und Gynäkologen zusammen, um das Verfahren zu lernen. Selbst aus Indien und China – Ländern, deren Probleme eigentlich in der Überbevölkerung liegen – wurden erfolgreiche In-vitro-Fertilisationen gemeldet. Die Zeugung menschlichen Lebens im Reagenzglas und der Embryo-Transfer wurde international zu einem wissenschaftlichen Prestigeobjekt.

Unter der Bezeichnung „human reproduction" – menschliche Fortpflanzung – fanden seit dem Ende der 70er Jahre internationale Kongresse statt. Sie befaßten sich ausschließlich mit den technischen und medizinischen Fragen der In-vitro-Fertilisation. *Lopata* und *Traunson* aus Australien, *Steptoe* und *Edwards* aus England waren die großen Lehrmeister auf diesen Veranstaltungen. Nachdem ihnen der Ruhm als Pioniere dieser Methode sicher war, enthüllten sie bereitwillig ihre Geheimnisse. Sie verglichen die verschiedenen Schemata der Zyklusstimulierung und die unterschiedlichen Erfolge, die sie damit erzielt hatten. Sie tauschten Rezepturen für die optimale Zusammensetzung des Kulturmediums aus, in dem Ei- und Samenzellen nachreifen. Die Pharmaindustrie beeilte sich, Kultivierungssubstanzen herzustellen und speziell für die Zyklusstimulierung kombinierte Hormonpräparate auf den Markt zu bringen. Die medizinisch-technische Industrie entwickelte spezielle Geräte für den Embryo-Transfer und arbeitete daran, Ultraschallgeräte und Laparoskope im Hinblick auf ihren Einsatz bei der In-vitro-Fertilisation zu verbessern.

Die Kongresse trugen zwar wesentlich zur Ausbreitung der Methode bei, sie hatten aber auch einen Nebeneffekt, mit dem die Fachwelt nicht unbedingt gerechnet hatte. Die Berichterstattung in den Medien, die zunächst so begeistert geklungen hatte, wurde immer kritischer, je offener über die einzelnen Schritte dieser Methode gesprochen wurde. Die zunehmende Skepsis schlug sich auch in der öffentlichen Meinung nieder. Gerade weil die Informationen über den technischen Ablauf der Reagenzglasbefruchtung beim Menschen immer detaillierter wurden, stieg auch die Angst vor einem möglichen Mißbrauch der Methode. Dazu trug auch der unglücklich gewählte deutsche Begriff „Retortenbaby" bei. Er beschwor das Bild eines in einem Laborgefäß sich entwickelnden Fetus herauf und plötzlich schien die von *Aldous Huxley* in seinem Roman „Schöne Neue Welt" beschriebene „Brut- und Normzentrale

Berlin-Dahlem“ gar nicht mehr so utopisch zu sein. Der Unterschied zu den dort in Flaschen sich entwickelnden Embryonen, die im Dämmerlicht des Kellers der Stunde ihrer „Entkorkung“ entgegenschlummern, schien im Vergleich zu dem, was in den Laboren der Mediziner bereits entstand, nicht mehr allzu groß.

Schnell wurde auch deutlich, daß sich aus der Möglichkeit der Reagenzglasbefruchtung und des Embryo-Transfers Konsequenzen ergeben, von denen zumindest der Laie zunächst gar keine Vorstellungen gehabt hatte. Da ist vor allem das Problem der sogenannten „überzähligen“ Embryonen. Noch gibt es keine Garantie dafür, daß eine im Reagenzglas befruchtete Eizelle sich auch teilt und zu einem transferierbaren Embryo entwickelt. Vielleicht gelingt es in den nächsten Jahren, den physiologischen Prinzipien des Befruchtungsvorgangs und der Einnistung des Embryos in die Gebärmutterschleimhaut auf die Spur zu kommen. Dann brauchte man tatsächlich nur eine einzige Eizelle, um über die Reagenzglasbefruchtung zu einer Schwangerschaft zu kommen. Vorläufig aber muß man die hormonelle Stimulation des Zyklus beibehalten, um mehrere Eizellen zu gewinnen.

Bei einer maßvollen Stimulation entwickeln sich im Schnitt drei Eizellen, von denen sich jedoch nur etwa die Hälfte nach der Befruchtung im Reagenzglas auch der Norm entsprechend teilt. Damit aber sinkt die Chance der Patientin, schwanger zu werden. Erfahrungsgemäß erzielt man die besten Erfolge bei dem Transfer von drei Embryonen. Man muß also höher stimulieren, um nach Möglichkeit drei Embryonen verpflanzen zu können. Doch was geschieht, wenn sich alle befruchteten Eizellen teilen? Gibt man alle in die Gebärmutter, steigt das Risiko für die Frau um ca. 10% Zwillinge, Drillinge oder gar Vierlinge zu bekommen. Dieses Risiko wird kein verantwortungsbewußter Arzt wissentlich eingehen wollen.

Soll man diese überzähligen Embryonen einfrieren und sie der Mutter eventuell bei einem nächsten Versuch übertragen? Diese Methode wandten die australischen In-vitro-Teams an, und dort wurde 1984 auch das erste Kind geboren, das vor dem

Embryo-Transfer vier Monate in einer Stickstofflösung bei –196°C aufbewahrt worden war.

Soll man überzählige Embryonen einfach vernichten oder – wie *Steptoe* und *Edwards* forderten – der Wissenschaft zu Forschungszwecken überlassen?

Sind menschliche Embryonen im Stadium eines Zwei- oder Vierzellers bereits menschliche Lebewesen oder nur Zellhaufen, biologisches Material, mit dem man beliebig umgehen kann?

An welcher Stelle überschreitet der Wissenschaftler in seinem Forscherdrang die Schwelle, hinter der seine Arbeit mit der Würde des Menschen nicht mehr vereinbar ist? Wo bleiben die ethischen Grundsätze, auf denen unser gesellschaftliches Zusammenleben beruht, wenn die Zeugung eines Menschen willkürlich manipuliert werden kann? Wenn eine Frau, die ein Kind zur Welt bringt, gar nicht mehr die genetische Mutter dieses Kindes zu sein braucht, sondern nurmehr eine Art „Brutschrank" für die Eizellenspenderin?

Die Konsequenzen, die sich aus der Möglichkeit ergeben haben, Menschen im Labor zu zeugen, sind schon heute kaum mehr überschaubar. Bei der natürlichen Zeugung war – selbst wenn die Vaterschaft nicht ganz klar war – doch sichergestellt, daß die Frau, die ein Kind gebar, auch die Mutter dieses Kindes war. Inzwischen aber gibt es Kinder, deren genetische Mutter eine anonyme Spenderin ist, deren Eizelle mit dem Sperma eines ebenso anonymen Mannes befruchtet wurde und in die Gebärmutter einer zweiten Frau gegeben wurde, die dieses Kind gegen ein entsprechendes Honorar für eine dritte Frau austrägt. Ein Kind kann also heute theoretisch drei Mütter haben: eine genetische, eine Tragemutter und eine soziale Mutter, die es schließlich aufzieht.

Auch die natürliche Folge der Generationen kann mit den Möglichkeiten der Tiefkühlkonservierung von Embryonen aufgehoben werden. Es können Kinder geboren werden, deren genetische Eltern bereits tot sind. Mit Hilfe der Gen-Technik wird man in absehbarer Zeit nicht nur das Geschlecht eines Kindes nach den Wünschen der Eltern vorprogrammieren können, sondern auch sein Äußeres und gewisse Erbanlagen manipulieren können. Niemand kann genau sagen, was in den Laboren der Biologen und Genforscher tatsächlich passiert. Aus dieser Unsicherheit resultiert das wachsende Unbehagen der Gesellschaft gegenüber dieser neuen Möglichkeit, menschliches Leben zu zeugen.

Die Reaktion der Wissenschaftler auf die zunehmende Kritik der Öffentlichkeit war von Anfang an unterschiedlich. *Edwards* warnte seine Kollegen bereits Ende der 70er Jahre:

> „Wenn die Biologen nicht einen Weg finden, den Rat der Öffentlichkeit einzuholen, muß man die Befürchtung haben, daß die Gesellschaft ihren Rat den Biologen und anderen Wissenschaftlern aufdrängen wird, und zwar in einer Weise, die die Wissenschaft ernstlich behindern wird“ [6].

Seine Sorge galt nur der Möglichkeit, daß das wissenschaftliche Programm, das er und seine Kollegen so erfolgreich begonnen hatten, unter dem Druck der Öffentlichkeit behindert werden könnte. Vor den Folgen seiner Arbeit für die Menschheit hatte er weder damals noch heute Angst. *Edwards* gehört zu den entschiedensten Vertretern der Gruppe von Wissenschaftlern, die für die Freigabe von Embryonen für Experimente und Forschungen plädieren.

Zuversichtlich und von der Leistung seiner Kollegen begeistert, zeigte sich auch Professor *Ch. Lauritzen* von der Universitätsfrauenklinik in Ulm. 1979 veröffentlichte er in einer medizinischen Zeitschrift einen Artikel zum Thema „Befruchtung im Reagenzglas“, in dem er auch den ethisch-moralischen Aspekt der Methode ansprach:

> „Was die moralische Seite angeht, so ist mein persönlicher Standpunkt, daß die Beurteilung der Erlaubtheit solcher Eingriffe von der Motivation auszugehen hat, aus der heraus der Eingriff vorgenommen wird. Ist es möglich, Frauen oder Paaren, die sich ein Kind wünschen, mit diesem Verfahren zu helfen und ihnen den Wunsch nach dem eigenen, sehnlich erwünschten Kind zu erfüllen, so meine ich, können hier mehr formalistische moralische Erwägungen nicht anerkannt werden. Ein Mißbrauch solcher Methoden scheint mir keine große Gefahr. Sicherlich wird aber auch einmal die Frage der

heterologen Befruchtung mit Spendersamen auftauchen. Theoretisch wäre es auch denkbar, daß fremde Oozyten bei einer Frau eingepflanzt werden, die keine eigenen Oozyten hat. Schließlich wäre es denkbar, daß eine befruchtete Oozyte eingepflanzt wird bei einer Frau, die dieses Kind nicht selber haben und aufziehen will, sondern die Schwangerschaft für eine andere Frau austrägt. Hierfür erscheinen mir aber die bereits bestehenden Normen der ärztlichen Ethik, wie auch die schon vorhandenen Gesetze des Zivil- und Strafrechts durchaus ausreichend. Eine Kontrolle ist auch schon dadurch gegeben, daß bei Fertilisierung und Ei-Übertragung immer mehrere Experten zusammenarbeiten müssen. Sicherlich wird es dabei eines Tages auch einmal eine mißgebildete Frucht geben. Damit es hier nicht zu Strafprozessen oder zu Regreßansprüchen kommt, müssen die Patientinnen über die Möglichkeiten und Risiken der Methode bis ins letzte aufgeklärt werden; eine besonders sorgfältige Dokumentation der Aufklärung und der Einwilligung der Patientin und ihres Partners ist notwendig. Ich halte die Möglichkeit der Fertilisation in vitro und der Übertragung der Zygote in den Uterus für einen großen Fortschritt auf dem Gebiet der Sterilitätsbehandlung, der meines Erachtens durchaus die Verleihung eines Nobelpreises für Medizin an *Steptoe* und *Edwards* rechtfertigen könnte“ [7].

Eispende, Leihmutterschaft, selbst die Möglichkeit einer kindlichen Mißbildung nach In-vitro-Fertilisation und Embryo-Transfer werden hier mit einer erstaunlichen Unbekümmertheit abgehandelt. Es ist sicher nicht zu bestreiten, daß ungewollte Kinderlosigkeit für viele Paare eine starke seelische Belastung darstellt. „Aber die Legitimation zu *jeglichem* Eingriff in die Natur vom dringenden Kinderwunsch der Eltern ableiten zu wollen, ist zumindest fragwürdig“, meinten die psychosomatisch orientierten Gynäkologen Professor *Peter Petersen* (Hannover) und *Alexander Teichmann* (Göttingen) im Deutschen Ärzteblatt. Hinter dem flehentlich vorgetragenen Kinderwunsch stünden oft Probleme, „die viel mit den wünschenden Personen, oft aber so gut wie nichts mit dem gewünschen Kind zu tun haben“. „Häufig“, so ergänzt der niederländische Gynäkologe und Leiter der Universitätsfrauenklinik Leiden, Professor *Eylard van Hall,* „muß man sich fragen: Wer will eigentlich das Baby, die Patientin oder der Arzt?“ [8].

Die Methode der In-vitro-Fertilisierung und des anschließenden Embryo-Transfers war hier bei uns in der Bundesrepublik von Anfang an auch innerhalb der Ärzteschaft umstritten. Die meisten Arbeitsgruppen, die sich an den Universitätskliniken von Kiel, Lübeck, Erlangen und Berlin etabliert hatten, wandten die Methode der Reagenzglasbefruchtung unter einer strengen, medizinischen Indikationsstellung an. Vor allem in der Anfangsphase akzeptierten sie nur die Frauen in ihrem Programm, deren Sterilitätsursache eindeutig durch Eileiterdefekte definiert war. Der Ehemann mußte einen normalen Spermienbefund vorweisen. Die Altersgrenze einer Behandlung lag für die Frau bei 40 Jahren.

Über die medizinische Indikation hinaus bemühten sich die bundesdeutschen Gynäkologen auch um die Erstellung ethischer und psychologischer Rahmenrichtlinien für die In-vitro-Fertilisation. Federführend war hier der Berliner Gynäkologe und Psychosomatiker, Professor *Manfred Stauber*. Seine Forderungen, die mittlerweile unter der Bezeichnung „Berliner Modell“ als vorbildlich gelten, enthalten folgende Punkte:

Medizinische Indikation:
- Zerstörte oder durch vorangegangene Operationen entfernte Eileiter der Frau
- Normaler Spermienbefund des Mannes

Psychosomatische Voraussetzungen:
- Mehrjähriger Kinderwunsch
- Stabile Partnerschaft
- Ausreichende psychische Stabilität beider Partner

Ethische Rahmenbedingungen:
- IVF nur innerhalb der Familienstruktur (keine Eispende, keine Samenspende, keine Leihmütter)
- IVF nur ohne verändernde Manipulationen am Embryo (keine verbrauchenden Experimente an Embryonen, kein Einfrieren von Embryonen, Verpflanzung aller normal geteilten Embryonen in die mütterliche Gebärmutter und damit maßvolle, individuell abgestimmte Zyklusstimulierung)

Die Berliner Arbeitsgruppe hält sich nach wie vor in allen Punkten an diese Richtlinien. Die übrigen Arbeitsgruppen in der Bundesrepublik Deutschland sind sich immerhin in der Ablehnung von Ei- und Samenspende und von Leihmutterschaft einig. Das gilt zumindest für die den Universitätskliniken und städtischen Häusern angegliederten In-vitro-Fertilisations-Zentren. Inzwischen haben sich jedoch auch in der Bundesrepublik Privatkliniken etabliert, die sich ausschließlich mit der In-vitro-Fertilisation beschäftigen. Dort werden die Richtlinien – soweit sie nicht bereits verbindlich von Seiten der Verfassung und des ärztlichen Standesrechts festgelegt sind – weniger streng befolgt.

Aber auch in den „offiziellen" IVF-Zentren herrscht hinsichtlich der Behandlung der erwähnten überzähligen Embryonen Uneinigkeit. Die Erlanger Gruppe unter der damaligen Leitung von Professor *Siegfried Trotnow,* die 1982 mit der Geburt des ersten deutschen „Retortenbabies" Schlagzeilen machte, ist inzwischen dazu übergegangen, überzählige Embryonen einzufrieren. Die Begründung Professor *Trotnows* lautet: Die Gefrierkonservierung von Embryonen sei weniger „unethisch" als ihre Vernichtung und ethischer, als die Patientin durch den Transfer von mehr als drei Embryonen dem erhöhten Risiko einer Mehrlingsschwangerschaft auszusetzen [9]. Auch die Kieler Professorin *Liselotte Mettler* setzt sich dafür ein, Embryonen innerhalb eines Zeitraumes von 14 Tagen nach der Befruchtung für wissenschaftliche Forschungen freizugeben [10].

Die Konsequenzen, die sich aus der Reagenzglasbefruchtung ergeben haben, führten weltweit zur Einrichtung von Ethikkommissionen. Sie sollten Richtlinien für den Umang mit diesem Verfahren erarbeiten. Neben den Ärzten traten nun auch Juristen, Theologen, Soziologen und nicht zuletzt auch engagierte Frauengruppen auf den Plan und setzten sich in öffentlichen Diskussionen in Rundfunk, Fernsehen und Presse mit den Problemen auseinander.

Literatur zu Kapitel 11

[1] Mettler, L.: Medizinisch-gynäkologische Aspekte der In-vitro-Fertilisation und des Embryotransfers beim Menschen. In: In-vitro-Fertilisation und Embryo-Transfer (Hrsg. U. Jüdes), S. 46–68. Wissenschaftliche Verlagsgesellschaft mbH, Stuttgart 2983
[2] Trotnow, S., T. Kniewald, T. Hünlich: Die In-vitro-Fertilisation – ein neues Verfahren zur Sterilitätsbehandlung. Geburtshilfe Frauenheilkd. **43** (1983) 1
[3] ebda, S. 2
[4] Reilly, P.: Die In-vitro-Befruchtung. Eine Beurteilung des gegenwärtigen Standes der Möglichkeiten. Dtsch. Ärzteblatt **13** (1981) 624
[5] Bamm, P.: Ex ovo, S. 21. Deutsche Verlagsanstalt, Stuttgart 1967
[6] Reilly, a. a. O., S. 623
[7] Lauritzen, Ch.: Befruchtung im Reagenzglas. Dtsch. Med. Wochenschr. **51** (1979) 1792
[8] Westhoff, J.: Der schöne neue Mensch. Eingriff in das menschliche Erbgut drohen die Grundlagen des Zusammenlebens zu zerstören. In: „Die Zeit" vom 24. 2. 1984
[9] Trotnow, S.: Referat vor der Deutschen Gesellschaft für Gynäkologie, Berlin 1984
[10] Das bestellte Glück aus der Retorte. In: STERN 23/84

Kapitel 12

Juristische und medizinisch-standesrechtliche Bestimmungen zur Durchführung von In-vitro-Fertilisation und Embryo-Transfer beim Menschen

Im Mai 1985 fand in Travemünde der 88. Deutsche Ärztetag statt. Hauptthema der Tagung war die extrakorporale Befruchtung des Menschen und die daraus sich ergebenden medizinischen, ethischen und standesrechtlichen Konsequenzen. Der Wissenschaftliche Beirat der Bundesärztekammer unter dem Vorsitz von Professor Dr. *Hanns Peter Wolff* legte in Travemünde einen Richtlinienentwurf für die Anwendung der In-vitro-Fertilisation und des Embryo-Transfers vor, der von einer interdisziplinären Kommission erarbeitet worden war. Dieser Kommission gehörten Vertreter aller zuständigen medizinischen und naturwissenschaftlichen Disziplinen an. Darüber hinaus waren an der Ausarbeitung dieser Richtlinien Vertreter der Rechts- und Sozialwissenschaften, der Philosophie und der Moraltheologie beteiligt. Hinzu kamen weiterhin Repräsentanten der Bundesärztekammer, der Arbeitsgemeinschaft Wissenschaftlicher Fachgesellschaften, der Deutschen Forschungsgemeinschaft, der Max-Planck-Gesellschaft und des Arbeitskreises medizinischer Ethikkommissionen.

In ihrem ersten Arbeitsabschnitt erarbeitete die Kommission „Richtlinien zur Durchführung von In-vitro-Fertilisation (IVF) und Embryotransfer (ET) als Behandlungsmethode der menschlichen Sterilität" [1]. Der Deutsche Ärztetag hatte im Mai 1985 beschlossen, diese Richtlinien als Anlage zur Berufsordnung für Ärzte vorzulegen. Im Oktober 1985 wurde diese Vorlage von der Bundesärztekammer beraten und beschlossen.

Parallel dazu hatten der Bundesminister für Justiz, *Hans A. Engelhard,* und der Bundesminister für Forschung und Technologie, Dr. *Heinz Riesenhuber,* im Mai 1984 gemeinsam eine Arbeitsgruppe eingesetzt, die Empfehlungen für die gesetzlichen Grundlagen der Durchführung von In-vitro-Fertilisation und Gentechnologie erarbeiten sollte. Diesem Gremium, das von dem ehemaligen Präsidenten des Bundesverfassungsgerichts, Professor Dr. h. c. *Ernst Benda,* geleitet wurde, gehörten 19 Vertreter der verschiedenen wissenschaftlichen Fachrichtungen an.* Im November 1985 wurde das Ergebnis dieser Arbeit in dem „Bericht der Arbeitsgruppe In-vitro-Fertilisation, Genomanalyse und Gentherapie" [2] veröffentlicht.

1. Zusammenfassung der Empfehlungen und Richtlinien der Arbeitsgruppen

Nach der Reichsversicherungsordnung gilt die Sterilität seit 1962 als Krankheit. Demgemäß fällt die Behandlung unfruchtbarer Ehepaare unter die ärztliche Hilfsverpflichtung [3]. Wie bei jeder anderen Heilbehandlung ist der Arzt auch bei der Wahl der Therapie zur Behebung von Sterilitätsursachen dazu verpflichtet, den Nutzen der anwendbaren Methoden gegenüber ihrem Risiko sorgfältig abzuwägen. Das gilt insbesondere dann, wenn die herkömmlichen Methoden versagt haben und die einzige Chance einer erfolgreichen Behandlung in der Anwendung neuer Forschungsergebnisse liegt.

In der Bundesrepublik Deutschland beträgt der Anteil ungewollt kinderloser Paare etwa 10–15% [4, 5]. Bei der weiblichen Sterilität sind etwa 30% der Fälle auf eine gestörte Funktion der Eileiter zurückzuführen [6]. In diesen Fällen bietet nur die Methode der In-vitro-Fertilisierung eine Chance, dem Paar seinen Wunsch nach einem eigenen Kind zu erfüllen.

Die Benda-Kommission hat in ihrem Votum festgestellt, daß gegen eine „homologe In-vitro-Fertilisation als Sterilitätsthe-

* Verzeichnis der Mitglieder s. S. 188/189.

rapie keine grundsätzlichen Bedenken" bestehen [7]. In den „Allgemeine(n) Bemerkungen zur Beurteilung der neuen Technologien" heißt es außerdem:

> „Angesichts der Chancen, die für die Menschheit mit diesen neuen Technologien verbunden sind, ist deren weitere Erforschung grundsätzlich förderungswürdig. Jedoch können dabei Grenzen erreicht werden, bei deren Überschreitung biotechnologischer Fortschritt in eine Gefährdung des Menschen umschlagen kann" [8].

Inzwischen ist die In-vitro-Fertilisation auch juristisch als Heilbehandlung anerkannt [9].

Die Kommission des Wissenschaftlichen Beirates der Bundesärztekammer ging ebenfalls davon aus, daß diese Methode „in geeigneten Fällen medizinisch und ethisch vertretbar" sei. Voraussetzung allerdings sei die Einhaltung bestimmter Richtlinien, die im wesentlichen folgende Punkte enthalten [10]:

1. Berufsrechtliche Voraussetzungen
- Jeder Arzt, der diese Methode durchführen will und für sie die Gesamtverantwortung trägt, hat sein Vorhaben der Ärztekammer anzuzeigen.
- Kein Arzt kann gegen sein Gewissen verpflichtet werden, an einer In-vitro-Fertilisation und einem Embryo-Transfer mitzuwirken.

2. Medizinische Indikationen
- *Uneingeschränkte Indikation:* (mikrochirurgisch) nicht therapierbarer Tubenverschluß bzw. tubare Insuffizienz.
- *Eingeschränkte Indikationen:*
  Einige Formen männlicher Fertilitätsstörungen;
  einige Formen immunologisch bedingter Sterilität;
  unerklärbare Sterilität (wenn die nach ärztlichen Ermessen erforderlichen diagnostischen und therapeutischen Möglichkeiten erschöpft sind).

3. Medizinische Kontraindikationen
- *Absolute Kontraindikation:* alle Kontraindikationen gegen eine Schwangerschaft.
- *Eingeschränkte Kontraindikationen:*
  Durch die Anwendung der Methode entstehende, im Ein-

zelfall besonders hohe medizinische Risiken für die Gesundheit der Frau;
psychogene Sterilität.

4. *Diagnostische Voraussetzungen*
Jeder Anwendung von IVF/ET hat eine sorgfältige Diagnostik bei den Ehepartnern vorauszugehen, die alle Faktoren berücksichtigt, die sowohl für den unmittelbaren Therapieerfolg als auch für die Gesundheit des Kindes von Bedeutung sind.

5. *Elterliche Voraussetzungen*
- Vor der Sterilitätsbehandlung soll der Arzt sorgfältig darauf achten, ob zwischen den Partnern eine für das Kindeswohl ausreichend stabile Bindung vorliegt.
- Grundsätzlich ist IVF/ET nur bei Ehepaaren anzuwenden. Dabei dürfen grundsätzlich nur Samen und Eizellen der Ehepartner Verwendung finden.
- Ausnahmen sind nur zulässig nach vorheriger Anrufung der bei der Ärztekammer eingerichteten Kommission.
- Leihmutterschaft ... ist abzulehnen.

Zu den unter Punkt 5 zusammengefaßten Richtlinien führt der Benda-Bericht aus:

> „... Insbesondere wird sich der Arzt die Frage zu stellen haben, ob die In-vitro-Fertilisation tatsächlich der Erfüllung eines gemeinsamen Kinderwunsches und nicht nur der Herstellung des Selbstwertgefühls des sterilen Partners dienen soll".
> „... Zwar ist der Arzt nicht befugt, anstelle des Ehepaares über das mögliche Lebensglück ihres Kindes zu befinden. Wohl aber muß es ihm überlassen bleiben, ob er es im konkreten Fall verantworten kann, an der Erzeugung des menschlichen Lebens mitzuwirken" [11].

Die unter Punkt 5 zusammengefaßten „elterlichen Voraussetzungen" für eine In-vitro-Fertilisation fußen auf der Überlegung, soziale und rechtliche Nachteile für ein so gezeugtes Kind nach Möglichkeit zu vermeiden. Ein Kind, das im homologen System in einer ehelichen Gemeinschaft gezeugt und geboren wird, hat in jedem Fall den Status eines ehelichen

Kindes [12]. Auch wenn die Zeugung im Reagenzglas geschehen ist. Die Erklärung dafür, daß die Richtlinien der Bundesärztekammer in erster Linie nur Ehepaare in ihr IVF-Programm aufnehmen, findet sich im Anhang der Bestimmungen [13]:

> „Die Verfassung stellt Ehe und Familie unter den besonderen Schutz des Staates (Art. 6, Abs. 1 GG). Sie geht dabei davon aus, daß eine Familie auf der Basis einer Ehe gegründet wird und dadurch ihren rechtlichen und sittlichen Zusammenhalt findet. An diese Wertentscheidung der Verfassung ist auch der Arzt gebunden, der durch IVF/ET zur Bildung einer Familie beitragen soll ..."
> „Wer ernsthaft den Wunsch nach einem eigenen Kind hat ..., dem ist grundsätzlich zuzumuten, bei bestehender Partnerschaft eine eheliche Lebensgemeinschaft einzugehen und dadurch die Ernsthaftigkeit der beabsichtigten Familiengründung rechtlich gesichert zu dokumentieren".

Auch der Benda-Bericht stellt in seinem Votum fest [14]:

> „Bei in nichtehelicher Gemeinschaft zusammenlebenden Paaren ist eine In-vitro-Fertilisation nur in begründeten Ausnahmefällen, im übrigen bei Ledigen überhaupt nicht zu vertreten".

Allerdings räumt die Benda-Kommission ein, daß man die Entscheidung der Eltern, keine Ehe eingehen zu wollen „respektieren" muß. Die Voraussetzung für eine In-vitro-Fertilisation auch bei diesen Paaren sei dann gegeben, wenn der Arzt „hinreichende Anhaltspunkte dafür besitzt,

> „daß es sich bei der nichtehelichen Gemeinschaft um eine Partnerschaft handelt, die in ihrer Stabilität der Ehe vergleichbar ist" [15].

Hier ist dem behandelnden Arzt ein gewisser Spielraum gegeben, innerhalb dessen er – entsprechend dem sozialen Umfeld in dem er arbeitet – nach den Notwendigkeiten entscheiden kann. In Großstädten finden sich prozentual mehr freie Partnerschaften als in Kleinstädten und ländlichen Gemeinden und auch die politische und religiöse Zugehörigkeit dürfte bei der Entscheidung gegen die Ehe eine Rolle spielen. Das „Berliner Modell", das in den meisten seiner Richtlinien zur In-vitro-Fertilisation äußerst streng ist, bewertet die Stabilität und psychische Belastbarkeit einer Partnerschaft stärker als das

Vorhandensein eines Trauscheins. Auch die Berliner Ärztekammer setzt nicht unbedingt voraus, daß ein Paar, das mit Hilfe der In-vitro-Fertilisation ein Kind bekommen möchte, unbedingt verheiratet sein muß.

Einig allerdings sind sich alle maßgeblichen Instanzen darin, die heterologe In-vitro-Fertilisation im Prinzip abzulehnen. Ausschlaggebend sind hierbei rechtliche Überlegungen im Hinblick auf das Kind. Die Schwierigkeiten sind bereits aus der künstlichen Befruchtung mit Spendersamen bekannt. Selbst wenn der Ehemann einer solchen Befruchtung seiner Frau zustimmt, kann er die Ehelichkeit des daraus entstehenden Kindes anfechten. Auf jeden Fall hat das Kind das Recht zu erfahren, wer sein leiblicher Vater ist. Der Benda-Bericht stellt hierzu außerdem fest, daß es zwar inzwischen eine relativ große Zahl von Kindern gibt, die nach heterologer Befruchtung geboren wurden; konkrete Untersuchungen darüber, wie diese Kinder die Aufklärung über ihre Herkunft psychisch verkraftet haben, fehlen jedoch bisher. Im Hinblick auf eine heterologe In-vitro-Fertilisation bemerkt der Bericht:

> „In welchem Maß diese Fragen bei der heterologen In-vitro-Fertilisation noch dadurch zusätzliches Gewicht gewinnen, daß das Kind seine Herkunft nunmehr einem sogar in doppelter Hinsicht künstlichen Vorgang verdankt, ist bislang unbeantwortet. Die Gefahr einer Traumatisierung läßt sich indes kaum ausschließen, zumal nicht ausnahmslos gewährleistet ist, daß die Aufklärung des Kindes behutsam und mit dem erforderlichen Einfühlungsvermögen erfolgt" [16].

Außerdem geben die Experten des Benda-Berichtes zu bedenken, daß die Auswahl des Spenders in den meisten Fällen dem Arzt überlassen ist. Damit ist auch die Gefahr gegeben, daß dabei Gesichtspunkte der „Eugenik oder gar der Züchtung vermeintlich besonders wertvoller Menschen" eine Rolle spielen könnte. Das aber verstoße in besonderem Maße gegen die Menschenwürde [17]. Die Benda-Kommission hält folglich in ihrem Votum fest, daß die In-vitro-Fertilisation mit Fremdsperma nur unter bestimmten Absicherungen vertretbar sei. In jedem Fall müsse das Kind die Möglichkeit haben zu erfahren, wer sein Vater ist [18].

Die extrakorporale Befruchtung kann im übrigen zum ersten Mal in der Geschichte der Menschheit zu dem Phänomen führen, daß eine Frau ein Kind auf die Welt bringt, ohne dessen leibliche Mutter zu sein. Wirft schon die heterologe In-vitro-Fertilisation mit Spendersamen eine Unmenge rechtlicher und sozialer Probleme auf, so wird die Angelegenheit mit der Eispende vollendes verwirrend. Analog zur heterologen In-vitro-Fertilisation mit Spendersamen kommt die Benda-Kommission zu einem eingeschränkten Votum für die Möglichkeit der Eispende [19].

Die Richtlinien der Bundesärztekammer dagegen lehnen die Anwendung dieser Methode mit fremden Eizellen ab. Neben den rechtlichen Überlegungen spielen bei dieser Entscheidung auch medizinische Probleme eine Rolle. Die Entnahme der Eizellen erfolgt in der Regel durch den operativen Eingriff einer Bauchspiegelung. Sie erfordert außerdem eine hormonale Vorbehandlung sowohl für die Eispenderin als auch für die Frau, der der Embryo transferiert wird. Die gebotene Abwägung von Nutzen und Risiko im Hinblick auf die Narkosebelastung hat aus medizinischer Sicht zu einer Ablehnung dieser Möglichkeit geführt [20].

Absolut einig sind sich die Arbeitsgruppe der Benda-Kommission und des Wissenschaftlichen Beirates der Bundesärztekammer in der strikten Ablehnung jeder Form von Leih- oder Mietmutterschaft [21].

Grundsätzlich – so beide Kommissionen – sollte für die Anwendung der In-vitro-Fertilisation nicht allein der Kinderwunsch eines Paares ausschlaggebend sein, sondern mindestens gleichwertig auch das Wohl des so gezeugten Kindes berücksichtigt werden. Diese Überlegung schlägt sich in den Richtlinien der Bundesärztekammer zur klinischen Anwendung der Methode besonders deutlich nieder.

6. Durchführungsbestimmungen [22]

Gewinnung und Transfer von Embryonen:

– Für die Sterilitätsbehandlung mit IVF und ET dürfen grundsätzlich nur so viele Embryonen erzeugt werden, wie für die Behandlung sinnvoll und ausreichend sind, und auf die Eispenderin gleichzeitig übertragen werden.

- An den zum Transfer vorgesehenen Embryonen *dürfen* keine Eingriffe vorgenommen werden, die nicht unmittelbar dem Wohl des Kindes dienen.
- Zum Wohl des Kindes ist eine zeitlich begrenzte Kryokonservierung (= Einfrieren, d. Verf.) statthaft, wenn sie der Verbesserung der Implantationsbedingungen oder zur Überbrückung der Zeit bis zu einem anderen Transfer dient.

Der Benda-Bericht stellt in seinem Votum dazu fest:

> „Eine Kryokonservierung menschlicher Embryonen wird künftig allenfalls dort in Betracht kommen, wo
> - ein Embryotransfer vorübergehend nicht möglich ist und das Einfrieren der befruchteten Eizelle die Chance für einen Transfer innerhalb der nächsten zwei Jahre eröffnet, oder
> - der Embryotransfer in einem der folgenden Zyklen der Frau durchgeführt werden soll, „um hierdurch die Nidationschance für den Embryo zu erhöhen“ [23].

In der Begründung für den Zeitraum von zwei Jahren als äußerste Grenze für eine Kryokonservierung heißt es im Benda-Bericht:

> „Eine längerfristige – unter Umständen sogar über Jahrzehnte währende – Kryokonservierung würde ... die Selbstfindung des jungen Menschen noch dadurch erschweren, daß er infolge Generationssprungs auch in seinen verwandtschaftlichen Bezügen nachhaltig gestört wäre“ [24].

Solange es technisch noch nicht möglich ist, in jedem Fall nur so viele Embryonen zu erzeugen, wie für einen erfolgreichen Transfer nötig sind, wird es „überzählige“ Embryonen geben. Die Bundesärztekammer geht in ihren Richtlinien von der Meinung aus, es sei ethisch vertretbarer, diese Embryonen einzufrieren und der Frau bei einem der nächsten Versuche zu übertragen, als sie absterben zu lassen. Was aber passiert mit ihnen, wenn die Frau bereits beim ersten Transferversuch schwanger wird und diese Embryonen gar nicht mehr haben will?

Abgesehen von der Möglichkeit, solche Embryonen zur Forschung freizugeben, bietet sich für diesen Fall die Möglichkeit der „Embryo-Adoption" oder der „Embryonenspende" an, wie es im Benda-Bericht heißt. Analog zur bisher üblichen Form der Adoption eines Kindes könnte ein Paar im Falle beiderseitiger Unfruchtbarkeit einen dieser übriggebliebenen und tiefgefrorenen Embryonen „adoptieren". Er würde der Frau implantiert werden und bei einer erfolgreich verlaufenden Schwangerschaft könnte sie so ihr Adoptivkind selber auf die Welt bringen. Tatsächlich wäre das ein denkbarer Ausweg, den Embryo vor dem Absterben zu bewahren. Angesichts des immer geringer werdenden Angebots an Adoptivkindern könnte diese Möglichkeit auch für Paare, die zur Adoption eines Kindes bereit sind, attraktiv werden.

Die Überlegung der Benda-Kommission, daß ein so gezeugtes Kind noch größere Probleme hätte, seine eigene Identität zu finden, als beispielsweise ein durch eine Eispende gezeugtes Kind, ist nicht unbedingt stichhaltig. Auch bei einer „normalen" Adoption kennt das Kind in der Regel seine leiblichen Eltern nicht. Wird es hingegen bereits als Embryo adoptiert, haben sowohl Mutter als auch Kind den Vorteil, schon während der Schwangerschaft eine Beziehung zueinander zu bekommen. Für das Kind dürfte es also eher einfacher sein, seine Identität zu finden, wenn es als Adoptivkind von seiner sozialen Mutter geboren wird.

Schwerwiegender ist die Frage der Kryokonservierung überhaupt zu bewerten. Bisher sind viel zu wenig Kinder nach einer zeitlich begrenzten Kryokonservierung geboren, als daß man in jedem Fall davon ausgehen kann, daß diese Methode tatsächlich dem „Wohl des Kindes" dient.

Zwar scheint die Mißbildungsrate auch bei dem Transfer aufgetauter Embryonen nicht höher zu sein, als nach der natürlichen Befruchtung; aber diese These wird sich erst dann als gesichert erweisen können, wenn eine repräsentative Anzahl solcher Kinder geboren sein wird und diese Kinder lange genug beobachtet werden, um auch Spätschäden auszuschließen.

Der Begriff „Wohl des Kindes" ist angesichts der neuen Reproduktionstechnologien schwer zu definieren. Wie ist beispielsweise die Bestimmung zu interpretieren, nach der an den zum Transfer vorgesehenen Embryonen keine Eingriffe vorgenommen werden dürfen, „die nicht unmittelbar dem Wohl des Kindes dienen"? Die medizinische Diagnostik kennt heute sehr genaue Möglichkeiten, Mißbildungen während der Schwangerschaft frühzeitig zu erkennen. Entsprechend frühzeitig kann man dann gegebenenfalls auch eine Abtreibung aus medizinischer Indikation vornehmen. Daraus wird aber auch vielfach das vermeintliche „Recht" auf ein gesundes Kind abgeleitet. Vor allem in einer Gesellschaft, die immer weniger bereit ist, Kranke oder Behinderte in ihrer Mitte zu dulden.

Wenn es Ärzte gibt, die die medizinische Indikation für eine Abtreibung darin sehen, daß ein Fetus statt fünf sechs Finger an einer Hand hat, wird es auch Ärzte geben, die Manipulationen an einem Embryo vornehmen, die seinem vermeintlichen Wohl dienen. Beispielsweise dort, wo Eltern unbedingt einen Sohn haben wollen, der das Geschäft weiterführt oder den Namen vererbt. Wird dieser Wunsch rigoros genug an den Arzt herangetragen, wird er davon ausgehen, daß ein Mädchen bei diesen Eltern weniger Liebe und Fürsorge zu erwarten hätte, und er wird versuchen, den Wunsch durch Manipulationen am Embryo zu erfüllen.

Technisch gesehen allerdings beschränkt sich vorläufig die Möglichkeit einer Geschlechtsmanipulation auf die männlichen Spermien. Daß dies keineswegs aus der Luft gegriffen ist, zeigt eine Meldung aus Japan [25]: Dort sind nach Angaben des Tokioter Gynäkologen Dr. *Shiro Sugiyama* bereits mehr als 40 Mädchen geboren worden, nachdem das Sperma des Vaters nach einem bestimmten Verfahren zentrifugiert worden ist. Dabei werden die X-Chromosomen, die zur Zeugung eines Mädchens führen, von den Y-Chromosomen getrennt. „Manche Eltern wollen aus persönlichen Gründen ein Mädchen, zum Beispiel haben sie den Wunsch, eine Ballerina aufzuziehen", zitiert die Meldung den japanischen Gynäkologen. Im Prinzip sei das Verfahren jedoch entwickelt worden, um bestimmten

Erbkrankheiten aus dem Weg zu gehen, etwa im Fall der Bluterkrankheit, die nur auf Jungen übertragen werden kann.

Auch wenn Beispiele dieser Art sicherlich Einzelfälle bleiben werden weil sich – so der Autor der dpa-Meldung – „auch in Zukunft nur ein kleiner Teil der künftigen Eltern in die Laboratorien der Gynäkologen begibt, wenn sie ein Kind wollen“ und die meisten Eltern sich an die „althergebrachten Methoden“ halten werden, zeigt sich daran doch die Schwierigkeit, allgemeinverbindliche Regelungen für die menschliche In-vitro-Fertilisation zu schaffen.

Auch bei diesen neuen Formen der Reproduktionsmedizin muß dem Arzt ein persönlicher und eigenverantwortlicher Ermessensspielraum für die Behandlung erhalten bleiben. Andererseits ist dieser Spielraum individuell verschieden auslegbar. Wenn der eine Arzt sich weigert, ein Paar nach dieser Methode zu behandeln, weil er es nach strenger Auslegung der Bestimmungen für nicht geeignet hält, so wird dieses Paar aller Wahrscheinlichkeit nach irgendwo einen Kollegen finden, der weniger Skrupel hat. Wie sonst wäre es möglich, daß es auch bei uns in der Bundesrepublik trotz des eindeutigen Verbotes „Leihmütter“ gibt? Frauen, die gegen ein Honorar von ca. 25 000 DM ein Kind für eine andere Frau austragen?

Man muß dabei allerdings auch die andere Seite sehen. Kein Arzt wird von sich aus auf die Idee kommen, die bestehenden Richtlinien zu umgehen, wenn es nicht immer wieder Patienten gäbe, die mit entsprechenden Forderungen an ihn herantreten. Die *medizinische* Verantwortung liegt eindeutig beim Arzt beziehungsweise bei den für sein Tun zuständigen Gremien.

Die Arbeitsgruppe der Benda-Kommission wie die des Wissenschaftlichen Beirates der Bundesärztekammer haben mit ihren Empfehlungen und Richtlinien eine Basis geschaffen, die zumindest einen groben Mißbrauch der Methode weitgehend ausschließt. Dazu gehören auch die Bestimmungen über die fachliche und personelle Ausstattung der Zentren, in denen In-vitro-Fertilisation und Embryo-Transfer durchgeführt werden

[26]. Die Benda-Kommission hat diese Bestimmungen ausdrücklich in ihren Bericht übernommen und hinzugefügt:

> „Darüber hinaus erscheint es geboten, In-vitro-Fertilisationen auf Einrichtungen zu beschränken, die nicht nur bestimmten Mindestanforderungen in personeller und sachlicher Hinsicht genügen, sondern zugleich auch staatlicher Aufsicht unterliegen" [27].

Nur dann sei auch eine Gewähr dafür gegeben, daß der Gesundheits- und Lebensschutz berücksichtigt bliebe und zell- und gentechnologische Methoden nicht in einer „verfassungsrechtlich bedenklichen Weise" angewandt werden [28].

Die Ärzteschaft hat sich mit ihren „Richtlinien zur Durchführung von IVF/ET als Behandlungsmethode menschlicher Sterilität" inklusive der darin enthaltenen Forderungen zur Einrichtung von Kontrollkommissionen in medizinischer wie in ethischer Hinsicht selber Beschränkungen für ihr Tun auferlegt. Wie aber soll sie in der Praxis mit diesen Beschränkungen umgehen, wenn es offenbar noch eine andere „Ethik" gibt, die sich in den extremen Forderungen nach einem Kind um jeden Preis äußert?

Neben der medizinischen gibt es auch eine *gesellschaftliche* Verantwortung. Solange ungewollt kinderlose Paare nicht bereit sind, sich auch in ihrem Kinderwunsch zu beschränken und statt dessen alles das, was medizinisch-technisch möglich ist als ihr „Recht" fordern, solange wird es auch immer die Möglichkeit des Mißbrauchs bei der Zeugung durch In-vitro-Fertilisation und Embryo-Transfer geben.

2. Richtlinien und Empfehlungen zur Forschung an menschlichen Embryonen

„Wer In-vitro-Fertilisation akzeptiert, muß auch die Forschung an Embryonen akzeptieren", verkündete der englische Wissenschaftler *M. C. MacNaughton* im September 1985 [29]. Er unterstützte damit nur die Forderungen seiner Kollegen *Robert Edwards* und *Patrick Steptoe*. Sie hatten bereits 1984 darauf gedrängt, Experimente und Forschungen an menschlichen Embryonen bis zum 30. Tag nach der Befruchtung im Reagenzglas freizugeben. Ihre Begründung: bei einem Embryo könne man erst dann von einem menschlichen Lebewesen sprechen, wenn sich das Zentralnervensystem und damit die Schmerzempfindlichkeit auszubilden beginne [30].

Die beiden britischen Wissenschaftler erhielten sogar von der anglikanischen Kirche Unterstützung. Der Theologe *Gordon Dunstan* meinte, ein Embryo habe erst dann legale Rechte, wenn er „erkennbar menschlich" aussähe – etwa 40 Tage nach der Zeugung. Vorher sei das Studium solcher Lebewesen gerechtfertigt weil es – wenn auch nicht zur Geburt des „Objektes" selbst – zur Geburt anderer gesunder Kinder führen könne [31].

Anläßlich des XI. Weltkongresses für Gynäkologie und Geburtshilfe im September 1985 in Berlin bekräftigte *Edwards* seine Einstellung zur Forschung an menschlichen Embryonen, indem er unumwunden zugab:

> „Ich kann die Meinung der Absolutisten nicht akzeptieren, daß das menschliche Leben nur mit der Befruchtung beginnt. Es gibt gar keinen Beginn des Lebens – Leben ist ein kontinuierlicher Prozeß. Ich kann nicht finden, daß jeder Embryo ein Potential hätte, welches es zu respektieren gilt" [32].

In England und Australien, den beiden Staaten in denen die In-vitro-Fertilisation bereits seit Ende der 70er Jahre erfolgreich durchgeführt wird, sind Experimente und Forschungen an menschlichen Embryonen unter gewissen Einschränkungen bis zum 14. Tag nach der Befruchtung gesetzlich erlaubt. Die Schweizer Akademie der Wissenschaften hingegen hat kürzlich alle Versuche an menschlichen Embryonen untersagt.

Auch in der Bundesrepublik Deutschland findet seit Mitte 1984 von staatlicher wie von standesrechtlicher Seite eine Auseinandersetzung mit dem Problem der Forschung an menschlichen Embryonen statt. In dem Bericht der Benda-Kommission umfaßt das Kapitel „Forschung an Embryonen" nur einen vergleichsweise knappen Raum von 13 Seiten inklusive des Kapitels über Kryokonservierung und Klonen (Gesamtumfang des Berichtes – ohne Anlagen – 86 Seiten). Der Wissenschaftliche Beirat der Bundesärztekammer hat in Fortsetzung seiner Arbeit zur Durchführung von IVF/ET „Richtlinien zur Forschung an frühen menschlichen Embryonen" verfaßt. Weder in der Arbeitsgruppe der Benda-Kommission noch in der des Wissenschaftlichen Beirates der Bundesärztekammer konnte bei der Einschätzung dieses Problems eine grundsätzliche Einigkeit erzielt werden. Empfehlungen und Richtlinien beruhen in beiden Fällen auf Mehrheitsbeschlüssen.

3. Empfehlungen und Richtlinien der Benda-Kommission und des Wissenschaftlichen Beirates der Bundesärztekammer zur Forschung an menschlichen Embryonen

> „Kunst und Wissenschaft, Forschung und Lehre sind frei. Die Freiheit der Lehre entbindet nicht von der Treue zur Verfassung" [33].

Die Freiheit der Forschung entbindet den Wissenschaftler nicht von seiner Verantwortung gegenüber der Gesellschaft.

> „... Ist menschliches Leben Gegenstand und Einsatz der Forschung, dann muß der Forscher selbst die Verpflichtung, Grenzen zu ziehen, erkennen und danach handeln" [34].

Die Zeugung menschlichen Lebens im Reagenzglas hat den Forschern der medizinischen und biologischen Wissenschaften völlig neue Wege und Möglichkeiten erschlossen. Standen ihnen bisher allenfalls männliche und weibliche Keimzellen als Gegenstand ihrer Untersuchungen zur Verfügung, so können sie heute manipulierend in die frühesten Stadien menschlicher Entwicklung eingreifen.

Für den reinen Wissenschaftler mag darin ein unwiderstehlicher Reiz liegen. Den medizinischen und biologischen Laien graut bei der Vorstellung von den politischen und gesellschaftlichen Konsequenzen, die sich aus solchen Forschungen ergeben können. Dabei ist es letztlich unerheblich, ob man einen

Embryo in seinen allerersten Zellteilungsstadien bereits als Lebewesen ansieht oder nur als biologisch relevanten Zellverband, der nicht einmal juristisch geschützt ist. Tatsache ist, daß eine befruchtete weibliche Eizelle sich von allen anderen Körperzellen darin unterscheidet, daß sie bereits alle Anlagen zu der unverwechselbaren Individualität des späteren Menschen in sich trägt. Stellt man eine solche befruchtete Eizelle, aus der sich binnen weniger Stunden ein mehrzelliger Embryo entwikkelt, zur Disposition von Wissenschaft und Forschung, dann ist der Weg von der Zeugung eines Menschen im Reagenzglas bis zur „Züchtung" eines vermeintlich „besseren" Menschen nicht mehr allzu weit. Die Freiheit der Forschung an menschlichen Embryonen muß – wenn man schon meint, sie nicht verbieten zu können – zumindest dort eine Grenze finden,

> „... wo durch ein humangenetisches Verfahren (oder sonstige zellbiologische oder gentechnologische Methoden) ein verfassungsrechtlich geschützter Grundwert beeinträchtigt wird. Dabei kommt neben dem Schutz von Leib und Leben, der Achtung der Selbstbestimmung der Betroffenen, der Berücksichtigung des Kindeswohls und sonstigen Rechtsgütern vor allem der Wahrung der Menschenwürde (Art. 1 GG) grundlegende Bedeutung zu" [35].

Warum aber überhaupt Forschung an menschlichen Embryonen? Könnten nicht die gleichen wissenschaftlichen Erkenntnisse erzielt werden, wenn man sich auf die Untersuchung tierischer Embryonen beschränkte? Weder im Benda-Bericht, noch in den Richtlinien der Bundesärztekammer findet sich auf diese Fragen eine eindeutige Antwort. Allerdings heißt es im Kommentar zu den „Richtlinien":

> „Zunächst muß der These entgegen getreten werden, daß Forschung an menschlichen Embryonen wertlos sei und die anstehenden Fragen auch auf andere Weise beantwortet werden könnten.
> Allein die Geburt von etwa 1000 extrakorporal gezeugten Kindern wäre ohne Forschung mit menschlichen Embryonen ... nie möglich geworden" [36].

Die Kommission des Wissenschaftlichen Beirates der Bundesärztekammer ist demzufolge in ihren Richtlinien zu einer – wenn auch eingeschränkten – Befürwortung der Forschung an frühen menschlichen Embryonen gekommen. Innerhalb der ersten 14 Tage nach der Befruchtung im Reagenzglas sind danach Untersuchungen erlaubt, wenn sie

- der Entwicklung und Verbesserung der Methode zur Behandlung von Infertilität dienen, insbesondere der Verbesserung der Erfolgsrate von IVF/ET;
- zur Erkennung und Verhütung anlagebedingter und erworbener Krankheiten und Fehlbildungen beitragen;
- der Aufklärung der Mechanismen der Konzeption und ihrer Störungen dienen" [37].

Darüber hinaus sind:

> „Untersuchungen, die der Verbesserung der Lebensbedingungen des jeweiligen Embryos und gleichzeitig dem Gewinn wissenschaftlicher Erkenntnisse dienen, ärztlich vertretbar, wenn Nutzen und Risiko sorgfältig gegeneinander abgewogen sind" [38].

Die Beschränkung von Forschungen an menschlichen Embryonen auf die ersten 14 Tage nach der Befruchtung wird damit begründet, daß zu diesem Zeitpunkt bei der natürlichen Befruchtung die Einnistung des Embryos in die Gebärmutter vollzogen ist und die Entwicklung der Organe, die *Organogenese,* beginnt. Strafrechtlich gesehen steht der Embryo von diesem Zeitpunkt an unter dem Schutz des Gesetzes. Abtreibungen dürfen dann nur noch nach entsprechenden Indikationen vorgenommen werden.

Auch innerhalb dieser Frist soll nach den Richtlinien der Bundesärztekammer die Forschung an menschlichen Embryonen bestimmten Auflagen unterliegen: jeder Wissenschaftler, der ein solches Vorhaben durchführen will, muß dazu bei einer örtlichen oder überregionalen Ethikkommission einen Antrag mit einem ausführlichen Versuchsprotokoll vorlegen.

Als übergeordnete Instanz für die (noch einzurichtenden) örtlichen und regionalen Ethikkommissionen soll eine zentrale Kommission bei der Bundesärztekammer eingerichtet werden, der neben den Mitgliedern des Wissenschaftlichen Beirates je ein Vertreter der Deutschen Forschungsgemeinschaft, der Max-Planck-Gesellschaft, der zuständigen Medizinisch-Wissenschaftlichen Fachgesellschaften, des Arbeitskreises medizinischer Ethikkommissionen, sowie der Rechtswissenschaften, der ethischen Wissenschaften und ein vom Bundestag und vom Bundesrat zu bestimmender Vertreter des öffentlichen Lebens angehören.

Diese Kommission soll über die Einhaltung der Richtlinien wachen. Sie soll die internationale wissenschaftliche Entwicklung auf dem Gebiet der Embryonenforschung beobachten, sowie den Parlamenten und Regierungen jährliche Arbeitsberichte vorlegen und sie gegebenenfalls auch beraten [39]. Durch die Zusammensetzung dieses Ausschusses soll überdies gewährleistet sein, daß die Anträge auf wissenschftliche Forschung an Embryonen nicht nur aus der Sicht von Fachleuten beurteilt werden, sondern auch juristische, ethische und allgemein gesellschaftliche Interessen berücksichtigt werden.

Herstellung menschlicher Embryonen zu Forschungszwecken

Kernpunkt der Auseinandersetzung über mögliche Forschungen an menschlichen Embryonen war in beiden Arbeitsgruppen die Frage, ob es ethisch vertretbar sei, weibliche Eizellen allein mit dem Ziel zu befruchten, die daraus entstehenden Embryonen zu Forschungszwecken zu nutzen. Der Benda-Bericht bemerkt dazu:

> „Nach Auffassung der Mehrheit der Arbeitsgruppenmitglieder ist es unzulässig, menschliche Eizellen in vitro mit dem Ziel zu befruchten, sie von vornherein nur für die Forschung zu verwenden. Denn werdendes menschliches Leben zu erzeugen, ohne ihm die Chance der Menschwerdung einräumen zu wollen, nimmt von Anbeginn an die Vernichtung dieses Lebens in Kauf und ist deshalb mit den von der Verfassung in Art. 1, Abs. 1, und Art. 2, Abs. 2, Satz 1 GG* getroffenen Entscheidungen nicht vereinbar" [40].

Eine Minderheit der Arbeitsgruppe allerdings stimmte dafür, menschliche Embryonen allein zu Forschungszwecken zu er-

---

* Wortlaut der zitierten Artikel des Grundgesetzes s. S. 188.

zeugen. Voraussetzung dafür sei, daß die Untersuchungen auf die ersten Zellteilungen beschränkt blieben [41].

Ähnliche Meinungsverschiedenheiten zeigten sich auch in dem Gremium des Wissenschaftlichen Beirates. Angesichts der „erheblichen ethischen Einwände" beschloß die Kommission jedoch, ein grundsätzliches Verbot für die Erzeugung von Embryonen zu Forschungszwecken auszusprechen [42].

Demnach stehen also nur die sogenannten „übriggebliebenen" Embryonen zu Forschungszwecken zur Verfügung. Auch diese dürfen nur dann verwandt werden, wenn ein Transfer entsprechend der Richtlinien zur In-vitro-Fertilisation nicht mehr möglich ist. Darüber hinaus müssen die genetischen Eltern, auch wenn sie den Embryo selber nicht mehr haben wollen, ihre Einwilligung dazu geben. Zivilrechtlich ist das nur bedingt möglich:

> „Die Rechtsnatur von Embryonen ist ungeklärt. Es ist jedoch allgemein anerkannt, daß der lebende Mensch nicht als ‚Sache' im Sinne des bürgerlichen Rechts oder des Strafrechts anzusehen ist. Am Menschen können deshalb auch keine Eigentumsrechte begründet werden; sein Persönlichkeitsrecht ist nicht übertragbar, kann aber in gewissen Grenzen zugunsten eines Unmündigen von einem Sorgeberechtigten wahrgenommen werden. Auch für das menschliche Leben vor der Geburt gilt, daß es nicht jemandes Eigentum sein kann. Wohl aber wird man den genetischen ‚Eltern' eines in vitro erzeugten Embryos ein eingeschränktes Bestimmungsrecht über diesen einräumen müssen" [43].

Die „Eltern" eines in vitro gezeugten Embryos haben also eine gewisse Möglichkeit, die Embryonenforschung zu unterlaufen, indem sie ihre Zustimmung dazu verweigern. Die standesrechtlichen Richtlinien nämlich sehen – unabhängig von der zivilrechtlichen Seite – in der Einwilligungserklärung eine unabdingbare Voraussetzung für Experimente an einem Embryo.

Die Benda-Kommission kommt in ihrem Absatz über Embryonenforschung zu folgendem Votum:

> „Die Erzeugung menschlicher Embryonen zu Forschungszwecken ist grundsätzlich nicht vertretbar. Im übrigen sind Versuche mit menschlichen Embryonen nur insoweit vertretbar, als sie dem Er-

kennen, Verhindern oder Beheben einer Krankheit bei dem betreffenden Embryo oder der Erzielung definierter, hochrangiger medizinischer Erkenntnisse dienen" [44].

Ähnlich vage Formulierungen finden sich auch in der Liste der Verbote für Embryonenforschung, die der Wissenschaftliche Beirat ausgearbeitet hat. Dort heißt es u. a.:

„Einstimmig" verboten werden Forschungen und Experimente an Embryonen, wenn sie

- am Tiermodell verwirklicht werden können, beziehungsweise wenn die Möglichkeiten des Tierversuchs nicht ausgeschöpft sind;
- nicht einen unmittelbaren oder mittelbaren Nutzen im Sinne eines prophylaktischen, diagnostischen oder therapeutischen Fortschritts zum Ziel haben;
- nicht einem hohen wissenschaftlichen und methodischen Standard entsprechen [45].

Solche Bestimmungen dürften einen Wissenschaftler, dessen ethische Bedenken weniger stark ausgeprägt sind als sein Forscherdrang, kaum behindern. Einem wissenschaftlich geschulten Menschen wird es nicht schwerfallen, sowohl den „klinischen Nutzen" seiner Absichten, als auch den „hohen wissenschaftlichen Standard" seiner Methode nachzuweisen. In den Gremien, die über die Annahme von Forschungsanträgen zu entscheiden haben, sitzen anteilig auch Vertreter der medizinischen und biologischen Wissenschaften. Sie werden Fragestellungen, die ihren eigenen wissenschaftlichen Interessen entgegenkommen, auch zu unterstützen suchen.

Damit soll nicht unterstellt werden, daß grundsätzlich alle Forscher auf diesem Gebiet verantwortungslos und ethisch unsensibel seien. Aber schon die unterschiedlichen Ansichten in der Frage der Herstellung von Embryonen zu Forschungszwecken zeigt die starke Divergenz der verschiedenen Interessengruppen. Der Gynäkologe und Embryologe, der in erster Linie die Verbesserung der In-vitro-Fertilisation und die Suche nach neuen Erkenntnissen für die Ursachen der menschlichen Sterilität im Auge hat, erhofft sich eben diese Erkenntnisse durch Untersuchungen an Embryonen. Der Genforscher und Molekularbiologe begründet sein Interesse an dieser Forschung damit, daß sie letztlich dem Wohl der Menschheit diene. Seine Legitimation sieht er darin, durch Experimente an menschlichen Embryonen Erb- und Stoffwechselkrankheiten zu erkennen und durch entsprechende genetische Manipulationen zu verhindern. Außerdem könnte auch die Krebsforschung von den Untersuchungen an frühen menschlichen Embryonen profitieren.

Für sich gesehen sind das ebenso ehrenwerte wie legitime Ansatzpunkte. Fragwürdig werden sie deshalb, weil das „Material", das die Basis solcher Forschungen bildet, ein in seiner Anlage bereits fertiger Mensch ist. Er wird nur deshalb zur Disposition der Wissenschaft gestellt, weil diese bereits aktiv in den Vorgang der menschlichen Zeugung eingegriffen hat. Die Zeugung ist auf dem Weg zu einer *ER*-Zeugung zu werden, so, wie man Konsumprodukte erzeugt.

Die Forschung an Embryonen wird sicher nicht beschränkt, indem Expertenkommissionen Richtlinien für dieses neue Wissenschaftsgebiet zu erarbeiten suchen und dabei nur ihre eigene Unsicherheit dokumentieren.

Formulierungen wie die folgende aus dem Benda-Bericht müssen den engagierten Wissenschaftler geradezu herausfordern, seine Forschungen weiterzuführen:

> „Offen ist, ob bereits ein hinreichendes, durch Tierexperimente gewonnenes Basiswissen vorhanden ist, um heute schon die Forschung an menschlichen Embryonen zu bejahen. Es ist jedoch denkbar, daß in Zukunft eine solche Notwendigkeit ethisch begründet werden könnte" [46].

„Auch wer hiervon ausgeht", heißt es dort weiter, „könne einer derartigen Forschung nur nähertreten, wenn bestimmte Einschränkungen eingehalten würden". Die einzelnen Punkte dieser Einschränkungen decken sich weitgehend mit denen der zitierten Richtlinien der Bundesärztekammer.

Konsequenterweise gab es angesichts dieser allgemeinen Unsicherheit gegenüber dem Problem Embryoforschung auch

Stimmen, die sich absolut gegen jede Forschung an Embryonen aussprachen. Professor Dr. *Peter Petersen,* Leiter des Arbeitskreises Psychotherapie und gynäkologische Psychosomatik an der Medizinischen Hochschule Hannover, stimmte in der Benda-Kommission nicht nur gegen die In-vitro-Fertilisation allgemein, sondern auch gegen die Forschung an menschlichen Embryonen im besondern. Seine Begründung:

> „Der menschliche Embryo ist von Anfang an als Träger der menschlichen Person anzusehen. Auch wenn die Meinung unter den verschiedenen Humanwissenschaftlern den Beginn der personalen Menschwerdung betreffend unterschiedlich ist, so spricht sich doch eine große Zahl von Humanwissenschaftlern für diese Meinung aus; schon deshalb ist im Zweifelsfall dieser Meinung der Vorrang zu geben.
> Der Mensch darf jedoch niemals als Mittel zum Zweck benutzt werden – vielmehr kann er immer nur als sein eigener Zweck und Sinn betrachtet werden ...
> Ebenso verbieten sich Embryonenversuche zur Verhinderung oder Behebung einer Krankheit an dem betroffenen Embryo; denn es muß angenommen werden, daß ein Versuch in dieser frühen Phase der Menschwerdung einen Eingriff in die Ganzheit des Menschen bedeutet – im Gegensatz etwa zu einem organbezogenen chirurgischen Eingriff bei einem Säugling kurz nach der Geburt ..." [47].

Verbote für Forschungen an frühen menschlichen Embryonen

Die Mitglieder beider Arbeitsgruppen haben einstimmig ein unmißverständliches und sanktionsfähiges – strafrechtlich verfolgbares – Verbot gegen alle Versuche an menschlichen Embryonen ausgesprochen, die zu Klonierung oder zur Herstellung von Chimären oder Hybridwesen führen [48, 49].

Klonen

Unter dem Begriff „Klonen" versteht man die künstliche Herstellung identischer Mehrlinge.

In den ersten Stadien ihrer Entwicklung sind alle Zellen eines Embryos „totipotent", d. h. jede einzelne Zelle hat die Fähigkeit, sich zu einem vollständigen Lebewesen zu entwickeln. Im

Tierversuch ist es gelungen, mehrzellige Embryonen künstlich zu teilen. Die daraus entstandenen Einzelzellen reiften im Brutschrank weiter und teilten sich zu eigenständigen Embryonen, die auf verschiedene Muttertiere übertragen werden konnten. Man erhielt so völlig identische, eineiige Zwillinge und Mehrlinge.

Eine andere Möglichkeit des Klonens besteht darin, Zellkerne zu übertragen. Dazu wird eine Körperzelle des Muttertieres entkernt und der Zellkern in die ebenfalls entkernte befruchtete Eizelle übertragen. Das Lebewesen, das sich aus einer so präparierten Zelle entwickelt, ist ein genetisch völlig identisches Abbild seiner Mutter. Auch dieses Experiment ist im Tierversuch bereits erfolgreich gewesen.

Beide Formen des Klonens setzen aber das Vorhandensein einer vorher befruchteten Eizelle voraus. Eine ungeschlechtliche Herstellung von Lebewesen allein aus seinen Körperzellen ist bisher nur bei Amphibien gelungen.

Chimärenbildung

Unter einer Chimäre versteht man ein Mischwesen, das sich aus verschiedenen genetischen Informationen zusammensetzt. Im Tierexperiment ist es gelungen, Mäuse zu züchten, die die Merkmale von mehreren Elternteilen in sich vereinigten. Auch hier macht man sich wieder die Totipotenz von Embryonen während der ersten Zellteilungen zunutze. Man vereinigt zwei oder mehrere Zellen von genetisch unterschiedlichen Embryonen künstlich zu einem Zellverband, der sich – zumindest bei der Maus – zu einem eigenständigen Embryo weiterentwikkelte.

Hybridwesen

Hybridwesen sind Kreuzungen aus verschiedenen Arten wie beispielsweise das Maultier, das durch eine Kreuzung von Pferd und Esel entsteht. Hybridwesen sind nicht fortpflanzungsfähig und sie kommen in der Natur auch nur unter artverwandten

Tieren vor. Im Reagenzglas allerdings kann man auch Kreuzungen herstellen, die natürlicherweise nicht zustande kämen, wie etwa die Züchtung eines Mischwesens aus Schaf und Ziege.

> „Theoretisch läßt sich nicht ausschließen, daß eine Verschmelzung menschlicher Keimzellen mit denen höherer Primaten in vitro möglich ist und ein daraus entstehender Keim sogar eine gewisse Entwicklungspotenz besitzt" [50].

Alle Versuche an menschlichen Embryonen, die die Herstellung von Lebewesen der beschriebenen Art zum Ziel haben, verstoßen in „besonders schwerwiegender Weise gegen die Menschenwürde" [51].

> „Dem Gesetzgeber wird empfohlen, ein Klonen zur Herstellung von Menschen sowie die Erzeugung von Chimären- und Hybridwesen aus Mensch und Tier strafrechtlich zu verbieten" [52].

Auch die „Richtlinien zur Forschung an frühen menschlichen Embryonen" sehen eine „berufsrechtliche Sanktion" bei Versuchen dieser Art vor. Darüber hinaus sprechen sie ein ausdrückliches Verbot für den Arzt aus, menschliche Keimzellen oder Embryonen weiterzugeben, „ohne daß die Einhaltung dieser Richtlinien gewährleistet ist".

> „Das gleiche würde gelten bei einer Weitergabe an im Ausland tätige Ärzte, deren Berufsrecht diesen Richtlinien entsprechende Beschränkungen nicht vorsieht. Die Einbeziehung solcher Personen in ein Forschungsvorhaben setzt daher für den Fall, daß sie nicht im unmittelbaren Verantwortungsbereich des Arztes tätig werden, voraus, daß durch entsprechende Verpflichtungserklärungen die Einhaltung dieser Richtlinien gewährleistet ist" [53].

Außerdem dürfen menschliche Embryonen nicht „routinemäßig oder serienmäßig in Prüfverfahren verwendet werden" [54]. Mit dieser Bestimmung soll ausgeschlossen werden, daß sich beispielsweise die Pharmaindustrie menschlicher Embryonen bedient, um daran Medikamente zu prüfen.

Eine kommerzielle Nutzung von menschlichen Embryonen hatte der Wissenschaftliche Beirat der Bundesärztekammer bereits im ersten Teil seiner „Richtlinien" ausdrücklich verboten.

Die „Richtlinien zur Durchführung von In-vitro-Fertilisation und Embryotransfer zur Behandlung der menschlichen Sterilität" sowie die „zur Forschung an frühen menschlichen Embryonen" sind inzwischen als Bestandteil der ärztlichen Berufsordnung von der Bundesärztekammer anerkannt worden. Aufgabe der Benda-Kommission war es, Empfehlungen für den ethischen und juristischen Umgang mit diesen neuen Reproduktionstechniken zu erarbeiten, wobei die ärztlich-standesrechtlichen Bestimmungen übernommen wurden.

Die vorliegenden Bestimmungen und Empfehlungen sind, so unbefriedigend sie im Detail auch sein mögen, immerhin als Beginn einer Auseinandersetzung mit den neuen Methoden der menschlichen Reproduktion und den daraus sich ergebenden Konsequenzen zu sehen. Es gehört jedoch zu den demokratischen Pflichten des Bürgers, endgültige Entscheidungen auf diesen Gebieten nicht allein Medizinern, Biologen und anderen Fachleuten zu überlassen, sondern sich auf der Basis umfassender Information selber an der Auseinandersetzung zu beteiligen.

Literatur zu Kapitel 12

[1] Dtsch. Ärzteblatt **22** (1985) 1690–1698

[2] Bericht der Arbeitsgruppe In-vitro-Fertilisation, Genomanalyse und Gentherapie. Hrsg. Der Bundesminister für Forschung und Technologie, Bonn, November 1985 [im Text in der Abkürzung „Benda-Bericht" zitiert].

[3] Dtsch. Ärzteblatt **22** (1985) 1681

[4] Benda-Bericht, a. a. O., S. 9

[5] Stauber, M.: Die Psychosomatik der sterilen Ehe, S. 13. In: Fortschritte der Fertilitätsforschung 7. Grosse, Berlin 1979

[6] Benda-Bericht, a. a. O., S. 9

[7] ebda, S. 12

[8] ebda, S. 5

[9] Neue Juristische Wochenschrift **24** (1986) 1552 ff.

[10] Richtlinien zur Durchführung von In-vitro-Fertilisation (IVF) und Embryo-Transfer (ET) als Behandlungsmethode der menschlichen Sterilität. Dtsch. Ärzteblatt, Sonderdruck I, 29. 5. 85, S. 2

[11] Benda-Bericht, a. a. O., S. 12

[12] ebda, S. 15
[13] Dtsch. Ärzteblatt, Sonderdruck I, S. 4
[14] Benda-Bericht, a. a. O., S. 45
[15] ebda, S. 46
[16] ebda, S. 21/22
[17] ebda, S. 23
[18] ebda, S. 25
[19] ebda, S. 31
[20] Dtsch. Ärzteblatt, Sonderdruck I, S. 5
[21] ebda, S. 2, und Benda-Bericht, a. a. O., S. 40
[22] Dtsch. Ärzteblatt, Sonderdruck I, S. 3
[23] Benda-Bericht, a. a. O., S. 54
[24] ebda, S. 54
[25] Frankfurter Rundschau v. 20. 6. 86 (Autor: Helmut Räther)
[26] Dtsch. Ärzteblatt, Sonderdruck I, S. 6
[27] Benda-Bericht, a. a. O., S. 18
[28] ebda, S. 18
[29] McNaughton, M. C.: The ethics of AID and in vitro fertilization. Vortrag XI. Weltkongreß für Gynäkologie und Geburtshilfe, Berlin September 1985
[30] Materialien zur Bio-Technik und Gen-Technologie. Veröffentlichung der Friedrich-Naumann-Stiftung, o. J., S. 42
[31] ebda, S. 42
[32] Spielmann, H.: Auswüchse verhindern. Dtsch. Ärzteblatt, **13** (1986) 850
[33] Art. 5, Abs. 3 des Grundgesetzes der Bundesrepublik Deutschland
[34] Richtlinien zur Forschung an frühen menschlichen Embryonen. Dtsch. Ärzteblatt, Sonderdruck II, 11. 12. 85, Vorwort
[35] Benda-Bericht, a. a. O., S. 6
[36] Dtsch. Ärzteblatt **50** (1985) 3759
[37] ebda, S. 3758
[38] ebda, S. 3758
[39] ebda, S. 3759
[40] Benda-Bericht, a. a. O., S. 50
[41] ebda, S. 50
[42] Dtsch. Ärzteblatt **50** (1985) 3758
[43] Benda-Bericht, a. a. O., S. 50
[44] ebda, S. 49
[45] Dtsch. Ärzteblatt **50** (1985) 3758
[46] Benda-Bericht, a. a. O., S. 50
[47] Benda-Bericht, Anlage III, S. 18
[48] ebda, S. 59

[49] Dtsch. Ärzteblatt **50** (1985) 3758 ff.
[50] Dtsch. Ärzteblatt **50** (1985) 3761
[51] Benda-Bericht, a. a. O., S. 59
[52] ebda, S. 60
[53] Dtsch. Ärzteblatt **50** (1985) 3759
[54] ebda, S. 3758

Auszug aus dem Grundgesetz der Bundesrepublik Deutschland

Art. 1

(1) Die Würde des Menschen ist unantastbar. Sie zu achten und zu schützen, ist Verpflichtung aller staatlichen Gewalt.

Art. 2

(1) Jeder hat das Recht auf die freie Entfaltung seiner Persönlichkeit, soweit er nicht die Rechte anderer verletzt und nicht gegen die verfassungsmäßige Ordnung oder das Sittengesetz verstößt.

(2) Jeder hat das Recht auf Leben und körperliche Unversehrtheit. Die Freiheit der Person ist unverletzlich. In diese Rechte darf nur auf Grund eines Gesetzes eingegriffen werden.

Mitglieder der Arbeitsgruppe der Benda-Kommission

Benda, Ernst, Prof. Dr. h. c., Präsident des Bundesverfassungsgerichts a. D., Professor für öffentliches Recht an der Albert-Ludwigs-Universität Freiburg, Freiburg/Br.

Böckle, Franz, Prof. Dr., Direktor des moraltheologischen Seminars der Rheinischen Friedrich-Wilhelms-Universität, Bonn

Brandis, Henning, Prof. Dr. med. Vorsitzender der Zentralen Kommission für Biologische Sicherheit, Institut für Medizinische Mikrobiologie und Immunologie der Universität Bonn

Deutsch, Erwin, Prof. Dr. jur., M. C. L., Direktor der Abteilung für Arztrecht und Arzneimittelrecht des Juristischen Seminars der Universität Göttingen

Doerfler, Walter, Prof. Dr. med., Direktor am Institut für Genetik der Universität Köln

Eser, Albin, Prof. Dr. jur., M. C. J., Universität Freiburg, Direktor des Max-Planck-Instituts für ausländisches und internationales Strafrecht, Freiburg/Br.

Hahn, Joachim, Prof. Dr. med. vet., Leiter der Abteilung für experimentelle Fortpflanzungsbiologie der Tierärztlichen Hochschule Hannover, Präsident der Deutschen Gesellschaft zum Studium der Fertilität und Sterilität e. V., Hannover

Hepp, Hermann, Prof. Dr. med., Direktor der Frauenklinik am Klinikum Großhadern der Ludwig-Maximilians-Universität München, delegiert: Deutsche Gesellschaft für Gynäkologie und Geburtshilfe, Deutsche Forschungsgemeinschaft (DFG)

Hess, Benno, Prof. Dr., Vizepräsident der Max-Planck-Gesellschaft, München, Direktor des Max-Planck-Instituts für Ernährungsphysiologie, Dortmund

Honecker, Martin, Prof. Dr., Direktor der Abteilung für Sozialethik und Systematische Theologie an der Evangelisch-theologischen Fakultät der Universität Bonn, Mitglied der Kammer für öffentliche Verantwortung der EKD

Kluxen, Wolfgang, Prof. Dr. phil., Drs. h. c., Direktor des Philosophischen Seminars B der Universität Bonn, Vorstand der Allgemeinen Gesellschaft für Philosophie in Deutschland, Bonn

Krebs, Dieter, Prof. Dr. med., Direktor der Universitäts-Frauenklinik Bonn, Deutsche Gesellschaft für Gynäkologie und Geburtshilfe, Bonn

Lenz, Widukind, Prof. Dr., 2. Vorsitzender der Gesellschaft für Anthropologie und Humangenetik, Münster

Mettler, Liselotte, Prof. Dr. med., stellv. Direktorin der Universitäts-Frauenklinik und Michaelis-Hebammenschule der Christian-Albrechts-Universität Kiel, Schriftführer der Deutschen Gesellschaft zum Studium der Fertilität und Sterilität, Vorstandsmitglied der Deutschen Gesellschaft für Gynäkologie und Geburtshilfe

Odenbach, P. Erwin, Dr. med. Geschäftsführender Arzt der Bundesärztekammer und Geschäftsführendes Vorstandsmitglied ihres Wissenschaftlichen Beirats, Köln

Petersen, Peter, Prof. Dr. med., Leiter des Arbeitsbereiches Psychotherapie der Medizinischen Hochschule Hannover

Sperling, Karl, Prof. Dr., Institut für Humangenetik der Freien Universität Berlin

Wasielewski, Eberhard von, Prof. Dr. med., Direktor der Pharma-Forschung der Hoechst AG, Frankfurt-Hoechst

Wolf, Ernst, Leiter der Abteilung Forschungspolitik der IG Chemie, Papier, Keramik; Vertreter des Deutschen Gewerkschaftsbundes, Hannover

Kapitel 13

In-vitro-Fertilisation, Embryo-Transfer und Forschung an Embryonen aus theologischer Sicht

1. Anmerkung zur Ethik

Dringlicher als je zuvor wird heute an Wissenschaftler und Forscher der Appell gerichtet, „verantwortungsbewußt“ zu handeln und genau abzuwägen, ob die praktische Umsetzung theoretischer Erkenntnisse tatsächlich dem Wohl der Menschheit dienlich ist.

Lange Zeit meinte der Mensch sich leisten zu können, die verschwenderische Fülle und Vielfalt der Natur als Kapital anzusehen, von dessen Zinsen er leben könne. Er kam gar nicht auf die Idee, daß sein Forscherdrang eines Tages dazu führen könnte, seine eigenen Existenzmöglichkeiten zu gefährden. Doch so unerschöpflich, wie er meinte, ist die Natur nicht, Wälder sterben, Meere und Flüsse kippen und verwandeln sich in Kloaken. Die Atomenergie, die dem Menschen Wärme, Licht und Bequemlichkeit schafft, kann ebensogut dazu dienen, die Menschheit und ihre Umwelt auszulöschen.

Die noch jungen Wissenschaftszweige der Molekularbiologie und Gentechnologie können dazu beitragen, Krankheiten endgültig auszumerzen und Umweltschädigungen zu reparieren. Sie können aber auch Sprünge in der Evolution herbeiführen, deren Auswirkungen wir uns heute noch gar nicht vorstellen können.

In-vitro-Fertilisation und Embryo-Transfer gelten als segensreiche Methode, die „Krankheit“ Sterilität zu überwinden. Sie eröffnen gleichzeitig die Möglichkeit zu Experimenten und Manipulationen in der frühesten Phase menschlicher Existenz, wie sie nie zuvor möglich waren.

Der Zeitpunkt, an dem Wissenschaft und Forschung aufhörten, von den „Überschüssen“ zu leben und an die Substanz der Natur selber gerieten, ging nahezu unbemerkt vorüber. Jetzt, wo der Mensch begonnen hat, sich der Schöpfung neuen Lebens zu bemächtigen, wird der Ruf nach mehr „Verantwortungsbewußtsein“, nach „sittlichen“, „ethischen“ Grenzen lauter.

Einer der wesentlichsten Inhalte des Begriffs „Ethik“ ist die Lehre von dem sittlichen Verhalten des Menschen. Gegenstand der Ethik als Wissenschaft ist dann die Erforschung der Kriterien, die das Leben und Zusammenleben von Menschen in einer Gesellschaft möglich machen. Der katholische Moraltheologe *Johannes Gründel* formuliert:

> „Sie (die Ethik) befaßt sich mit der Grundfrage: was ist zu tun, damit menschliches Leben und Zusammenleben glückt. Bereits diese Fragestellung gründet in der Erfahrung, daß der Mensch selbst die Verantwortung für die Bestimmung seines Handelns übernehmen muß. Nur in einem dialektischen Verhältnis zwischen glücken und mißglücken, positiven und negativen Erfahrungen haben sich sittliche Werte und konkrete Handlungsformen entfaltet. Dabei wird uns zunehmend bewußt, daß es keinen fertigen Normenkatalog sittlichen Verhaltens gibt; aus konkreten Modellen sittlichen Handelns läßt sich oft erst rückschließend erkennen, welches Bild vom Menschen derartigen Verhaltensregeln zugrunde liegt. Insofern beinhaltet Ethik als Lehre vom Handeln des Menschen stets auch eine Anthropologie...“ [1].

Dieses anthropologische oder Grundverständnis vom Menschen wird unterschiedlich definiert: der Philosoph versteht darunter die Lehre vom Sinn des menschlichen Seins. Der Biologe meint schlicht die Abstammungslehre des Menschen, wenn er von Anthropologie spricht, und der Theologe schließlich versteht darunter die Lehre von der Bestimmung des Menschen. Alle drei Komponenten zusammen ergeben das Grundverständnis vom Menschen, das wiederum die Basis der Ethik als Wissenschaft begründet. Daraus und aus den praktischen Erfahrungen menschlichen Handelns und Verhaltens haben sich sittliche „ethische“ Regeln und Normen herausgebildet, die im gesamten Lebensbereich unserer Gesellschaft ihren verbindlichen Stellenwert gefunden haben. Dazu gehört beispielsweise die gesetzliche Verankerung der Menschenrechte, wie sie in der Französischen Revolution von 1789 zum ersten Mal öffentlich proklamiert wurden und ihren Niederschlag in den Grundrechten unserer Verfassung gefunden haben.

> „Die Würde des Menschen ist unantastbar. Sie zu achten und zu schützen, ist Verpflichtung aller staatlichen Gewalt" [2].

Gleichgültig ob man das Wesen der menschlichen Würde philosophisch mit der Vernunftbegabtheit des Menschen begründet, oder theologisch mit der Gottebenbildlichkeit des Menschen – aus der Tatsache, daß ihm allein unter allen Lebewesen Würde zugesprochen wird, leitet der Mensch seinen Anspruch ab, sich von allen anderen Lebewesen abzuheben. Dem muß auch der Forscher Rechnung tragen und es sich gefallen lassen, daß sein Tun an den Normen der allgemeinen wie auch der theologischen Ethik gemessen wird.

2. Die Einstellung der katholischen Kirche

„Obwohl man nicht im voraus neue Methoden ausschließen kann, nur weil sie neu sind", erklärte Papst Pius XII. am 30. September 1949 anläßlich des IV. Internationalen Kongresses katholischer Ärzte in Rom, „muß man doch hinsichtlich der künstlichen Befruchtung nicht nur äußerst zurückhaltend sein, sondern sie absolut verwerfen" [3]. Thema dieses Kongresses war die heterologe Insemination, die vom Oberhaupt der katholischen Kirche uneingeschränkt verworfen wurde mit der Begründung, daß „die Zeugung neuen Lebens nur die Frucht der Ehe sein kann" [4].

Auf dem II. Weltkongreß zum Studium der Fruchtbarkeit und Sterilität 1956 wiederholte und begründete Pius XII. die Einstellung der katholischen Kirche zur künstlichen Befruchtung:

> „Die Eheleute übereignen sich im Eheversprechen gegenseitig das Recht, ihre natürliche sexuelle Fähigkeit im natürlichen Vollzug des ehelichen Aktes voll auszuüben. Der Ehekontrakt erteilt ihnen nicht

das Recht auf künstliche Befruchtung, denn ein solches Recht ist in keiner Weise in dem Recht auf den natürlichen ehelichen Akt ausgedrückt und kann von diesem nicht abgeleitet werden, noch kann man sie aus dem ‚Recht auf das Kind als erstem Zweck der Ehe' ableiten. Der Ehekontrakt verleiht dieses Recht nicht, weil sein Gegenstand nicht das ‚Kind' sondern die natürlichen Akte sind, die imstande und dazu bestimmt sind, neues Leben zu erzeugen" [5].

Folgerichtig verurteilte der Papst auch alle seit den 50er Jahren anlaufenden Versuche, menschliches Leben im Labor zu zeugen:

„Bezüglich der Versuche der künstlichen menschlichen Befruchtung ‚in vitro' möge der Hinweis genügen, daß sie als unmoralisch und absolut unstatthaft zu verwerfen sind" [6].

Diese Entscheidungen sind von keinem der nachfolgenden Päpste gelockert oder gar aufgehoben worden. Sie sind Bestandteil der katholischen Moraltheologie, die jeden Eingriff Dritter in den engen Zusammenhang von sexueller Vereinigung und Zeugung ablehnt. Gott hat die Menschen so geschaffen, daß neues Leben nur aus der Liebe der Eheleute zueinander entstehen kann; die sexuelle Vereinigung ist der körperliche Ausdruck dieser Liebe und damit die einzige legitime Voraussetzung für das Entstehen neuen Lebens. Jede technische Maßnahme, die in dieses natürliche und von Gott gewollte Zusammenspiel eingreift, gilt aus der Sicht der katholischen Theologie zunächst einmal als unnatürlich und damit auch als unsittlich. Dabei spielt es keine Rolle, ob es sich bei einem Eingriff um eine empfängnisverhütende Maßnahme handelt oder darum, aktiv fördernd in das Zeugungsgeschehen einzugreifen.

Die Kirche erlaubt offiziell zur Empfängnisverhütung nur die Berechnung der fruchtbaren und unfruchtbaren Tage nach der Methode Knaus-Ogino, und ärztliche Hilfe zur Überwindung von Sterilität nur insoweit, als es sich dabei um organische, physiologische oder hormonell bedingte Fertilitätsstörungen handelt.

Diese grundsätzliche Ablehnung jeglichen Eingriffs in das natürliche Zeugungsgeschehen hat vor allem den Sinn, die Institution von Ehe und Familie vor dem Zugriff Dritter zu bewahren, und zu verhindern, daß der Mensch trennt, was die Naturordnung verbindet. Damit spricht die katholische Kirche zunächst einmal ein klares „Nein“ zur In-vitro-Fertilisation aus.

In der theoretischen Diskussion der katholischen Moraltheologie allerdings wird die absolute Gültigkeit des Grundsatzes, daß sexuelle Vereinigung und Zeugung untrennbar miteinander verbunden seien, immer offener angezweifelt.

> „Die neue Entwicklung in der theologischen Ethik, aber auch das neue ganzheitlich-personale Verständnis der Ehe tendiert immer mehr dazu, einen Eingriff in die Natur – in diesem Fall eine Trennung von Liebesakt und Zeugung – nicht einfach grundsätzlich zu verwerfen, sondern je nach den zur Konkurrenz stehenden Gütern abzuwägen. Dies gilt sowohl für die Antikonzeption, für sterilisierende operative Eingriffe wie für eine homologe artifizielle Insemination und schließlich auch für eine extrakorporale Befruchtung“ [7].

Ähnlich argumentiert auch der katholische Moraltheologe *Franz Böckle* in seinem Beitrag „Zu der Moraldiskussion über Retortenbabys und Leihmütter“:

> „Denkt man nicht zu materialistisch, wenn man über die Forderung hinaus, daß die Keimzellen von den zwei Ehepartnern stammen, auch noch einen Kausalzusammenhang mit einem einzelnen Geschlechtsakt verlangt? Der Geschlechtsakt ist ohnehin für die Befruchtung ‚nur‘ dispositiv“ [8].

Unter der Voraussetzung, daß die In-vitro-Fertilisation nur im homologen System und innerhalb einer ehelichen Beziehung durchgeführt wird, gibt es also von Seiten der katholischen Kirche inzwischen ein bedingtes „Ja“ zu dieser Methode. Allerdings verlangt die Kirche eine strenge medizinische Indikation und stimmt der Reagenzglaszeugung nur dann zu, wenn dies die einzige Möglichkeit für ein Ehepaar ist, ein Kind zu bekommen.

Jede Form von heterologer Befruchtung oder heterologer In-vitro-Fertilisation lehnt die katholische Kirche strikt ab: keine Ei- und Samenspende, keine Leihmutterschaft. Vom Arzt verlangt die Kirche, daß alle Embryonen, die sich normal geteilt haben, auch in die mütterliche Gebärmutter gegeben werden. Die Vernichtung von Embryonen ebenso wie jede Form des Experimentierens mit menschlichem Leben in seiner frühesten Entwicklungsphase wird als ethisch nicht vertretbar abgelehnt. Die Konservierung von Embryonen schließlich darf nur dann in Betracht gezogen werden, wenn sie mit der definitiven Absicht geschieht, den Embryo zu einem späteren Zeitpunkt in den Uterus der Mutter zu geben [9].

Die katholischen Christen haben also trotz des päpstlichen Verbotes die Unterstützung der Moraltheologie, wenn sie sich zu einer In-vitro-Fertilisation entschließen. Für evangelische Christen ist diese Entscheidung komplizierter, da sie von ihrer Kirche weniger konkrete Ge- und Verbote für ihr Handeln bekommen.

3. Evangelische Theologen

Die ethischen Ansätze, mit denen die evangelischen Theologen ihre Bedenken gegen die In-vitro-Fertilisation und den Embryo-Transfer begründen, unterscheiden sich nicht wesentlich von denen ihrer katholischen Kollegen.

Auch aus der Sicht der evangelischen Theologie gilt das menschliche Leben als ein Geschenk Gottes, das durch den von ehelicher Liebe getragenen sexuellen Akt der Vereinigung „empfangen" wird. Die Zeugung selbst ist ein biologischer Vorgang, der sich dem menschlichen Willen und Wollen entzieht:

> „Wenn in der vulgären Sprache der Begriff ‚Kinder machen' verwendet wird, entspricht dem eine ‚Verdinglichung' des Zeugungsgeschehens und des personalen Liebesgeschehens, in dem der Mensch auf den Mitmenschen hingewendet ist, sich ihm hingibt, in dem er also nicht etwas mit ihm ‚macht', in dem der Partner nicht Objekt der Verfügung ist. Schon dieser Akt der Begegnung ist eine Mischung aus Aktivität und Passivität; erst recht ist das Entstehen eines Embryos, eines neuen Lebens ein Geschehen, dem der Mensch selbst nur passiv abwartend gegenüberstehen kann; es ist ein ‚Werden' das

> man, wenn es eintritt, zwar beobachten, das man aber nicht verfügen, nicht machen kann" [10].

Diesem Argument entsprechend sieht der evangelische Theologe die Gefahr der In-vitro-Fertilisierung in der Mechanisierung des Zeugungsvorgangs, weil damit eine „Machbarkeit" impliziert wird und die Möglichkeit der Fortpflanzung von der Liebesgemeinschaft der beiden Partner abgetrennt wird [11].

Dies ist jedoch nur ein Aspekt. Insgesamt spricht sich auch die evangelische Kirche nicht eindeutig gegen oder für die Möglichkeit der In-vitro-Fertilisation aus.

Gemäß ihrer Überzeugung, daß der Glaube den Menschen zu einer christlich-sittlichen Gewissensentscheidung befähigt, hat sie auch in dieser Frage keine konkreten Ge- oder Verbote ausgesprochen. Der evangelische Christ ist also in seiner Entscheidung für oder gegen eine ärztliche Hilfe, wie die der außerkörperlichen Befruchtung, letztlich auf sich selbst und sein Gewissen gestellt. Die Kirche gibt ihm allenfalls Entscheidungshilfen, indem sie ihre ethischen Bedenken formuliert [12].

Aus theologisch-ethischen Gründen lehnen auch die evangelischen Theologen jede Form des Experimentierens mit menschlichen Embryonen ab. Ebenso wenden sie sich gegen die heterologe In-vitro-Fertilisation, gegen Eispenden und Leihmutterschaften. Die homologe Befruchtung im Reagenzglas dagegen wird auch hier akzeptiert, sofern sie die einzige Möglichkeit zur Überwindung der Sterilität bietet.

> „Im Sinne eines ausgeweiteten Verständnisses von Gesundheit als leibliches, seelisches und soziales Wohlbefinden kann der Embryotransfer durchaus als eine therapeutische Maßnahme betrachtet und ethisch gerechtfertigt werden" [13].

Literatur zu Kapitel 13

[1] Gründel, J.: Humangenetische Manipulationen und ihre ethischen Grenzen. In: Materialien zur Bio-Technik und Gen-Technologie, S. 112. Friedrich-Naumann-Stiftung (Hrsg.), Königswinter o. J.

[2] Art. 1, Abs. 1, Grundgesetz der Bundesrepublik Deutschland

[3] Gründel, J.: Theologisch-ethische Beurteilung der extrakorporalen Befruchtung und des Embryo-Transfer beim Menschen – Gedanken eines katholischen Theologen. In: In-vitro-Fertilisation und Embryotransfer (Hrsg. U. Jüdes), S. 255. Wissenschaftliche Verlagsgesellschaft mbH, Stuttgart 1983

[4] ebda, S. 255

[5] ebda, S. 255/256

[6] ebda, S. 256

[7] ebda, S. 257

[8] Böckle, F.: Die Menschheit sollte nicht hinter sich selbst zurückgehen. Zu der Moraldiskussion über Retortenbabys und Leihmütter. Geistige Welt, 18. 5. 85

[9] Gründel, J. a. a. O., S. 249–281

[10] Eibach, U.: Theologisch-ethische Beurteilung der extrakorporalen Befruchtung und des Embryo-Transfer beim Menschen – Gedanken eines evangelischen Theologen. In: In-vitro-Fertilisation und Embryotransfer (Hrsg. U. Jüdes), S. 226. Wissenschaftliche Verlagsgesellschaft mbH, Stuttgart 1983

[11] ebda, S. 232ff.

[12] Von der Würde werdenden Lebens. Extrakorporale Befruchtung. Fremdschwangerschaft und genetische Beratung. EKD Texte **11** (1985)

[13] Eibach, U., a. a. O., S. 236

Kapitel 14

Gentechnologie und In-vitro-Fertilisation

Seitdem es möglich geworden ist, menschliches Leben im Reagenzglas zu zeugen, haben die Begriffe „Gentechnologie" oder „Gentechnik" ein neues Gewicht bekommen, das allenthalben Unbehagen auslöst. Ein Unbehagen, das aus der Vorstellung erwächst, man könne mit Hilfe dieser Technologien zielgerichtet in die genetische Struktur eines Menschen eingreifen. Man könne durch Manipulationen in den frühesten Embryonalphasen nicht nur intelligentere, bessere und schönere Menschen schaffen, sondern das menschliche Individuum auch so verändern, daß es für politische Systeme „nutzbar" wird.

Aldous Huxley hatte in seinem 1932 erschienenen utopischen Roman „Schöne neue Welt" eine Gesellschaft beschrieben, in der die natürliche Vielfalt der Menschen aufgehoben ist. Die Menschen des Jahres „632 nach Ford" werden in der „Brut- und Norm-Zentrale Berlin-Dahlem" hergestellt und – je nach ihrem späteren „Verwendungszweck" – als „Alpha-, Beta- oder Gammatypen" von vornherein programmiert. In seinem Vorwort zur Neuauflage 1949 schreibt der Autor:

> „Die einzigen ausdrücklich geschilderten wissenschaftlichen Fortschritte sind solche, welche die Anwendung der Ergebnisse künftiger biologischer, physiologischer und psychologischer Forschung auf die Menschen zum Ziel haben. Nur mittels der Wissenschaften vom Leben kann die Beschaffenheit des Lebens von Grund auf geändert werden" [1].

Nur wenige Jahre später, im Jahr 1953 gelang dem britischen Biochemiker *Francis Crick* und seinem amerikanischen Kollegen *James Watson* der entscheidende Schritt auf diesem Weg. Sie entdeckten die biochemische Struktur der Desoxyribonukleinsäure, kurz DNS genannt.

Jede Zelle eines lebenden Organismus verfügt über eine bestimmte, nach Art und Gattung festgelegte Zahl von Genen;

sie werden getragen von den kleinsten Teilchen der DNS, den Molekülen. *Crick* und *Watson* stellten ihre Strukturanalyse der DNS am Bild einer Spirale dar und lieferten damit den Grundstein für die modernen Biowissenschaften.

> „Für die Biologie hat das Spiralenmodell die gleiche Bedeutung wie das Atommodell für die Physik: es liefert ein universales Denksystem, das es erlaubt, die unterschiedlichsten molekularen Vorgänge im lebenden Organismus auf ein einheitliches Grundprinzip zurückzuführen" [2].

Crick und *Watson* hatten zwar mit ihrer Analyse der DNS als Trägersubstanz der Gene die Basis für die Molekularbiologie und die Gentechnologie geschaffen (und dafür auch den Nobelpreis bekommen), über die Wirkungsweise der Gene jedoch hatten sie noch nichts aussagen können. Diese äußerst komplizierten Vorgänge kann man nur vollständig erforschen, wenn man die einzelnen Gene einer Zelle isolieren kann, sie auf eine Wirtszelle überträgt und beobachtet, welche Veränderungen – Mutationen – sie dort bewirkt. Entsprechend definiert Professor *Ernst-Ludwig Winnacker* auch den Begriff „Gentechnologie":

> „Unter dem Begriff Gentechnologie ... versteht man Verfahren zur Isolierung genetischen Materials, zur Bildung neuer Kombinationen von genetischem Material und zur Wiedereinführung und Vermehrung der neu kombinierten Nukleinsäuren in neuer, unnatürlicher Umgebung" [3].

Die Funktion und spezifische Steuerung der Gene läßt sich jedoch nicht so einfach analysieren, wie es nach der Definition den Anschein haben mag. Zwar enthält jede Zelle eines Organismus die gleiche Anzahl von Genen, aber ihre Wirkungsweise ist von vielen unterschiedlichen Faktoren abhängig: von der Zellart, von der Zugehörigkeit zu einem bestimmten Organ und von den spezifischen Entwicklungsphasen des Organismus. Darüber hinaus ist keineswegs immer nur ein Gen für eine bestimmte Information verantwortlich, sondern oftmals ein ganzes Bündel von Genen. Ein Beispiel dafür sind die Tumorgene, eine Gruppe von ungefähr 30 Genen, die in allen Zellen unseres Organismus vorhanden sind. Diese Gene können, je nach ihrer Art und Herkunft, durch verschiedene Manipulationen so aktiviert werden, daß sie eine vorher gesunde Zelle in eine Krebszelle umwandeln [4].

Der Mensch verfügt über eine Anzahl von 100 000 bis 200 000 Genen, von denen erst etwa 500 bis heute analysiert worden sind. Die Genforschung befindet sich damit vorläufig noch in einem Stadium, in dem es um die Erkenntnis von Grundlagen geht. Die praktischen Anwendungsmöglichkeiten sind noch sehr begrenzt. Im Bereich der Agrarwissenschaft beispielsweise ist man auf dem Weg, mit Hilfe der angewandten Gentechnologie Pflanzen in vitro – im Reagenzglas – zu züchten, die gegen bestimmte Schädlinge resistent sind. Gelingt dieses Verfahren, wird man in Zukunft weitgehend auf die Behandlung von Nutzpflanzen mit Giften verzichten können. Die Menschheit und ihre Umwelt könnte so von einer Belastung befreit werden, deren Auswirkungen im Detail noch nicht einmal bekannt sind.

Ein anderes Beispiel für die nutzbringende Anwendung der Gentechnologie zeigt sich in den Experimenten mit bestimmten Bakterien. Hierbei isoliert man ein bestimmtes Gen einer Bakterie, schneidet es auf und entnimmt ihm ein Stück, das man durch das Stück eines anderen Gens ersetzt, dessen spezielle Wirkungsweise bekannt ist. Die so präparierte Bakterie wird in eine Wirtszelle verpflanzt, die sich mit der neuen Information durch Teilung vermehrt. Auf diese Weise versucht man Bakterienstämme zu züchten, die beispielsweise Ölverschmutzungen auf dem Meer einfach auffressen.

In der Pharmaindustrie werden seit einiger Zeit nach einem ähnlichen Verfahren bestimmte Medikamente hergestellt, die bisher nur von der Natur selbst produziert wurden. Eine dieser Substanzen ist das Hormon Insulin, das von den Zellen der Bauchspeicheldrüse produziert wird. Mit Hilfe von entsprechend manipulierten Bakterienstämmen kann man dieses Hormon heute künstlich herstellen und damit die Lebensqualität von Diabetikern entscheidend verbessern.

Im Tierexperiment beschränken sich die gentechnologischen Eingriffe nicht mehr ausschließlich auf Manipulationen an Körperzellen, den sogenannten *somatischen* Zellen, sondern sie werden auch an Keimzellen und Embryonen durchgeführt. Der wesentliche Unterschied zwischen somatischen Zellen und Keimzellen besteht darin, daß die letzteren die neue Information vererben, die sie bekommen haben. So hat man beispielsweise Mäusen auf gentechnologischem Weg den Blutfarbstoff von Kaninchen injiziert, die diese artfremde Substanz auf ihre Nachkommen vererbten.

Recht bissig kommentiert der amerikanische Biologe *Erwin Chargaff* solche genetischen Manipulationen:

> „Was will eigentlich der moderne Biologe? Einen Hund machen? Nun gut, wenn der erste synthetische Hund den letzten Molekularbiologen ins Bein beißt, will ich den Triumph der Wissenschaft anerkennen" [5].

Beim Menschen sind gentechnische Eingriffe in die Keimbahn bisher nur bei der vorgeburtlichen Geschlechtsbestimmung bekannt. Dabei handelt es sich jedoch um eine genetische Manipulation, die nicht vererbbar ist. Wie schon beschrieben, wird hierbei lediglich das männliche Sperma manipuliert, indem die Y-Chromosomen, die zur Zeugung männlicher Nachkommen führen, eliminiert werden. Die Frau, die mit diesem Sperma befruchtet wird, bekommt zwar ein Mädchen, aber dieses brächte nur dann ausschließlich weibliche Nachkommen auf die Welt, wenn das Sperma ihres Partners erneut behandelt würde. Ein definitiver und vererbbarer gentechnischer Eingriff läge erst dann vor, wenn man die männliche Spermiogenese so beeinflussen könnte, daß nur noch Spermien mit X-Chromosomen produziert werden. Bis heute sind derartige Eingriffe in die genetische Struktur der menschlichen Keimbahnen noch nicht möglich. *Huxleys* „Alphatypen", die Elite seiner „Schönen neuen Welt" werden noch geraume Zeit Utopie bleiben. Dennoch ist die Angst vor den Folgen der gentechnologischen Entwicklungen auf die Menschheit berechtigt.

Bis zum Ende dieses Jahrzehnts werden mit Hilfe der Gentechnik rund 6000 Erb- und Stoffwechselkrankheiten aufgeklärt sein. Auch wenn man diese Krankheiten damit noch nicht ausmerzen kann, werden sie in der vorgeburtlichen und frühkindlichen Diagnostik nachweisbar sein. Geht das Erkennen von solchen Krankheiten mit therapeutischen Möglichkeiten Hand in Hand, ist das als Erfolg der Gentechnologie zu bewerten. Was aber geschieht in all den Fällen, in denen eine Mutter zwar frühzeitig weiß, daß sie ein krankes oder behindertes Kind auf die Welt bringen wird, daß es aber keine Möglichkeit gibt, dieses Kind zu behandeln? Werden in Zukunft all diese Kinder abgetrieben werden oder wird man Mütter überreden, Kinder auszutragen, die auf Grund schwerer Hirnmißbildungen nicht lebensfähig sein werden, weil man diese Kinder als Organspender, als „Ersatzteillager" braucht?

Und was passiert in den Fällen, in denen sich eine Erbkrankheit feststellen läßt, von der man weiß, daß sie erst mit dem 30. oder 40. Lebensjahr zum Ausbruch kommen wird? Kann man einem Menschen zumuten, einen großen Teil seines Lebens mit dieser Gewißheit verbringen zu müssen oder wird man es ihm gnädigerweise verheimlichen und damit das Risiko eingehen, daß er aus Unwissenheit Kinder zeugt, die denselben Defekt haben wie er?

In Amerika ist es inzwischen üblich geworden, Arbeitnehmer genetisch untersuchen zu lassen, bevor man sie einstellt. Man nennt dieses Verfahren „Gen-screening" und will es als Schutz für den Arbeitnehmer verstanden wissen, der es ihm ermöglicht, einen für ihn in jeder Hinsicht optimalen Arbeitsplatz einzunehmen. Aber dieser vermeintliche „Schutz" wird sich – vor allem in Zeiten zunehmender Arbeitslosigkeit – als Diskriminierung herausstellen, von der der Arbeitgeber profitiert. Er wird keine „unnötigen" Gelder mehr ausgeben müssen, um sichere Arbeitsplätze für *alle* zu schaffen, sondern er wird die Möglichkeit haben, nur solche Leute einzustellen, die fachlich, gesundheitlich und genetisch resistent genug sind.

Der Deutsche Bundestag hat im Juni 1984 eine Enquete-Kommission einberufen und sie beauftragt, einen dem aktuellen internationalen wissenschaftlichen Stand entsprechenden Bericht zum Thema „Chancen und Risiken der Gentechnologie" zu erarbeiten. Ende 1986 hat die Kommission diesen Bericht vorgelegt.

Im Vorwort des inzwischen als Buch vorliegenden Berichts der Enquete-Kommission schreibt ihr Vorsitzender, *Wolf-Michael Catenhusen:*

> „Die Kommission hat sich bemüht, umfassend auf in der Öffentlichkeit diskutierte Hoffnungen und Befürchtungen einzugehen, auch wenn diese nur in Form hypothetischer Vermutungen geäußert werden. Dabei hat sie versucht, die Hoffnungen und Befürchtungen auf die real existierenden oder zu erwartenden technischen Möglichkeiten zu beziehen, um Spekulationen ohne hinreichenden Kenntnisstand zu vermeiden. Ferner hat sie versucht, die Diskussion der wahrscheinlichen Folgen der Anwendung von Gentechnologie anhand empirischer Befunde zu führen …
> In großer Übereinstimmung drängt die Kommission darauf, daß rechtzeitig, bevor alle technischen Möglichkeiten, die sich heute abzeichnen, verwirklicht werden, der Gesetzgeber der Anwendung dieser neuen Technik einen Rahmen setzt. Die im Bericht vorgelegten Empfehlungen der Kommission schöpfen hier das vorhandene Instrumentarium der Beeinflussung einer technischen Entwicklung voll aus: Gesetzlich verbindliche Sicherheitsauflagen für Forschung und Anwendung, Maßnahmen der staatlichen Förderung bestimmter Anwendungsfelder, Begleitung der Forschung durch Wirkungs- und Risikoforschung, Zulassungsverfahren für Verfahren und Produkte, gesetzliche Vorkehrung, etwa in den Bereichen des Datenschutzes und des Haftungsrechtes, aber auch das Aufschieben einer bestimmten Anwendung der Gentechnologie im Freiland und das gesetzliche Verbot gentechnischer Eingriffe in die menschliche Keimbahn“ [6].

Literatur zu Kapitel 14

[1] Huxley, A.: Schöne neue Welt, S. 12. Fischer Taschenbuch 26, Frankfurt am Main 1953

[2] Der Mensch – ein Satz knetbarer Moleküle? Der Spiegel **43** (1983) 215

[3] Winnacker, E. L.: Grundlagen und Methoden der Gentechnologie. In: Gentechnologie und Verantwortung (Hrsg. Max-Planck-Gesellschaft). Berichte und Mitteilungen **3** (1985) 14

[4] ebda, S. 17

[5] Fülgraff, G.: Grenzüberschreitungen der Biologie. Von der Manipulation der Natur und des Menschen. In: Materialien zur Bio-Technik und Gen-Technologie, S. 30–32. Friedrich-Naumann-Stiftung (Hrsg.) Königswinter o. J.

[6] Catenhusen, M. W.: Chancen und Risiken der Gentechnologie. Der Bericht der Enquete-Kommission „Chancen und Risiken der Gentechnologie“ des 10. Bundestages, S. IX–X. Deutscher Bundestag (Hrsg.), Referat Öffentlichkeitsarbeit, Bonn 1987

Kapitel 15

Familienrechtliche Aspekte der modernen Reproduktionstechnologien: In-vitro-Fertilisation und künstliche Insemination

Die Wege und Möglichkeiten, die die Reproduktionsmedizin mit der In-vitro-Fertilisation und dem Embryo-Transfer aufgetan hat, mußten zwangsläufig auch den Juristen auf den Plan rufen. Dabei verursacht nicht die Methode an sich Kopfzerbrechen, sondern die daraus sich ergebenden völlig neuartigen Familienkonstruktionen.

Die homologe Reagenzglasbefruchtung bei einem Ehepaar ist – rein juristisch gesehen – kein Problem. Ein so gezeugtes Kind ist das eheliche und leibliche Kind seiner Eltern, sein rechtlicher Status entspricht dem eines natürlich gezeugten Kindes. Den Juristen interessiert nicht die Art der Zeugung eines Kindes, sondern sein Personenstand. Auch in den Fällen, in denen ein Mann – wissentlich oder unwissentlich – nicht der leibliche Vater seines Kindes ist, berührt diese Tatsache den rechtlichen Status des Kindes erst dann, wenn dieser Vater die Ehelichkeit des Kindes vor Gericht anficht.* Dem Ehemann ist für die Anfechtung seiner Vaterschaft eine Frist von zwei Jahren gesetzt und zwar von dem Zeitpunkt an gerechnet, an dem er „Kenntnis von den Umständen erlangt, die für die Nichtehelichkeit des Kindes sprechen".** Die Frist beginnt frühestens mit der Geburt des Kindes.

* § 1593 des Bürgerlichen Gesetzbuches: „Die Nichtehelichkeit eines Kindes, das während der Ehe oder innerhalb von dreihundertzwei Tagen nach Auflösung oder Nichtigerklärung der Ehe geboren ist, kann nur geltend gemacht werden, wenn die Ehelichkeit angefochten und die Nichtehelichkeit rechtskräftig festgestellt ist".

** § 1594, Abs. 2 BGB.

In der juristischen Praxis gilt dieser Grundsatz auch dann, wenn ein Kind durch heterologe Insemination gezeugt worden ist, durch eine künstliche Befruchtung der Ehefrau mit dem Samen eines Spenders. Eine heterologe Insemination oder In-vitro-Fertilisation kann – wie jeder andere Eingriff in den Vorgang der menschlichen Fortpflanzung – nur mit der ausdrücklichen Einwilligung beider Partner geschehen. Der Ehemann muß also der Insemination seiner Frau mit Fremdsperma zustimmen. Dennoch erwächst ihm damit nicht grundsätzlich die Verpflichtung, das so entstandene Kind auch als sein Kind anzuerkennen.

Nach einem Urteil des Bundesgerichtshofes aus dem Jahr 1983 kann der Ehemann innerhalb der vom Gesetz vorgesehenen Frist von zwei Jahren seine Vaterschaft auch dann anfechten, wenn er vorher der Befruchtung seiner Frau mit Fremdsperma zugestimmt hat. Für den Samenspender bedeutet das, daß ihm keine Anonymität zugesichert werden kann. Er muß sogar vor der Samenspende darüber aufgeklärt werden, daß er unter Umständen für das mit seinem Sperma gezeugte Kind unterhaltspflichtig gemacht werden kann.

Eine heterologe Insemination wird nur dann vorgenommen, wenn der Ehemann gar nicht oder nur sehr eingeschränkt zeugungsfähig ist. Ein Paar, das sich zu dieser Möglichkeit der Familiengründung entschließt, hat im allgemeinen kein Interesse daran, diesen Schritt öffentlich zu machen. Der Samenspender wird also in den meisten Fällen unbehelligt bleiben, soweit es um Unterhalts- und Erbansprüche geht. Dennoch muß die Möglichkeit bestehen bleiben, seine Identität aufzudecken. Auch das Kind hat einen Anspruch darauf zu erfahren, wer sein leiblicher Vater ist. Zwar enthält das Grundgesetz keinen Paragraphen, in dem dieses Recht ausdrücklich formuliert ist, und es gibt auch kein Gesetz, das die Eltern dazu verpflichtet, ihrem Kind eines Tages seine wahre Herkunft zu enthüllen. Der Anspruch darauf läßt sich aber aus dem Artikel 1, Absatz 1, des Grundgesetzes ableiten: „Die Würde des Menschen ist unantastbar. Sie zu achten und zu schützen ist Verpflichtung aller staatlichen Gewalt". Und im Kommentar zu diesem Teil des Grundgesetzes heißt es im Hinblick auf die heterologe Insemination:

> „... Die heterologe Insemination (durch fremden Samenspender) verstößt gegen die Menschenwürde. Das gilt ohne Zweifel bei Anonymität des Spermators. Gerade diese Wahrung strengster gegenseitiger Anonymität ist aber aus leicht begreiflichen Gründen für die heterologe Insemination typisch. Damit wird die Naturwidrigkeit zu einem System. Der Samenproduzent, dem es gleichgültig ist, wem das Sperma zur Verfügung gestellt wird und was aus den Kindern wird, kann überhaupt nur schaudernd gedacht werden. Der Ehemann wird zu einer ‚vertretbaren Größe' degradiert. Von der Mutter wird vorausgesetzt, daß sie den Gatten als ‚austauschbar' hinnimmt und es der Retorte überläßt, von wem ihr Kind stammt. Das Kind wird systematisch in seinem Recht getroffen, seine blutmäßige Abstammung zu erfahren" [1].

Daß es zu allen Zeiten und in allen gesellschaftlichen Schichten auch ohne ärztliches Zutun Kinder gab, deren vermeintliche Väter gar nicht ihre wirklichen Väter waren, ist juristisch gesehen ohne Bedeutung. Eine verheiratete Frau, die mit einem anderen Mann ein Kind zeugt, verstößt damit zwar gegen die „guten Sitten" und die allgemeingültigen Moralvorstellungen, aber sie macht sich nicht strafbar im Sinne des Gesetzes. Außerdem kann man in den meisten Fällen einer solchen natürlichen Zeugung davon ausgehen, daß die Frau den Erzeuger ihres Kindes kennt und wahrscheinlich auch eine gewisse emotionale Beziehung zu ihm hat. Die Zeugung eines Kindes kann unter solchen Bedingungen keinesfalls als Verstoß gegen die Menschenwürde erachtet werden. Auch die ärztliche Hilfe bei der Zeugung menschlichen Lebens beinhaltet keinen derartigen Verstoß. Juristisch bedeutungsvoll ist allein die vorsätzliche und zielgerichtete Anonymisierung des Vaters.

Mit den Möglichkeiten der außerkörperlichen Befruchtung und des Embryo-Transfers haben sich die bereits bestehenden juristischen Schwierigkeiten um ein Vielfaches erhöht. Die bisher gültige Rechtsvorstellung, nach der „pater incerta, mater semper certa est" – der Vater unsicher, aber die Mutter immer sicher ist – gilt nicht mehr. Die Zeugung im Reagenzglas bietet völlig neue Kombinationsmöglichkeiten der familiären Zugehörigkeiten.

Fall 1 – Heterologe IVF mit Spendersamen: Herr A. ist nicht zeugungsfähig, deshalb wird die Keimzelle von Frau A. mit dem Sperma von Herrn B. befruchtet.

Das daraus entstehende Kind hat einen genetischen Vater, Herrn B., und einen „sozialen" Vater, Herrn A., als dessen eheliches Kind es zunächst einmal gilt. Juristisch wird dieser Fall analog zur heterologen Insemination behandelt. Die genetische Vaterschaft von Herrn B. muß dokumentiert sein, Herr A. kann gegebenenfalls seine Vaterschaft anfechten.

Fall 2 – Heterologe IVF mit Eizellenspende: Frau A. ist unfruchtbar, aber sie kann ein Kind austragen. Sie bekommt also die Eizelle von Frau B., die mit dem Sperma von Herrn A. befruchtet wurde. Frau A. trägt den daraus entstandenen Embryo aus.

Das Kind hat in Herrn A. einen genetischen Vater. Aber es hat zwei Mütter: Frau B., die genetische Mutter, und Frau A., die „Tragemutter". Auch dies Kind gilt juristisch als das eheliche Kind der Eltern A., und wird es auch bleiben, denn es gibt kein mütterliches Anfechtungsrecht. Frau B. kann ihre genetische Mutterschaft in diesem Fall nicht mit Hilfe von Rechtsmitteln einklagen. Auch die austragende Mutter kann weder ihre Mutterschaft noch die Ehelichkeit des Kindes anfechten, ebensowenig wie Herr A., der der Vater eines Kindes ist, das nicht von seiner Frau stammt [2]. In wieweit das Kind einen Anspruch darauf hat, Kenntnis von seiner genetischen Mutter zu haben, ist juristisch ungeklärt [3].

Fall 3 – Embryospende oder Embryoadoption: Frau A. ist unfruchtbar, könnte aber eine Schwangerschaft austragen. Ihr Ehemann ist zeugungsunfähig. Abgesehen von der Möglichkeit, ein Kind zu adoptieren, bliebe ihnen zur Erfüllung ihres Kinderwunsches nur die Embryospende oder Embryoadoption. Das Ehepaar A. erklärt sich bereit, einen Embryo, der nach erfolgreicher Implantation seiner „Geschwister" übriggeblieben ist, zu übernehmen. Gegenüber einer „normalen" Adoption hat dieser Weg den Vorteil, daß das Ehepaar A. durch das Erlebnis von Schwangerschaft und Geburt von Anfang an eine sehr intensive Beziehung zu „seinem" Kind aufbauen kann.

Nach der bestehenden juristischen Definition gilt auch dieses Kind als ehelich, obwohl es weder mit der austragenden Mutter noch mit ihrem Ehemann verwandt ist. Allerdings könnte in diesem Fall zumindest der Ehemann die Ehelichkeit des Kindes anfechten [4].

Fall 4 – heterologe IVF mit Leihmutterschaftsvertrag: Frau A. ist unfruchtbar und auch nicht in der Lage, eine Schwangerschaft auszutragen. Ihr Mann dagegen ist zeugungsfähig. Ehepaar A. vereinbart mit Ehepaar B., daß sich Frau B. mit dem Samen von Herrn A. durch In-vitro-Fertilisation oder durch künstliche Insemination befruchten läßt, das daraus entstehende Kind austrägt und nach der Geburt an das Ehepaar A. abgibt.

Unabhängig von dem zuvor geschlossenen Vertrag zwischen den Wunscheltern A. und der Leihmutter gilt dies Kind zunächst einmal als das eheliche Kind des Ehepaares B. Der genetische „Wunschvater" A. hat keine Rechtsgrundlage, die vereinbarte Übergabe des Kindes zu fordern oder auch nur seine Vaterschaft feststellen zu lassen. Wie bei der heterologen Befruchtung ohne Leihmutterschaftsvertrag hat nur Herr B. (oder gegebenenfalls das Kind selber) die Möglichkeit, die Ehelichkeit anzufechten [5].

Der Vertrag zwischen den beiden Paaren auf Übergabe des Kindes nach der Geburt ist an sich nicht rechtswidrig. Die Erfüllung des Vertrages ist aber nicht einklagbar. Wenn das Ehepaar B. das Kind nach seiner Geburt als das eigene Kind behalten will, können die Wunscheltern nichts dagegen unternehmen. Auch dann nicht, wenn die vertraglichen Abmachungen ein Honorar für die Leihmutter eingeschlossen haben. Die Wunscheltern könnten allenfalls dann das Sorgerecht für dieses

Kind bekommen, wenn das Ehepaar B. darauf verzichtet und das Kind zur Adoption freigibt. Das aber kann nach dem Adoptionsgesetz frühestens acht Wochen nach der Geburt des Kindes und keinesfalls direkt danach geschehen.

Im Frühjahr 1985 befaßte sich zum ersten Mal ein deutsches Gericht mit einem solchen Fall der Leihmutterschaft. Vorausgegangen war folgende Geschichte:

Das Ehepaar M. aus Berlin, Eltern von fünf Kindern und in schwierigen finanziellen Verhältnissen lebend, lernt im Urlaub die Eheleute S. kennen, die sich sehnlichst ein Kind wünschen. Frau S. kann jedoch keine Kinder bekommen. Beide Paare kommen sich näher und werden sich auch bald handelseinig: Frau M. erklärt sich bereit, sich mit dem Samen von Herrn S. befruchten zu lassen, das Kind auszutragen und nach der Geburt dem Wunschelternpaar S. zu übergeben. Für ihre Leihmutterschaft soll sie ein Honorar von 20 000 DM bekommen. Dieses Geld kann sie gut gebrauchen, denn das Ehepaar M. lebt mit der großen Familie von Sozialhilfe und muß außerdem noch Schulden abzahlen. Es wird ein Termin für die Insemination vereinbart, die ein mit dem Ehepaar S. befreundeter Arzt vornehmen soll. Für die Reise dorthin beantragt Frau M. vom Sozialamt Fahrgeld und deutet sogar den Zweck der Reise an. Das Geld wird ihr verweigert, sie reist auf eigene Kosten und kann bald darauf dem Ehepaar S. mitteilen, daß sie schwanger ist. Diese wenden sich daraufhin an die für sie zuständige Adoptionsvermittlungsstelle und beantragen, das Kind einer gewissen Frau M. aus Berlin adoptieren zu wollen, dessen Vater Herr S. ist. Nun aber werden die Behörden aktiv: das Sozialamt in Berlin erinnert sich an den Reisegeldantrag und benachrichtigt das Jugendamt, dem das Adoptionsgesuch der Eheleute S. mitgeteilt wurde. Noch bevor das Kind auf die Welt kommt, schaltet sich das Jugendamt ein, um den Kindeshandel zu unterbinden. Frau M. wird unter Druck gesetzt, man deutet ihr an, daß man über ihren Leihmutterschaftsvertrag orientiert sei und droht, ihr und ihrem Mann auch das Sorgerecht für ihre eigenen fünf Kinder zu entziehen, die ohnehin bereits durch Verwahrlosung aufgefallen seien. Drei Tage nach der Geburt wird das Baby in einem Heim untergebracht. Als Begründung für diese Maßnahme gibt das Jugendamt an, Eltern, die sich auf einen derartigen Kindeshandel einließen, seien sittlich und moralisch nicht in der Lage, eine dem Kindeswohl entsprechende Sorgepflicht zu übernehmen [8].

Eine Heimunterbringung aber ist für das Kind sicher der denkbar schlechteste Ausweg. Das haben beide Paare auch nicht gewollt. Das Ehepaar S. gibt resigniert den Kampf um das ersehnte Kind auf, das Ehepaar M. zieht vor Gericht, um das Sorgerecht zurückzubekommen. Sie erklären, sich mittlerweile von allen Vereinbarungen losgesagt zu haben und das Kind behalten zu wollen. Tatsächlich spricht das Gericht den Eltern M. das Sorgerecht für das umstrittene Kind zu.

> „Die Möglichkeit, in einer Familie groß zu werden, darf dem Kind nur dann genommen werden, wenn feststeht, daß sich aus den Vorgängen vor der Geburt tatsächlich Nachteile für das Kind ergeben, oder sein Wohl sonst durch ein Verbleiben in der Familie nachhaltig gefährdet ist, sei es auch deshalb, weil sich ergibt, daß bei den Eltern generell eine Erziehungsunfähigkeit vorliegt. Davon kann aber nach dem gegenwärtigen Stand der Ermittlungen des LG (= Landesgerichts) nicht ausgegangen werden" [7].

Baby M. lebt inzwischen bei seinen Eltern als deren eheliches Kind. Allerdings wird die Familie auf Grund ihrer zweifelhaften Rolle in dieser Geschichte vom Jugendamt besonders stark überwacht.

Auch in den Vereinigten Staaten gibt es mittlerweile einen spektakulären Fall von Leihmutterschaft [8]:

Mary Beth Whitehead hatte im Sommer 1985 mit dem Ehepaar Stern einen Vertrag abgeschlossen, in dem sie sich verpflichtete, sich mit dem Samen von Herrn Stern befruchten zu lassen, das Kind auszutragen und es dann dem Ehepaar zu übergeben. Ihr Honorar: 10 000 Dollar. Am 27. März 1986 wurde das Kind geboren, kurz darauf verschwanden Mutter und Kind nach Florida. Die Leihmutter wollte ihr Kind behalten. Die Behörden von New Jersey jedoch standen hinter den Wunscheltern. Mary Beth und ihre Tochter wurden viereinhalb Monate später von der Polizei aufgestöbert, das Kind wurde seiner Mutter entzogen und dem Ehepaar Stern übergeben. Dagegen ging die leibliche Mutter gerichtlich vor und behauptete, sie habe zum fraglichen Zeitpunkt auch mit ihrem Ehemann Geschlechtsverkehr gehabt. Das Gericht ordnete eine Vaterschaftsfeststellung an, ließ aber gleichzeitig das Kind bei den Wunscheltern. Der Leihmutter wurde das Recht zugesprochen, ihr Kind zwei Stunden in der Woche unter Aufsicht sehen zu dürfen.

Am 31. März 1987 fiel die endgültige Entscheidung im Prozeß um „Baby M.". Das Sorgerecht für das kleine Mädchen bekam der leibliche Vater, Mr. William Stern, zugesprochen. Im Schnellverfahren wurde außerdem die Adoption des Kindes von Frau Stern rechtskräftig. Damit sind die Eheleute Stern nunmehr die legalen Eltern des inzwischen einjährigen Kindes. Diese höchstrichterliche Entscheidung löste in Amerika einen Sturm gegensätzlicher Reaktionen aus: während die Vereinigung der Leihmütter sich begeistert zeigte, weil nun endlich ein Grundsatzurteil über die Rechte und Pflichten von Leihmüttern gefällt worden ist, gab es vor allem von seiten der Nationalen Frauenorganisation der USA große Proteste gegen ein Urteil, das „eine erschreckende Mißachtung von Grundrechten" zeige, das die Frauen ihrer Menschenwürde beraube.

Besonders pikant ist in diesem Fall die Tatsache, daß Frau Stern, von Beruf Kinderärztin, gar nicht unfruchtbar ist. Vor Gericht gab sie an, sie leide an einer „milden Form von Multipler Sklerose" und habe befürchtet, eine Schwangerschaft könne dies Leiden verschlimmern. Der Verdacht liegt nahe, daß es weniger die latente Erkrankung von Frau Stern war, die sie den Weg über die Leihmutterschaft gehen ließ als vielmehr der Wunsch, sich vor den Unannehmlichkeiten einer eigenen Schwangerschaft zu drücken.

Damit hätte der amerikanische Richter nicht nur die Rechtskraft eines Leihmutterschaftsvertrages bestätigt, sondern auch die Benutzung von Frauen als „Brutmaschinen" für ihre karrierebewußten Geschlechtsgenossinnen sanktioniert.

Auch der englische High Court hatte sich mit einem Fall von Leihmutterschaft auseinanderzusetzen. Im Januar 1985 kam in England ein Kind zur Welt, das unter dem Namen „Baby Cotton" Schlagzeilen in der Weltpresse machte. Es war der erste Fall von Leihmutterschaft, der bekannt geworden und gerichtlich entschieden worden war.

Die Vorgeschichte, die zur Geburt von „Baby Cotton" führte, war allerdings etwas anders als der deutsche Fall:

Kim Cotton, 28 Jahre alt, verheiratet und Mutter von zwei Kindern, betrachtete das Leihmutterschaftsgeschäft offenbar ausschließlich unter kommerziellen Gesichtspunkten.

Bei den „Wunscheltern" handelte es sich um ein wohlsituiertes amerikanisches Ehepaar, das sich in Amerika an eine Leihmutteragentur gewandt hatte. Sie vermittelte ihm Kim Cotton, die sich daraufhin und gegen ein Honorar von rund 26 000 DM mit dem Samen des ihr völlig unbekannten Mr. A. befruchten ließ. Auch sie wurde offenbar sofort schwanger, und brachte das Kind am 4. Januar 1985 in einer Klinik zur Welt. Zu diesem Zeitpunkt war das Ehepaar A. nach England gereist und wartete in einem Hotel auf die Nachricht von der Geburt „seines" Kindes, um es sofort in Empfang zu nehmen. Die leibliche Mutter hatte die Klinik wenige Stunden nach der Geburt des Kindes verlassen. Auch hier schaltete sich das Jugendamt ein und verhinderte zunächst die Übergabe. Baby Cotton blieb erst einmal in der Obhut des Krankenhauses. Aber das englische Gericht handelte sehr schnell: bereits am 15. Januar fiel die Entscheidung über die Zugehörigkeit des Kindes. Es wurde den Wunscheltern zugesprochen mit der Begründung, daß die leibliche Mutter ihr Kind sofort nach der Geburt allein gelassen habe. Aus einem so offenkundigen Desinteresse an dem Kind sei ersichtlich, daß es bei der Familie Cotton sicherlich nicht mit der notwendigen Sorgfalt und Fürsorge aufwachsen würde, die ihm die Wunscheltern geben könnten. Für die Entscheidung des englischen Gerichtes zugunsten der Wunscheltern war in diesem ganz speziellen Fall einzig das Wohl des Kindes ausschlaggebend. Die Prüfung der persönlichen Verhältnisse des Paares hatte ergeben, daß hier nicht nur die besseren menschlichen Lebensgrundlagen für das Kind gegeben waren, sondern auch eine materielle Basis, die dem Kind eine gute Erziehung und Ausbildung ermöglichen würde. Daneben beschloß das englische Gericht jedoch die Aufrechterhaltung der Gerichtsvormundschaft über das Kind, mit der das Ehepaar A. auch einverstanden war. Außerdem wurde eine Verfügung erlassen, nach der Einzelheiten des Vorgangs nicht ohne gerichtliche Erlaubnis veröffentlicht werden dürfen [9].

Kim Cotton scheint das nicht zu stören: sie vermarktet inzwischen ihren zweifelhaften Ruhm als „Englands erste Leihmutter" nicht nur in Illustrierten, sondern sie hat, zusammen mit einer Ko-Autorin namens Denise Winn, ein Buch geschrieben mit dem reißerischen Titel: „Baby Cotton: For Love and Money. The Dramatic and Personal Story of Britain's First Commercial Surrogate Mother." [10]

Literatur zu Kapitel 15

[1] Kommentar zum Grundgesetz, Art. 1, Abs. 1, S. 19–20

[2] Deutsch, E.: Artifizielle Wege der menschlichen Reproduktion. Monatsschrift für Deutsches Recht **3** (1985) 177–183

[3] ebda, S. 182

[4] ebda, S. 182

[5] Coester-Waltjen, D.: Rechtliche Probleme der für andere übernommene Mutterschaft. Neue Juristische Wochenschr. **45** (1982) 2531–2532

[6] Bub, U., M. Meyer, S. Schneider et al.: Laborkinder – verkauft, verpflanzt, vervielfältigt. Brigitte **7** (1985) 193

[7] Giesen, D.: Zur Entziehung der elterlichen Gewalt bei sogenannter Leihmutterschaft. Juristenzeitung **22** (1985) 1055

[8] Babys nach Maß. Der Spiegel **15** (1987) 250ff.

[9] Giesen, D.: Zur Übertragung des Sorgerechts bei sogenannter Leihmutterschaft. Juristenzeitung **22** (1985) 1055

[10] „Baby Cotton: Für Liebe und Geld. Die dramatische und persönliche Geschichte von England's erster kommerzieller Leihmutter" (London 1985).

Kapitel 16

Leihmutterschaft, Tiefkühlkinder und die Würde des Menschen

„Baby Cotton" war das erste von einer Leihmutter ausgetragene Kind, daß zum „juristischen Fall" wurde. Ebenso wie ihre „Schwestern" Louisa Brown und Baby Zoe kann das Cotton-Mädchen den zweifelhaften Ruhm für sich in Anspruch nehmen, mit ihrer Geburt für Schlagzeilen in der Weltpresse gesorgt zu haben: Louisa als das erste „Retortenbaby" der Welt; das Mädchen Zoe, im April 1984 in Melbourne, Australien, geboren, als erstes Tiefkühlbaby, und schließlich Baby Cotton, das erste offizielle Leihmutterkind der Welt. Es war ein Kind ohne Namen, degradiert zum Streitobjekt zwischen seinen Auftragseltern, seiner leiblichen Mutter und dem Gericht.

Die Reaktionen der Öffentlichkeit auf diese Erfolgsmeldungen der Reproduktionsmedizin waren geteilt. Sie reichten vom Jubel über die bange Frage, was aus einer Menschheit werden solle, in der Kinder nicht mehr *ge*zeugt, sondern *er*zeugt werden bis hin zu strikter, entsetzter Ablehnung einer von Menschen gemachten Menschheit. Immerhin gab es noch Reaktionen. Doch die Wirkung solcher Meldungen nutzt sich mit der Wiederholung ab. Anna Katharina, als erstes deutsches Tiefkühlbaby im Februar 1986 in der Universitätsfrauenklinik in Erlangen geboren, bekam zwar noch einige Seiten Exclusiv-Bericht in einer großen Illustrierten [1] (wahrscheinlich verbunden mit einem nicht unerheblichen Honorar für ihre Eltern), aber für Schlagzeilen in überregionalen Blättern war dieses Tiefkühlmädchen nicht mehr sensationswürdig genug. Baby M. aus Berlin schließlich, auch ein Mädchen, und der erste offizielle Leihmutterfall in Deutschland, wurde nur noch in der Rubrik „Neuigkeiten aus aller Welt" in wenigen Zeilen erwähnt.

Der Prozeß der Gewöhnung an das Außergewöhnliche setzt sehr schnell ein. Man muß es dem Menschen nur richtig vorsetzen oder, wie der Wiener US-Biologe *Erwin Chargaff* es ausdrückt, richtig dosieren:

> „Wenn die Neuigkeiten von Greueln in winzigen homöopathischen Dosen verabreicht werden, gewöhnt sich der normale Menschengeist an sie, denn er ist unfähig, die Art von sofortiger Zusammenfassung vorzunehmen, aus der die Missetat in ihrer vollen abscheulichen Fleischlichkeit hervorgehen könnte“ [2].

Inzwischen scheut sich selbst eine als seriös angesehene Tageszeitung nicht, unter der Rubrik „Verschiedenes“ eine Annonce folgenden Inhalts abzudrucken:

> „*Ehepaar,* kinderlos, sucht Leihmutter zur Beendigung dieses Zustandes (vorzugsweise junge Frau mit eigenem(n) Kind(ern) oder Studentin ...“ [3].

In Amerika gibt es eine Leihmutteragentur, die bemüht ist, auch den europäischen und deutschen Markt zu erobern. Im November 1985 schickte das „Infertility Center of New York“ unangefordert eine Werbebroschüre an die Gynäkologen deutscher Kliniken, in deren Begleitschreiben es hieß:

> „Was sagen Sie Ihren Patienten, wenn die In-vitro-Fertilisation keinen Erfolg hatte? Wohin schicken Sie sie?
> Das Infertility Center von New York bietet Alternativen für kinderlose Paare. Wir bieten das älteste und umfassendste Ersatzeltern-Programm der Welt. In unserer Kartei liegen über 150 Leihmutterschaftsbewerbungen und bis zum Februar 1986 werden wir die Geburt unseres 100sten Leihmutterbabies feiern können. Darüber hinaus verweisen wir mit Stolz darauf, an der (unseres Wissens) ersten erfolgreichen In-vitro-Fertilisation einer Leihmutter beteiligt gewesen zu sein.
> Falls Sie Fragen zu unserem Programm haben, stehen wir Ihnen gerne zur Verfügung, und wir werden bemüht sein, Ihren Patienten ihren Traum von Elternschaft zu erfüllen ...“*

Angesichts solchen Geschäftsgebarens in Amerika und anderswo ist es unerheblich, daß die Einrichtung von Leihmut-

---

* Schreiben des ICNY vom 7. 11. 85 (Übersetzung vom Verf.).

terschaftsagenturen in Deutschland verboten werden soll. Ausschlaggebend ist allein das Vorhandensein solcher Agenturen, die unter dem Deckmantel von Mitleid und Hilfsbereitschaft mit dem „armen kinderlosen" Paar die soziale Notlage von Frauen ausnutzen, um Geschäfte zu machen. Selbst dort, wo eine Frau sich aus völlig uneigennützigen Gründen und ohne Honorarforderungen als Leihmutter zur Verfügung stellt, kommt so ein Vertrag nahe in den Bereich des Kinderhandels und der modernen Sklaverei. Ganz sicher werden es nicht die ohnehin privilegierten Frauen sein, die ihren Bauch vermieten. Eröffnet sich hier vielleicht ein neuer, spezifisch weiblicher Arbeitsmarkt für Frauen, die sonst keine Arbeit finden?

Wird sich in der nahen Zukunft mit dem „Beruf Leihmutter" eine neue Schicht von „Unterfrauen" bilden, die für ihre reichen, gebildeten und erfolgsorientierten Schwestern die Kinder auf die Welt bringen? Kinder, die frisch gebadet und rosig, in kleidsames Himmelblau oder Rosa gewandet, der strahlenden „Mutter" in den Arm gelegt werden.

Wo bleibt bei dieser Art von „Menschen"-Produktion die vielzitierte Würde des Menschen? Worin besteht die Würde einer Frau, wenn sie zur Gebärmaschine degradiert wird? Worin unterscheidet sich der weibliche Mensch von einem „Ersatzteillager", wenn er nur seine befruchtungsfähigen Eizellen für eine andere Frau hergibt?

Würdelos handeln bei diesen Zeugungsverfahren nicht in erster Linie die Frauen, die ihren Körper als Brutkasten verdingen, sondern diejenigen, die die Möglichkeit dazu schaffen: die Ärzte, die ihr Können und Wissen für solche fragwürdigen Zeugungsformen einsetzen. Die kinderlosen Paare, deren egoistischer Kinderwunsch jeden Gedanken an mögliche Grenzen des Machbaren ausschließt und schließlich die Agenturen, die skrupellos die soziale Not und die angeblich angeborene Bereitschaft von Frauen ausnutzen, sich für das Leid anderer aufzuopfern.

Hinter all dem steht der Anspruch einer Konsumgesellschaft, die verlernt hat, auf etwas zu verzichten; die dabei ist, ihr Maß und ihre Mitte zu verlieren, weil die tradierten Werte von Ethik, Moral und Glauben nicht mit der Geschwindigkeit und dem Ausmaß der Technisierung ihrer Umwelt Schritt halten können. Die Bereitschaft des einzelnen, für sein Tun und Handeln persönliche Verantwortung zu übernehmen, verschwindet zunehmend zu Lasten der anonymen Gesellschaft und ihrer Spezialisten.

Das ist auch beim Kinderwunsch nicht anders: Ultraschallüberwachung der Schwangerschaft, Amniozentese* und neuerdings die Chorionbiopsie** ermöglichen eine umfassende und vor allem rechtzeitige Diagnostik kindlicher Schädigungen. Rechtzeitig heißt innerhalb des straffreien Zeitraums für einen Schwangerschaftsabbruch. Wenn man sich schon für ein Leben mit Kindern entscheidet, so sollen diese Kinder so gesund wie möglich auf die Welt kommen. Die Bereitschaft, ein natürlich gezeugtes behindertes Kind groß zu ziehen, ist in unserer Gesellschaft kaum mehr vorhanden.

Erst recht will die Frau, die sich mitunter monatelang den Beschwerlichkeiten einer In-vitro-Fertilisation unterzieht, oder der Mann, der auf technischem Wege mit einer Leihmutter ein Kind erzeugt, ein „perfektes Produkt“ erhalten. Deshalb müssen Leihmütter nicht nur über einwandfreie Erbanlagen verfügen. Für den Zeitraum, in dem sie ihren Auftrag „Schwangerschaft“ ausführen, müssen sie sich auch verpflichten alles zu vermeiden, was den optimalen Verlauf dieser Schwangerschaft beeinflussen könnte. Im Extremfall müssen sie in dieser Zeit auch auf den ehelichen Verkehr verzichten. Mit jeder Vorschrift, die sie erhalten und der sie sich fügen müssen, werden sie ein wenig mehr „Produzentin“, wird das Kind, das sie tragen ein Stückchen mehr zur „Ware“, deren Zustand und Qualität von den Erbanlagen und dem mütterlichen Lebenswandel bestimmt ist.

---

* Amniozentese = Fruchtwasseruntersuchung in der 16. SSW zur Diagnostik von chromosomalen Störungen des Fetus.

** Chorionbiopsie = Entnahme von Eihautgewebe in der 9. SSW, ebenfalls zur Diagnostik chromosomaler Störungen.

Diese Vorstellung aber steht in krassem Gegensatz zu dem, was Geburtshelfer, Psychosomatiker und Psychologen seit Jahren fordern, nämlich die emotionale Beziehung der Mutter zu ihrem Kind von Beginn der Schwangerschaft an.

> „Man kann heute nach den vorliegenden sozialpsychologischen Untersuchungen davon ausgehen, daß – abgesehen von der emotionalen Ablehnung der Schwangerschaft – eine zu frühe Trennung eines Kindes von seiner leiblichen Mutter zu den Hauptursachen von psychischen und psychosomatischen Störungen gehört. Aus biologischer und psychosomatischer Sicht muß die Zeit der Schwangerschaft und zumindest das erste Jahr nach der Geburt als untrennbare Einheit betrachtet werden, während der grundsätzlich dieselben in die Mutter-Kind-Beziehung ‚eingebetteten‘ Wachstums- und (emotionalen) Reifungsvorgänge stattfinden. Direkt nach der Geburt besteht eine besonders ‚sensible‘ Phase für den Aufbau der postnatalen Kind-Mutter-Beziehung, die aber nur dann wirksam ist, wenn das Neugeborene bei seiner leiblichen Mutter bleibt, die es von der Schwangerschaft her schon kennt“ [4].

Professor *Manfred Stauber*, Gynäkologe und Psychosomatiker, hat in seinen zahlreichen Veröffentlichungen zur psychischen Struktur ungewollt kinderloser Paare immer wieder die Problematik des „überwertigen Kinderwunsches“ ausgesprochen. Das psychische Erscheinungsbild von Frauen mit stark fixiertem Kinderwunsch zeigt nach seinen Beobachtungen eine ausgeprägt depressive Grundhaltung, verbunden mit einem stark eingeschränkten weiblichen Selbstwertgefühl. Die Unfähigkeit Kinder zu bekommen wird gerade von der Frau häufig gleichgesetzt mit der Vorstellung, keine „vollwertige“ Frau zu sein und deshalb vom Partner auch weniger geliebt zu werden. Die Kinderlosigkeit wird – so *Stauber* – als „narzißtische Kränkung“ empfunden, die nur durch das Erfolgserlebnis von Schwangerschaft und Geburt zu kompensieren ist. Mit Recht stellt Professor *Stauber* die Frage:

> „Was soll wohl aus einem Kind werden, das von seinen Eltern als Erlöser ihrer tiefgreifenden Schwierigkeiten ersehnt wird? Es könnte eigentlich auf diese Ansprüche nur mit körperlicher oder seelischer Erkrankung reagieren“ [5].

Diese Problematik verschärft sich im Hinblick auf die kindliche Entwicklung um ein Vielfaches, wenn zur Erfüllung eines Kinderwunsches eine Leihmutter eingeschaltet wird. Wer zu diesem Mittel greift, um zu einem „eigenen“ Kind zu kommen, hat entweder einen an pathologische Verhaltensformen grenzenden Kinderwunsch, oder eine beispiellos egoistische Gleichgültigkeit gegenüber dem so entstandenen Kind. Die Wahrscheinlichkeit, daß dieses Kind im Laufe seines Lebens – wenn schon nicht körperliche – so doch schwere seelische Schäden zeigen wird, ist bei dieser Methode der Kinderwunscherfüllung geradezu vorprogrammiert.

Eine Leihmutter *darf* während der Schwangerschaft eigentlich gar keine emotionale Beziehung zu dem in ihrem Leib werdenden Leben entwickeln, wenn sie nicht selber in starke seelische Konflikte bei der Übergabe des Kindes geraten will. Eine solche Schwangerschaft ist in ihren Auswirkungen auf das noch Ungeborene vergleichbar mit denen einer ungewollten Schwangerschaft. Sie ist jedoch vom ethischen Standpunkt aus und im Hinblick auf die Würde des so entstehenden Menschen noch ungleich problematischer, als es sich dabei um eine vorsätzlich mit ärztlicher Hilfe eingeleitete Schwangerschaft handelt und nicht um die natürliche Folge einer geschlechtlichen Vereinigung.

Ein so gezeugtes Kind kommt nicht nur mit der biologisch-psychologischen Hypothek auf die Welt, während der Schwangerschaft in der mütterlichen Gebärmutter nur geduldet und manchmal als lästig empfunden worden zu sein, sondern es muß direkt nach der Geburt auch die Trennung von seiner Mutter verkraften. Selbst wenn die „Auftragsmutter“ dieses Wunschkind von Anfang an mit großer Liebe und Fürsorge umhegt und ihm diese Trennung damit erleichtert, wird es eines Tages als Jugendlicher oder Erwachsener mit seiner Entstehungsgeschichte konfrontiert werden. Noch kann niemand voraussagen, wie ein Mensch psychisch damit fertig wird, als Objekt bisher nie dagewesener Reproduktionstechnologien geboren worden zu sein.

Es ist anzunehmen, daß ein Kind, das auf dem Weg der *homologen* In-vitro-Fertilisation entstanden ist, bei einer entsprechend einfühlsamen Aufklärung keine allzu großen Schwierigkeiten haben wird. Es ist das Kind seiner Eltern und der vergleichsweise kleine medizinische Eingriff bei seiner Zeugung wird sich nicht als sehr belastend herausstellen. Außerdem ist damit zu rechnen, daß zu dem Zeitpunkt, zu dem die ersten in vitro gezeugten Kinder für eine Erklärung erwachsen genug sind, die Methode bei entsprechender Indikation Routine sein wird.

Aber schon bei der heterologen Insemination können sich Probleme ergeben, wenn das Kind erfährt, daß es einen anonymen Vater hat, daß es das Kind seiner Mutter mit einem Mann ist, den nicht einmal sie selber kennt. Jeder Mensch hat das Grundbedürfnis, zu wissen, woher und von wem er stammt. Es gehört – oder gehörte zumindest bisher – für den Menschen ganz selbstverständlich zu seinem Eigenverständnis, sich als Glied einer Familien- und Generationskette zu sehen. Dabei spielt es keine Rolle, ob er sich dieses Bedürfnisses bewußt ist oder nicht. Als Kind einer Leihmutter geboren zu sein, einer Frau, die ganz gezielt nur nach bestimmten äußeren Kriterien wie Haar- und Augenfarbe, Intelligenz und Gesundheitszustand als lebender Brutkasten ausgewählt wurde, dürfte das Selbstwertgefühl eines Menschen erheblich stören.

Ähnliches gilt im übrigen auch für Kinder wie die Mädchen Zoe und Anna Katharina, die gezeugt und anschließend für eine bestimmte Zeit buchstäblich „auf Eis gelegt“ wurden. In den beschriebenen beiden Fällen und allen anderen, die bisher bekannt geworden sind, betrug die Zeit der Tiefgefrierung nur ungefähr zwei Monate. Die so entstandenen Kinder sind – wie bei der normalen homologen In-vitro-Fertilisation – die leiblichen Kinder ihrer Eltern. Aus Australien aber ist bekannt, daß dort mehrere hundert tiefgefrorener Embryonen in sogenannten Embryobanken lagern. Noch gibt es keine wissenschaftlich exakten Untersuchungen dafür, wie lange Embryonen tiefgefroren lagern können, ohne daß sie Schäden davontragen. Die Wissenschaftler gehen davon aus, daß die befruchteten Eizellen sich mindestens zehn Jahre unverändert halten können. Das bedeutet, das in nächster Zeit Kinder geboren werden könnten, deren leibliche Eltern gar nicht mehr leben.

Der Fall ist nicht aus der Luft gegriffen. Im Juni 1984 erregten zwei tiefgefrorene Embryonen weltweites Aufsehen. Sie waren, kaum gezeugt, bereits zu „Waisen“ geworden. Ihre Eltern, ein amerikanisches Millionärsehepaar, waren bei einem Flugzeugabsturz ums Leben gekommen. Zurück blieben im Queen-Victoria-Hospital in Melbourne zwei „Reagenzglas-Waisen“, um deren weiteres Schicksal sich eine Monate dauernde Debatte entspann. Ein von der Regierung des Staates Victoria eingesetzter Untersuchungsausschuß empfahl, die verwaisten Embryonen aufzutauen und zu vernichten. Dagegen wandte sich die australische Anti-Abtreibungsbewegung „Right to live“ und verlangte, die Embryonen von einer Ersatzmutter austragen zu lassen. Der Justizminister Kim Kennan schließlich wollte es den Ärzten der Klinik überlassen, die beiden Embryonen entweder zu Forschungszwecken zu verwenden, oder aber sie einer Ersatzmutter einzupflanzen, die sonst keine Kinder bekommen könnte. Allerdings – so Kennan – müßte in diesem Fall die Identität der beiden Embryonen anonym bleiben. Es müsse verhindert werden, daß jemand sie nur deshalb „adoptiere“, um an das Millionenvermögen der verunglückten Eltern zu kommen (dpa-Meldungen vom September 1984).

In Frankreich kämpfte eine junge Witwe um den Transfer eines Embryos, der nach einer In-vitro-Fertilisation in einer Tiefkühlanlage lagerte. Dieer Embryo war mit dem Samen ihres Mannes gezeugt worden, aber der Mann war inzwischen seit zwei Jahren tot. Die Frau bekam schließlich Recht, ihr Kind wird, wenn der Transfer erfolgreich war, das posthume Kind seines Vaters sein.

Mit ein wenig Phantasie wäre es eines Tages denkbar, daß eine Frau ihren eigenen Bruder oder ihre eigene Schwester auf die Welt bringt, dann nämlich, wenn sie sich bewußt oder unbewußt, die von ihren Eltern in vitro gezeugten und tiefgefrorenen Embryonen einpflanzen ließe, die die Eltern damals nicht mehr haben wollten.

Eine gewisse Generationsverschiebung kann schon im „Normalfall“ stattfinden. Wenn bei einer In-vitro-Fertilisation mehr befruchtete Eizellen entstehen, als für den ersten Transfer notwendig oder verantwortbar sind, werden diese eingefroren. War der Transfer erfolgreich, kann die Mutter sich die restlichen Embryonen einpflanzen lassen, wenn sie weitere Kinder haben möchte. Diese Kinder wären dann – den Zeugungszeitpunkt zugrunde gelegt – genauso „alt“ wie ihre früher geborenen Geschwister. Medizinisch, biologisch und technisch sind alle hier geschilderten Variationen möglich oder werden in absehbarer Zeit möglich sein.

Nach der bestehenden Rechtsordnung beginnt der Schutz des Ungeborenen erst mit seiner Einnistung in die mütterliche Gebärmutter, also ungefähr mit dem 14. Tag nach der Empfängnis. Embryonen im Reagenzglas sind juristisch gesehen vorläufig noch eine von niemandem geschützte „Sache“ im rechtsfreien Raum. Sie sind bis zum 14. Tag ihres Bestehens „vogelfrei“.

Wo und wann aber beginnt der Mensch zu sein? Mit seiner Geburt oder mit seiner Zeugung? Und ab wann hätte er Würde? Verstößt es tatsächlich gegen seine Würde, nicht von seiner eigenen Mutter geboren zu werden oder von seiner leiblichen Mutter von vornherein mit dem Ziel in die Welt gesetzt worden zu sein, anschließend weggegeben zu werden? Verstößt es gegen seine Würde, tiefgefroren, aufgetaut, genetisch manipuliert, auseinandergenommen und nach speziellen Vorstellungen und Wünschen wieder zusammengesetzt, geboren zu werden?

Vielleicht sind die Ängste und Befürchtungen, die uns angesichts der Möglichkeiten, die Biologie und Medizin uns derzeit bescheren, nur Ausdruck einer Generation, die mitten im Umbruch steht. Das alte Wertsystem beginnt seine Gültigkeit zu verlieren, und ein neues ist noch nicht in Sicht. Vielleicht wird schon die nächste oder übernächste Generation für unsere Bedenken nur noch ein verständnisloses Lächeln haben. Möglicherweise gilt es wirklich – wie *Huxley* es in seinem Roman beschreibt [6] – in absehbarer Zeit als unmoralisch, Kinder auf natürlichem Wege zu zeugen, wird der letzte so gezeugte Mensch als Kuriosum einer längst vergangenen Epoche bestaunt werden.

Momentan zeichnet sich eine zunehmende Sensibilisierung gegenüber der Zerstörung unserer Umwelt ab. Ebenso wie sich die ältere Generation heute vorwerfen lassen muß, zugunsten einer ständig expandierenden Wirtschaft Umwelt und Natur in verantwortungsloser Weise zu Grunde gerichtet zu haben, muß die jüngere Generation vielleicht mit dem Vorwurf rechnen, den Menschen um sein Menschsein gebracht zu haben.

„Es wird Zeit“, so der Journalist *Günther Mack* in seinem kritischen Artikel zum Tiefkühlbaby aus Melbourne, „daß wir uns auf humane Menschwerdung besinnen; daß wir innehalten, ehe Kinder nicht mehr *ge*-zeugt werden, sondern *er*-zeugt wie längst schon viele Tiere. Daß wir, in einem Wort, dem Frevel Schranken setzen“ [7].

Medizinisch, technisch und biologisch machbar haben wir Entwicklungen in der Hand, deren Ergebnisse und Produkte wir nicht mehr beherrschen können. Es bleibt die Frage: Gestaltet der Mensch die Natur oder die Natur den Menschen?

> „Die Forschung stellt der Menschheit die Aufgabe, sich ihren Ergebnissen gewachsen zu zeigen. Sie stellt ihr die Aufgabe, eine in anarchische Fragmente auseinandergefallenen Welt so wieder aufzubauen, daß der Mensch in ihr nicht nur eine Existenz sondern ein Dasein habe“ [8].

Wer an die Ergebnisse von Wissenschaft, Forschung und Technik wie an ein Wunder glaubt, schafft sich eine neue Gottheit, der zu huldigen sehr gefährlich sein kann.

Literatur zu Kapitel 16

[1] Das Kind, das aus der Kälte kam. Bunte **11** (1986) 16–22
[2] Der Mensch, ein Satz knetbarer Moleküle? Der Spiegel **47** (1983) 224
[3] Anzeige in „Der Tagesspiegel“, Berlin, vom 20. 4. 86
[4] Rausch, H.: Der Mensch aus der Retorte. pro familia magazin **3** (1985) 31
[5] Stauber, M.: Psychosomatik der sterilen Ehe. In: Fortschritte der Fertilitätsforschung 7, S. 146. Grosse, Berlin 1979

[6] Huxley, A.: Schöne neue Welt. Fischer Taschenbuch 26, Frankfurt/M. 1985
[7] Mack, G.: Im dunklen Drange. Das Tiefkühlbaby aus Melbourne. Wenn Wohltat zum Frevel wird. In: „Die Zeit“ vom 20. 4. 84
[8] Bamm, P.: Ex ovo. Deutsche Verlagsanstalt, Stuttgart 1967

Anhang

Glossar

Akrosom: Kopfkappe des Spermienkerns
Ambivalenz: Auslösung mehrerer Gefühle durch die gleiche Vorstellung
Amenorrhoe: Ausbleiben der monatlichen Regelblutung
Amniozentese: Fruchtwasseruntersuchung mittels Punktion
Andrologie: Männerheilkunde
Anomalie: Unregelmäßigkeit; geringgradige Entwicklungsstörung
anovulatorisch: Ausbleiben der Eiausstoßung aus dem Eierstock
anovulatorischer Zyklus: Auftreten der monatlichen Blutung ohne vorherigen Eisprung
Astheno(zoo)spermie: Anteil der normal beweglichen Spermien unter 60%
Asynchronität: zeitliche Verschiebung an sich gleichzeitiger Vorgänge
Atrophie: Rückbildung primär normal entwickelter Organe, Gewebe und Zellen durch Störung des Gleichgewichts zwischen Nahrungsangebot und -bedarf

Basaltemperatur: Aufwachtemperatur

Chimäre: aus verschiedenen Spezies kombinierte Lebewesen
Chorionbiopsie: Punktion des mittleren Eihautgewebes zur frühkindlichen Diagnostik während der Schwangerschaft
Cilien: Wimpern, feine Härchen
Compliance: Einwilligung, Bereitschaft
Corona radiata: Zellschicht, die die junge menschliche Eihaut umgibt
Corpus luteum: Gelbkörper; entsteht nach dem Eisprung aus dem Follikel
Cumulus: Haufen

Defizit: Fehlbetrag; Einbuße, Verlust
Degeneration: Entartung
Dermatologie: Lehre von den Hautkrankheiten
Descensus: Herabsteigen; Senkung, Vorfall
Desoxyribonukleinsäure (DNA/DNS): Trägermolekül der genetischen Information
Differentialdiagnose: Unterscheidung ähnlicher Krankheitsbilder
Divergenz: Auseinanderlaufen von Linien; Meinungsverschiedenheit

Ejakulation: Samenerguß
Embryo: Leibesfrucht während der ersten drei Schwangerschaftsmonate
Embryo-Transfer: Übertragung einer befruchteten Eizelle in die mütterliche Gebärmutter nach außerkörperlicher Befruchtung
Endokrinologie: Lehre von der Funktion der Drüsen mit innerer Sekretion und der Hormone
Endometrium: Schleimhaut des Gebärmutterkörpers
Endometriose: Verlagerung von Gebärmutterschleimhaut auf andere Organe
Epitel: Deckzellenschicht der Haut

Farnkrauttest: Untersuchungsverfahren zum Nachweis hormoneller Veränderungen am Muttermund nach vorangegangenem Eisprung
Fimbrientrichter: Eiauffangmechanismus des Eileiters
Follikel: Eibläschen
– **primär:** Eibläschen 1. Reifeordnung
– **sekundär:** Eibläschen 2. Reifeordnung
– **tertiär:** sprungbereites Eibläschen (voll ausgereift)
FSH: Follikel-stimulierendes Hormon
Fruktose: Fruchtzucker
funktionelle Sterilität: psychisch bedingte Unfruchtbarkeit

Galaktorrhoe: Milchabsonderung ohne vorangegangene Schwangerschaft oder Geburt
Gaspertubation: Durchblasung der Tuben mit CO_2 zur Prüfung der Durchgängigkeit
generativ: mit der Fortpflanzung zusammenhängend
Genom: Erbgut; Gesamtheit der Gene eines Individuums
Granulosazellen: Zellen des sprungbereiten Follikels

HCG: **h**uman **c**horion **g**onadotropin = aus dem Urin schwangerer Frauen gewonnenes Hormon, das dem vom Gelbkörper gebildeten Hormon LH entspricht
heterolog: abweichend; nicht übereinstimmend
Histogenese: Entstehung des Gewebes
Hoden: männliche Keimdrüsen
homolog: ähnlich; übereinstimmend
– **Insemination:** künstliche Befruchtung mit dem Samen des Ehemannes
HMG: **h**uman **m**enopausal **g**onadotropin = aus dem Urin von Frauen nach den Wechseljahren gewonnenes Hormon, das dem → FSH entspricht

Hybride: unfruchtbares Lebewesen, das aus der Kreuzung zweier Spezies hervorgegangen ist
Hypophyse: Hirnanhangsdrüse
Hypospermie: Spermienzahl zwischen 20 und 40 Mill/ml; fraglicher Bereich der eingeschränkten Zeugungsfähigkeit
Hypothalamus: Zwischenhirn
Hysterosalpingographie: röntgenologische Darstellung des Gebärmutterhalskanals, der Gebärmutter und der Eileiter

idiopathisch: selbständig, ohne erkennbare Ursache entstanden
Immunologie: Lehre von den Erkennungs- und Abwehrmechanismen eines Organismus für körperfremde oder auch körpereigene Substanzen
Infektion: durch Viren, Bakterien oder andere Erreger entstandene Krankheit
Infertilität: Unfruchtbarkeit; bei der Frau: Unfähigkeit ein lebensfähiges Kind auszutragen
interdisziplinär: fachübergreifend
Invasionstest: Test zur Erkennung der Unverträglichkeit von Sekreten
invasiv: Untersuchungsmethoden, die mit einem Eingriff einhergehen
in vitro: im Reagenzglas
In-vitro-Fertilisation: Befruchtung im Reagenzglas

Kapazitation: Teil einer Reaktion, durch die die Spermien befruchtungsfähig werden
Karenz: Enthaltsamkeit
Klitoris: Kitzler
Klonen: ungeschlechtliche Vermehrung durch Zellteilung
Koitus: Geschlechtsverkehr
Kompensation: Ausgleichung; Aufrechnung
Konsistenz: Beschaffenheit eines flüssigen Stoffes
Konstitution: Verfassung; körperliche Beschaffenheit
Konzeption: Empfängnis
Kryosperma: tiefgefrorenes Sperma
Kryptorchismus: Hodenhochstand

Laparoskopie: Bauchspiegelung zur Diagnostik des weiblichen Beckens
LH: luteinisierendes Hormon; Gelbkörperhormon

Masturbation: Selbstbefriedigung bis zum Samenerguß
Menopause: Aufhören der Regelblutungen
Menstruation: monatliche Regelblutung
Metaphase: Teilungsphase der Keimzelle
Mikrochirurgie: Operation unter der Sicht des Mikroskopes

monophasisch: einphasischer Zyklus ohne Eisprung
Morphologie: Lehre von Form und Struktur der Körperorgane
Motilität: Bewegungsvermögen
Mumps: Ziegenpeter

Noxe: Schadstoff, krankheitserregende Ursache

Östradiol: stärkstes natürliches Östrogen
Östrogen: weibliches Sexualhormon
Oligospermie: Spermienzahl zwischen 1 und 20 Mill/ml, Ursache von Sub- bzw. Infertilität
Oligozoospermie: weniger als 40 Mill. Spermien/ml, davon weniger als 60% normal beweglich und strukturiert
Oogonien: Ureier
Oozyt: Eizelle
Organogenese: Organentwicklung des Embryos in den ersten 12 Schwangerschaftswochen
Ovar: Eierstock
Ovulation: Eisprung

Penis: männliches Glied
Physiologie: Lehre von den normalen Lebensvorgängen
Plazenta: Mutterkuchen, Nachgeburt
postkoital: nach dem Geschlechtsverkehr
präovulatorisch: vor dem Eisprung
Progesteron: Schwangerschaftsschutzhormon
Prognose: Voraussage
Prolaktin: auf die Milcherzeugung wirkendes Hormon des Hypophysenvorderlappens
Pronucleus: Vorkern
Prostata: Vorsteherdrüse, deren Sekret die Bewegungsfähigkeit der Spermien auslöst
Prophylaxe: Vorbeugung; Verhütung von Krankheiten
psychogen: seelisch bedingt
Psychopharmaka: auf die Psyche wirkende Medikamente
Pubertät: Geschlechtsreife

Reduktionsteilung: Teilung der Keimzellen, bei der der Chromosomensatz halbiert wird
regenerieren: wieder herstellen, erneuern
Reproduktionsmedizin: Fortpflanzungsmedizin

Sediment: Bodensatz
sekret: Absonderung, Ausscheidung (von Drüsen)
Skrotum: Hodensack

Sperma: Samenflüssigkeit
Spermatogonie: Ursamenzelle
Spermie: reifes Samenfädchen
Spermiogenese: Entwicklung der männlichen Samenzellen
Spermiogramm: Summe aller bei der Untersuchung der Samenflüssigkeit erhobenen Befunde
Spermiohistogenese: Entstehung des Samengewebes
Sterilität: Keimfreiheit; Unfruchtbarkeit
Stimulation: Anregung, Reizung, Erregung
Subfertilität: eingeschränkte männliche Zeugungsfähigkeit

totipotent: allmächtig
Testosteron: männliches Sexualhormon
Tube: Eileiter

Urologie: Lehre von den Krankheiten der Harnorgane
Uterus: Gebärmutter

Vagina: Scheide
vegetativ: die Funktion des unbeeinflußbaren Nervensystems betreffend

Zervikalkanal: Gebärmutterhalskanal
Zervix: Gebärmutterhals
Zona pellucida: Eihülle
Zygote: befruchtete Eizelle
Zyklus: Kreislauf; monatliche Regelblutung

Adressen der IVF-Zentren in der Bundesrepublik Deutschland

Berlin

Dr. med. H. Kentenich, Frauenklinik der Freien Universität Berlin, Klinikum Charlottenburg, Pulsstr. 4–14, 1000 Berlin 19

Bielefeld

Prof. Dr. med. F. Lehmann, Städt. Krankenanstalten Bielefeld Rosenhöhe, An der Rosenhöhe 27, 4800 Bielefeld

Bonn

Prof. Dr. med. D. Krebs, Universitäts-Frauenklinik, Siegmund-Freud-Str. 27 d, 5300 Bonn 1

Darmstadt

Prof. Dr. med. G. Leyendecker, Städt. Frauenklinik, 6100 Darmstadt

Esslingen

Dr. med. T. Sautter, Krankenhaus Esslingen, 7300 Esslingen (ambulant)

Frankfurt/Main

Prof. Dr. med. S. Trotnow, Nord-West-Krankenhaus, Steinbacher Hohl 2–26, 6000 Frankfurt/M.

Hamburg

Prof. Dr. med. G. Bettendorf, Universitäts-Frauenklinik, Martinstr. 52, 2000 Hamburg 50

Praxisgemeinschaft Prof. Dr. med. F. Leidenberger, Dr. med. H. G. Bohnet, Dr. med. H. C. Weise, Dr. med. (IL) R. Fischer, Lornsenstr. 4, 2000 Hamburg 50 (ambulant)

Hannover

Priv.-Doz. Dr. med. H. A. Maas, Med. Hochschule Hannover, Frauenklinik am Kreiskrankenhaus Oststadt, Podbielskistr. 380, 3000 Hannover

Kiel

Prof. Dr. med. L. Mettler, Universitäts-Frauenklinik, Hegewischstr. 4, 2300 Kiel

Köln

Priv.-Doz. Dr. med. K. H. Broer, Krankenhaus Porz am Rhein, Urbacher Weg 19, 5000 Köln 91

München

Dr. med. T. Brückner, Dr. med. W. Bollmann, Tal 12, 8000 München 2 (ambulant)

Frauenklinik Dr. Krüsmann, Schmiedwegerl 2–6, 8000 München 60 (ambulant)

Dr. med. Laacher, Dr. med. Berg, I. Universitäts-Frauenklinik, Maistr. 11, 8000 München 2

Prof. Dr. med. Rjosk, Priv.-Doz. Dr. med. Rommler, Prof. Dr. med. Schwartz, Westendstr. 193, 8000 München 21 (ambulant)

Saarbrücken

Prof. Dr. med. W. Geiger, Kliniken der Stadt Saarbrücken, Postfach 75, 6600 Saarbrücken

Dr. med. M. Thaele, Dr. med. J. E. Happel, Kaiserstr. 7, 6000 Saarbrücken (ambulant)

Stuttgart

Dr. med. F. Maleika, Lessingstr. 9, 7000 Stuttgart 1 (ambulant)

Ulm

Dr. med. K. Sterzik, Universitäts-Frauenklinik, Prittwitzstr. 43, 7900 Ulm

Würzburg

Prof. Dr. med. J. Gille, Universitäts-Frauenklinik, Josef-Schneider-Str. 4, 8700 Würzburg

Dr. med. D. Rumpf, Dr. med. J. A. Stucksen, Dr. med. Ch. Kärbsch, Barbarossaplatz 5–7, 8700 Würzburg (ambulant)

Sachregister

FSC
www.fsc.org
MIX
Papier | Fördert gute Waldnutzung
FSC® C083411

Zeitfracht Medien GmbH
Ferdinand-Jühlke-Straße 7
99095 Erfurt, Deutschland
produktsicherheit@kolibri360.de